U0633203

三叉神经痛：神经外科治疗指南

Trigeminal Neuralgias: A Neurosurgical Illustrated Guide

主编　（法）马克·辛杜（Marc Sindou）
（罗）安德烈·布林泽（Andrei Brinzeu）

主审　牛朝诗　李世亭　姜晓峰

主译　常博文　梅加明　王宣之

北方联合出版传媒（集团）股份有限公司
辽宁科学技术出版社

图书在版编目（CIP）数据

三叉神经痛：神经外科治疗指南 /（法）马克・辛杜（Marc Sindou），（罗）安德烈・布林泽（Andrei Brinzeu）主编；常博文，梅加明，王宣之主译. — 沈阳：辽宁科学技术出版社，2024.7

ISBN 978-7-5591-3523-0

Ⅰ.①三… Ⅱ.①马… ②安… ③常… ④梅… ⑤王… Ⅲ.①三叉神经痛—治疗—指南 Ⅳ.①R745.1-62

中国国家版本馆CIP数据核字（2024）第071177号

出版发行：辽宁科学技术出版社
（地址：沈阳市和平区十一纬路25号　邮编：110003）
印 刷 者：北京捷迅佳彩印刷有限公司
经 销 者：各地新华书店
幅面尺寸：210mm × 285mm
印　　张：8.5
插　　页：4
字　　数：260千字
出版时间：2024年7月第1版
印刷时间：2024年7月第1次印刷
责任编辑：吴兰兰
封面设计：颖　溢
版式设计：颖　溢
责任校对：王春茹

书　　号：ISBN 978-7-5591-3523-0
定　　价：128.00元

投稿热线：024-23284363
邮购热线：024-23284502
E-mail:2145249267@qq.com
http://www.lnkj.com.cn

审译者名单
Translators

主　审

牛朝诗　中国科学技术大学附属第一医院（安徽省立医院）
李世亭　上海交通大学医学院附属新华医院
姜晓峰　中国科学技术大学附属第一医院（安徽省立医院）

主　译

常博文　中国科学技术大学附属第一医院（安徽省立医院）
梅加明　中国科学技术大学附属第一医院（安徽省立医院）
王宣之　中国科学技术大学附属第一医院（安徽省立医院）

译　者

吴　旻　中国科学技术大学附属第一医院（安徽省立医院）
李明武　中国科学技术大学附属第一医院（安徽省立医院）
陈　鹏　中国科学技术大学附属第一医院（安徽省立医院）
陈　心　天津医科大学总医院
杜　锐　天津医科大学总医院
郑　璇　中山大学附属第六医院
马久红　山西省人民医院
卫翔宇　山西省人民医院
耿　直　安徽医科大学第一附属医院
汪学滋　安徽医科大学第一附属医院
陈　铭　上海交通大学医学院附属新华医院
倪　陈　中国科学技术大学附属第一医院（安徽省立医院）
朱婉春　上海交通大学医学院附属新华医院
陈　正　复旦大学附属华山医院
魏利超　复旦大学附属华山医院

序
Preface

三叉神经痛是一组具有共同临床表现的疾病，其特点是给患者带来巨大痛苦。三叉神经痛的种类繁多，因此需要多个专科共同应对，涉及神经内科、神经影像科、眼科、耳鼻喉科、颌面外科、口腔科，当然还有神经外科等多个学科。治疗难治性三叉神经痛也属于多学科疼痛中心的诊疗范围。

过去的30年中在三叉神经痛研究方面，不仅在不同形式的疾病机制、新的成像诊断方法方面取得了重大进展，而且在特定的药物疗法和各种手术治疗方面也取得了重大进展。

本书旨在为治疗三叉神经痛的专家（或患者）提供实用指南，尤其是在可能诉诸手术的情况下，即难治性三叉神经痛。至少根据作者的经验，这些患者由于对手术可能性缺乏了解，在拖延了很长时间并承受了不必要的痛苦后才去看外科医生，这是令人感到遗憾的。因此，我们的目标是帮助这些患者和专家。

在书中，作者首先介绍了由国际委员会确定的不同形式三叉神经痛的定义和描述性分类。然后，他们介绍了三叉神经系统及其周围结构的解剖背景，以便很好地理解三叉神经痛的发病机制和随之而来的临床表现。

影像学检查是三叉神经痛病因诊断的关键，因此对其进行了详细的讨论。在这种情况下，治疗的选择应根据三叉神经痛的病因而定。

在最后一部分，本书以“外科医生”的说明方式，详细介绍了可为患者提供的各种干预措施。书中提出的治疗决策方案是以当前的文献为基础，通过对5000多例三叉神经痛患者的经验进行总结后得出的，这些患者在过去40年中主要由资深专家进行手术治疗。

在现代神经外科干预措施中，微血管减压术（MVD）是治疗三叉神经痛唯一在解剖和功能上都可保留的方法。MVD现在被认为是那些被认为由神经血管冲突引起的神经痛的治疗金标准。然而，并不是所有的患者都患有典型的三叉神经痛（血管神经压迫），也不是所有的患者都能从MVD中获益或耐受MVD

手术，因此为神经毁损技术提供了空间。这些技术主要包括经皮进行射频热凝术、球囊压迫或甘油注射，也可以通过立体定向放射外科进行。所有这些，以及临床和药理学数据都包含在提出的决策中。

我们需要在遗传学和生物学方面进行进一步的研究，但更重要的是在影像学和临床疗效方面进行进一步的研究，以便为每位特定的患者和每种神经痛实现理想的、切实可行的个性化治疗。

Lyon, France　　Marc Sindou
Timişoara, Romania　　Andrei Brinzeu

关键词
Keywords

三叉神经痛・原发性三叉神经痛・典型三叉神经痛・特发性三叉神经痛・继发性三叉神经痛・颅神经压迫综合征・神经血管冲突・磁共振成像・抗惊厥镇痛药・经皮毁损术・射频热凝术・球囊压迫术・甘油神经松解术・立体定向放射外科・显微血管减压术・Kaplan–Meier结局概率

致谢
Acknowledgments

首先，作者要感谢Cristian Son博士在本书的实际阐述中提供的宝贵帮助。他对外科解剖学的特殊兴趣已经得到认可，我们强烈建议他继续走这条道路。

本书的作者想要对William Sweet教授和Peter Jannetta教授表达最深厚的感谢。他于20世纪70年代末在波士顿和匹兹堡接受训练的时候，在两位教授的指导下开始了神经外科生涯。

两位作者希望对Giorgio Cruccu教授、Joanna Zakrzewska教授和Turo Nurmikko教授表示感谢，感谢他们对面部疼痛的理解和治疗领域的持续关注。

特别感谢我们的同事和朋友Kim Burchiel教授，公认的三叉神经痛疼痛手术和手术管理的领军人物。多年来一系列富有成效的交流和批判性讨论表明，它们有利于更准确地选择手术适应证。

目录
Contents

扫一扫即可浏览
参考文献

第1章　引言：三叉神经痛的定义和概念的演变

三叉神经痛的疼痛非常剧烈，从一开始就被形容为“自杀”，因此在引入特定有效的药物之前，它是最早通过神经外科手术治疗的神经系统疾病之一（图1.1）。最早对三叉神经痛的描述是在17世纪末，由J. H. Fehr和J. Locke提出。早在1756年，André就使用了“tic douloureux de la face”一词，这一术语在临床上被广泛使用。在英语国家，这种病症的名称与Fothergill有关，他在1776年提出了一项详细的研究，名为“prosopalgia”。在法国，Trousseau显示了一种惊人的病理生理学直觉，他将其命名为“癫痫样神经痛”；描述的3种发作行为包括放电、反射性挛缩和恢复期。该病的发病率为每年每10万人中5例新发病例（Sindou和Keravel，2009）。经典三叉神经痛是一种中老年疾病，50岁以后的疼痛发生率为3/4。

1.1　三叉神经痛的定义

根据国际头痛协会的描述，三叉神经痛被定义为“一种以复发性单侧短暂电击样疼痛为特征的疾病，发作和终止突然，仅限于三叉神经的

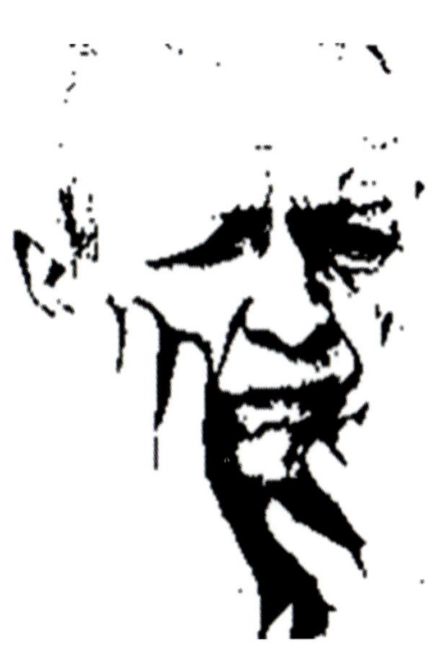

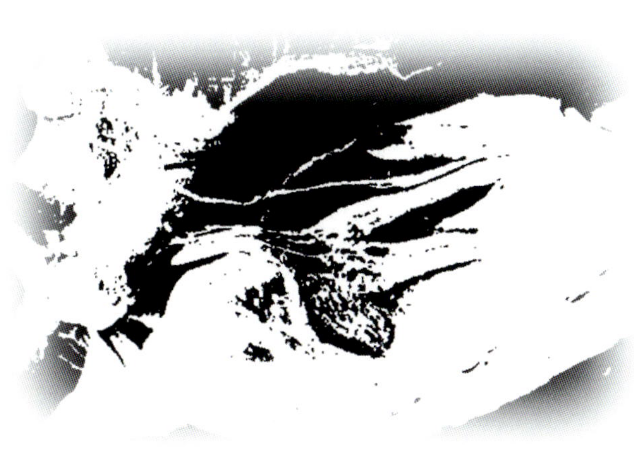

图1.1　正在发作的右侧三叉神经痛患者及右侧三叉神经及其3个分支解剖示意图

M. Sindou, A. Brinzeu, *Trigeminal Neuralgias: A Neurosurgical Illustrated Guide*,
https://doi.org/10.1007/978-3-031-25113-9_1

一个或多个分支的分布，并由无害的刺激引发。它可能在没有明显原因的情况下发展，也可能是另一种疾病的结果”（IHS 2018）。三叉神经痛可以揭示潜在的病理，其对应于“继发性”神经痛。当被认为是“原发性”三叉神经痛时，通常是由于血管压迫三叉神经根部引起的；在这种情况下，它被称为“经典的”三叉神经痛（Cruccu等，2016）。典型的发作形式很容易诊断，但非典型的表现可能诊断困难。诊断基本上是基于临床标准，还应考虑到抗惊厥药的敏感性。仔细的临床检查是必须做的，分类需要影像学检查。

1.2 概念的演变

三叉神经痛的医学治疗历史始于17世纪，当时进行了大量的试验，包括毒药（砷、铁杉）、阿片类药物、电疗法等。唯一的积极结果实际上与疼痛的自发缓解相对应。早在1853年，Trousseau就提出了三叉神经核有阵发性活动的假说，直到1942年Bergouignan（Bergouignan和D'Aulnay，1951）使用二苯基苯妥英和1962年Blom使用卡马西平治疗，才在药理学上得到证实。

神经外科领域的第一次尝试是Victor Horsley的三叉神经切断术（1891a，b），William Spiller和Charles Frazier的三叉神经后根切断术（1901），以及Walter Dandy的脑桥旁三叉神经根切断术（1925）。从那时起，新的手术技术逐步发展起来，一些病变通过经皮入路，由William Sweet（Sweet和Wepsic，1974；Hakanson，1978；Mullan和Lichtor，1983）或Lars Leksell开创的立体定向放射外科治疗三叉神经痛（1971）；一些开拓者试图从三叉神经被血管压迫的角度去减压三叉神经根来治疗三叉神经痛（Gardner，1962；Jannetta，1967）（图1.2）。

关键点

三叉神经痛一旦被明确，就需要特殊的药物治疗，主要是抗惊厥类药物。如果出现药物无效和/或不耐受，目前的手术方法可以在大多数情况下控制疼痛。

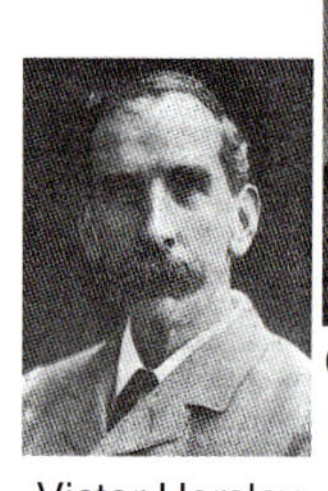
Victor Horsley
Charles Frazier
Walter Dandy

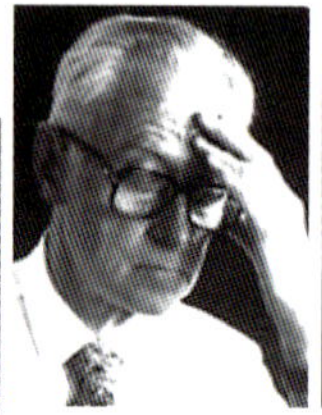
William Sweet

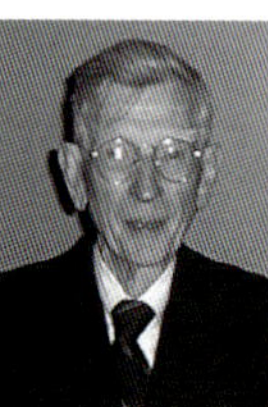
John Mullan

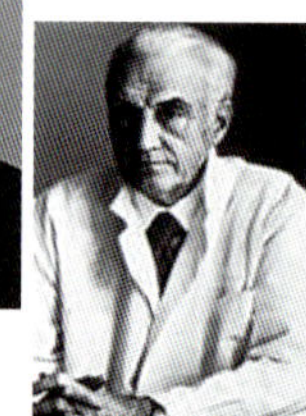
Lars Leksell

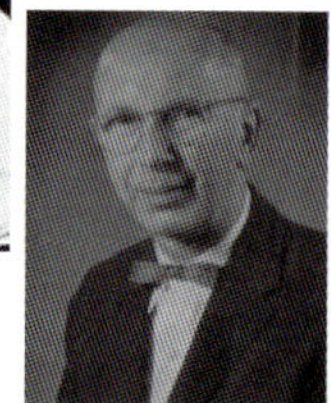
James Gardner

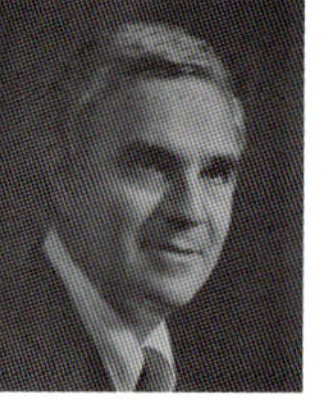
Peter Jannetta

图1.2 三叉神经痛神经外科治疗领域先驱：Victor Horsley（1857—1916）：颞下入路三叉神经切断术；Victor Horsley（1857—1916）：颞下入路三叉神经后根切断术；Walter Dandy（1886—1946）：乙状窦后入路脑桥旁三叉神经根部分切断术，并观察到三叉神经根部有血管压迫；William Sweet（1910—2001）：改良经皮射频热凝术；John Mullan（1925—2015）：经皮三叉神经半月节球囊压迫术；Lars Leksell（1907—1986）：三叉神经立体定向放射外科治疗（伽马刀）；James Gardner（1898—1987）：提出三叉神经根血管减压的概念及首次成功尝试；Peter Jannetta（1932—2016）：微血管减压术的规范化与推广者

第2章　三叉神经痛的术语及分类

公认的三叉神经痛的定义和分类是国际头痛学会（IHS）分类委员会于2018年根据“国际头痛疾病分类（ICHD），第3版”（IHS 2018）确定的定义和分类。该分类基于与国际疼痛研究协会（IASP）的共识，并在很大程度上受到了Cruccu等题为“实践和研究的新分类和诊断分级”的文章（Cruccu等，2016）的影响（图2.1）。

VIEWS & REVIEWS

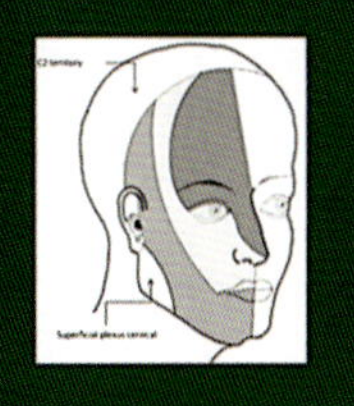

三叉神经痛

用于实践和研究的新分类和诊断分级

打开

Neurology® 2016;87:220-228

Giorgio Cruccu, MD
Nanna B. Finnerup, MD
Troels S. Jensen, MD, PhD
Joachim Scholz, MD
Marc Sindou, MD, PhD
Peter Svensson, DDS, PhD, Dr.Odont
Rolf-Detlef Treede, MD
Joanna M. Zakrzewska, MD
Turo Nurmikko, MD, PhD

- 次要的
  可识别的病理
  （具体处理）

- 主要的 =《基本的》
  - 可能是由于神经血管压迫
    = 原发性神经痛
  - 没有任何因果因素证据
    = 特发性神经痛

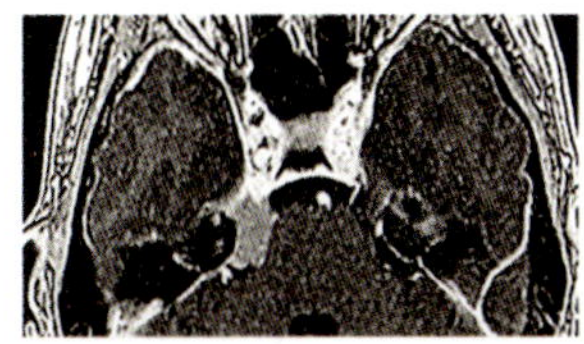

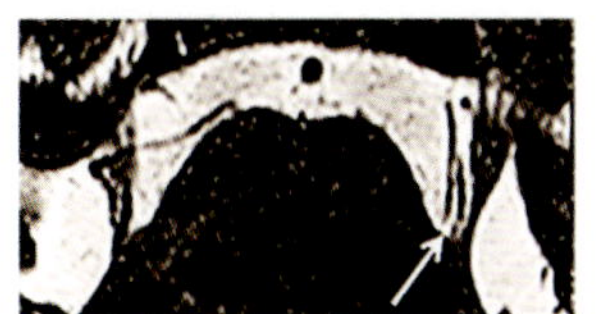

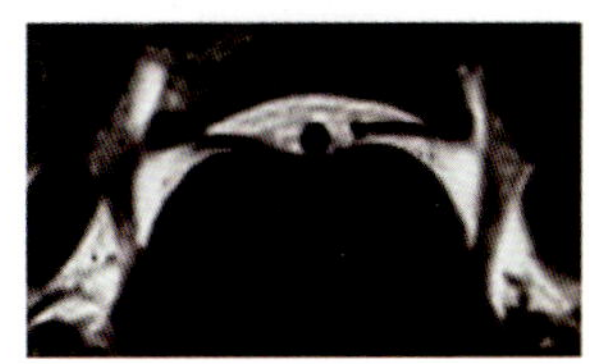

图2.1　三叉神经痛的分类。Cruccu等介绍的分类总结（2016）。从上到下依次为：由Meckel腔和岩斜脑膜瘤引起的右侧继发性三叉神经痛，由小脑上动脉（箭头）的神经血管压迫引起的左侧原发性神经痛，以及在高分辨率磁共振成像（MRI）上没有任何因果因素证据的右侧神经痛，即对应特发性三叉神经痛

M. Sindou, A. Brinzeu, *Trigeminal Neuralgias: A Neurosurgical Illustrated Guide*,
https://doi.org/10.1007/978-3-031-25113-9_2

2.1 三叉神经痛的诊断标准

诊断标准

（A）反复发作的单侧面部疼痛分布在三叉神经的一个或多个分支，没有超出并满足标准B和C

（B）疼痛具有以下所有特征：

1. 持续时间从几分之一秒到2min
2. 严重的疼痛
3. 像电击一样的、射击的、刺的或锋利的

（C）在受影响的三叉神经分布区域内无继发病灶

（D）没有被另一个ICHD-3更好地解释诊断

注：在单纯的发作形式中，患者在两次发作之间没有疼痛，发作后立即有一段所谓的不应期。在其非典型表现中，持续疼痛的原因与疼痛发作有关。

2.2 推测病因分类

2.2.1 继发性三叉神经痛

由潜在疾病引起的三叉神经痛。临床检查通常显示这些患者中有相当大比例的感觉改变。

诊断标准

（A）反复发作的单侧面部疼痛，无论单纯的阵发性疼痛，还是伴有持续或近持续疼痛

（B）已证实并已知的可引起神经痛的潜在疾病

2.2.2 经典三叉神经痛

三叉神经痛的发展无明显原因，除了神经血管压迫。

诊断标准

（A）反复发作的单侧面部疼痛（典型的面部疼痛可能单纯是阵发性的，也可能伴有持续的疼痛）

（B）在MRI（或手术中）显示三叉神经根部神经血管压迫（不是简单的接触）和形态学改变

2.2.3 特发性三叉神经痛

三叉神经痛的病因没有显示明显的异常。

诊断标准

（A）反复发作的单侧面部疼痛，无论单纯的阵发性疼痛，还是伴有持续或近持续疼痛

（B）既不是典型的三叉神经痛，也不是继发性三叉神经痛经充分的检查，包括电生理检查和MRI证实

（C）不能更好地解释另一次ICHD-3诊断

这种ICHD的分类是在Cruccu及其合作者（2016）国际疼痛研究协会神经病理性疼痛特别兴趣小组的认可下建立的，根据调查后最可能的病因（即MRI）进行分类。所描述的3组是继发性三叉神经痛（与其他神经系统疾病有关，主要是多发性硬化症或肿瘤）、未发现明显病因的特发性三叉神经神经痛，以及在神经痛侧发现具有重要血管压迫的患者的经典三叉神经痛。将神经血管压迫患者与其他三叉神经痛患者区分开来可能会受到批评（Maarbjerg等，2015b），因为三叉神经痛可能是多因素的。然而，这是第一个试图为分类建立病因基础的分类系统。尽管尚未测试，但这可能证明是有用的，因为神经血管冲突患者可以被识别出来，他们的治疗可能与其他患者有很大的不同。

三叉神经解剖知识对所有处理和管理三叉神经痛的人来说至关重要。三叉神经的主要功能是支配面部的感觉和一些肌肉运动。三叉神经由3个分支组成，它们在三叉神经Meckel腔的三叉神经

节处连接。这些神经被称为眼神经（V1）、上颌神经（V2）和下颌神经（V3）（图2.2）。

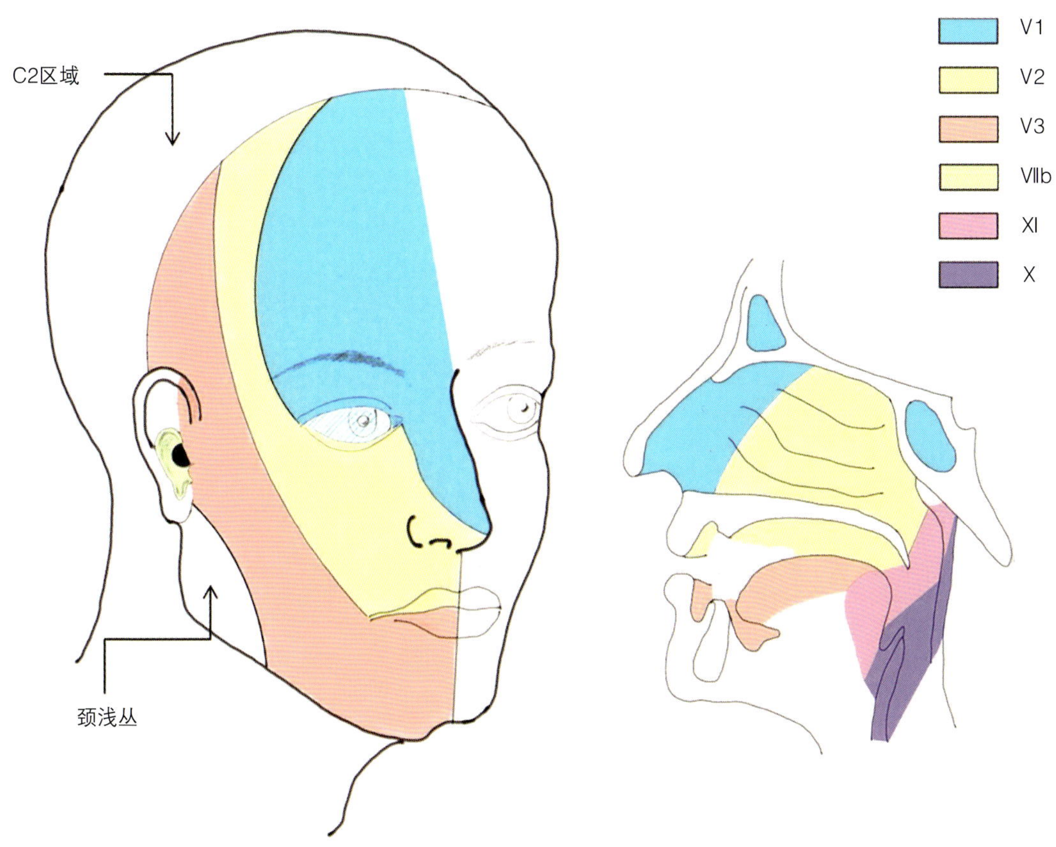

图2.2　头侧感觉神经支配和三叉神经分部。眼神经分支（V1）支配的皮肤区域包括颞区前部、前额、上眼睑和鼻背。黏膜范围包括额窦、蝶窦和鼻中隔。V1区也支配眼和睑结膜，特别是角膜的感觉。上颌区（V2）的皮肤范围包括颞区中部、下眼睑、颊部颧骨区域、上唇、鼻孔和鼻前庭。它的黏膜范围包括软硬腭和咽鼓管口腔，扁桃体的上极，上颌窦，牙龈，牙槽和上颌牙齿。V3神经对应于下颌支，是三叉神经3支中唯一的混合神经。它的感觉皮肤区域与颞后区、外耳前部、外耳道前壁和上壁、下唇和下颌相对应。它的黏膜范围包括舌前2/3、睑颊内侧和上颚、牙龈、牙槽和下颌骨。它的运动纤维支配咀嚼肌：咬肌、颞肌、翼状内肌和翼状外肌、下颌舌骨肌、二腹肌前腹和腭帆张肌。中间体（Ⅶ之二）；舌咽神经（Ⅸ）；迷走神经（Ⅹ）

第3章　三叉神经解剖

3.1　三叉神经的描述解剖

三叉神经（Trigeminal Nerve，TGN）是第五对颅神经，其由汇聚于三叉神经节的3根神经组成，主要负责面部的感觉。

眼神经（V1）通过眶上裂从眼眶进入颅腔，并穿行于海绵窦外侧壁的两层硬脑膜之间。上颌神经（V2）和下颌神经（V3）则分别通过圆孔、卵圆孔进入颅内，其中下颌神经还兼具咀嚼的运动神经的功能（图3.1）。

值得注意的是，上颌神经（V2）和下颌神经（V3）并不位于海绵窦区域，而眼神经（V1）沿着海绵窦外侧壁走行，从眶上裂到达三叉神经窝（Trigeminal Cave，TC）（图3.2和图3.3）。

接着，三叉神经从位于中颅窝的三叉神经窝延伸出来，通过三叉神经入口（Porus Trigeminus）进入后颅窝的桥小脑脚池。最后，三叉神经到达脑桥的腹侧面，此处可见较粗的感觉根和较细的运动根（图3.4）。

3.1.1　三叉神经窝中的三叉神经

三叉神经窝又被称作Meckel囊（Meckel's Cave），其是三叉神经半月节（Trigeminal Gonglion of Gasser，TGgl）和节后三叉神经感觉根所在的解剖空间。此处，运动神经自半月节下方穿过。三叉神经窝由后颅窝的硬膜和蛛网膜延续，并向前方膨出而形成。其位于鞍旁区域（即所谓的海绵窦区）。

三叉神经窝中含有脑脊液，因而此部分也被称为三叉神经池，该池可以在高分辨率T2加权磁共振成像上识别。三叉神经窝前部为三叉神经节，后部则为三叉神经感觉根的三角丛（Triangular Plexus，TP）。两者的上方均被三叉神经池包绕。三叉神经运动根在三角丛和半月节的下方行径，与下颌神经（V3）一起经卵圆孔出颅，以支配咀嚼肌（图3.5）。

三叉神经节呈半月形，前缘呈凸状，三叉神经的3个分支从这里进入；后缘呈凹状，感觉根从这里离开（图3.6）。自半月节到岩上嵴之间，三叉神经根呈丛状吻合，且形似三角，故被称为三角丛（TP）（图3.7）。类似于三叉神经节（在合并成后根之前）具备的躯体定位关系，三角丛的感觉纤维也呈固定的躯体映射，即V3的神经纤维位于下外侧，V1的纤维位于上内侧，V2的纤维则位于两者之间。

在三叉神经窝内，三叉神经节和三角丛都可以被识别和解剖。三叉神经窝可以通过硬膜外或

M. Sindou, A. Brinzeu, *Trigeminal Neuralgias: A Neurosurgical Illustrated Guide*,
https://doi.org/10.1007/978-3-031-25113-9_3

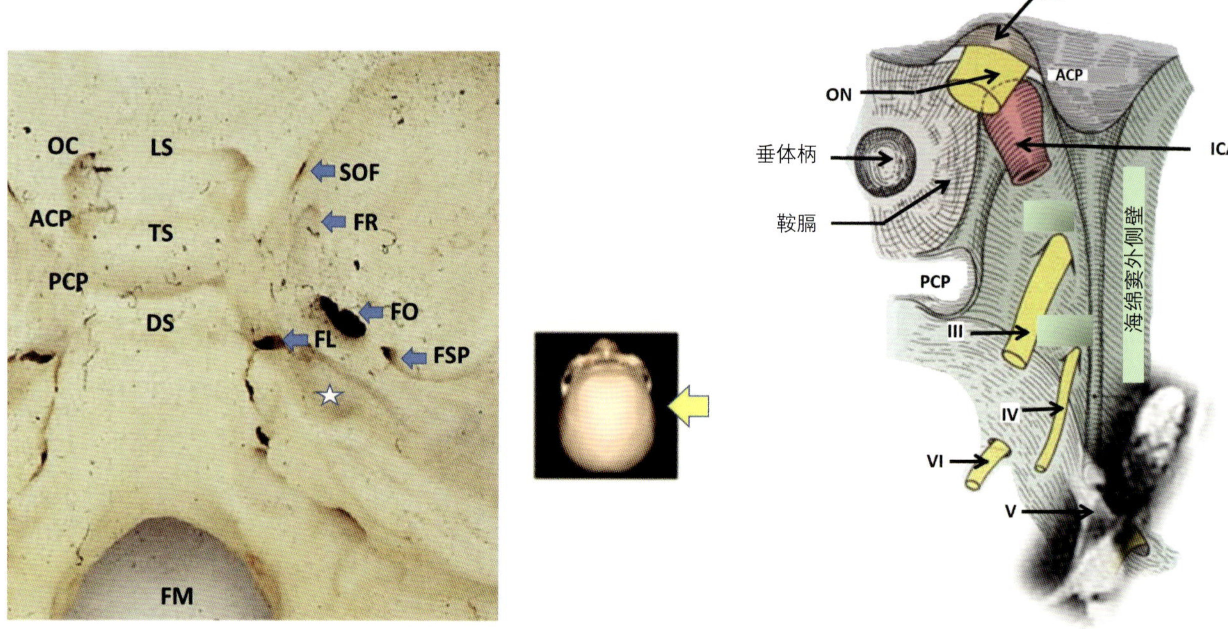

图3.1 图示中颅底和包含三叉神经Meckel囊的鞍旁区域的上面观。左图展示了以下颅底孔隙：视神经管（Optic Canal，OC）、眶上裂（Superior Orbital Fissure，SOF）、圆孔（Foramen Rotundum，FR）、卵圆孔（Foramen Ovale，FO）、棘孔（Foramen Spinosum，FSP）、破裂孔（Foramen Lacerum，FL）。同时也显示了前床突（Anterior Clinoid Process，ACP）和后床突（Posterior Clinoid Process，PCP），以及三叉神经节在颞骨岩部前方的压迹（星号）。LS：Limbus，蝶骨前缘；TS：Tuberculum，鞍结节；DS：Dorsum Sallae，鞍背；FM：Foramen Magnum，枕大孔。右图展示了海绵窦，它是位于鞍旁的一个骨膜和硬脑膜之间的（Inter-Periosteo-Dural）间隙，内侧与鞍区相邻，外侧则为颞窝。海绵窦区域内走行着颈内动脉（Internal Carotid Artery，ICA）和第Ⅲ、Ⅳ、Ⅵ对颅神经。ON：Optic Nerve，视神经；右图还展示了进入三叉神经窝的三叉神经，该窝位于海绵窦的外侧。三叉神经窝是一个与鞍旁区域不同的解剖空间。如右图下方叠加的MRI T2加权图像所示，三叉神经窝内富含脑脊液，包绕其内的三叉神经节

硬膜下（颞下）入路打开并进入。

2019年，Bernard等学者对该区域的三叉神经组织学研究进行了回顾，他们发现三叉神经感觉纤维的细胞体，即T细胞，聚集在三叉神经节中。这些细胞的轴突通往脑干的感觉核，而周围突（树突）则形成三叉神经的3条神经纤维（Emmons和Rhoton，1968）。

Uryvaer等则发现，三叉神经节会直接发出一些细小（直径为50～150μm）的“分支”，它们被包裹在三叉神经池相应的蛛网膜中（Uryvaev等，2008），目前认为其支配三叉神经窝的硬脑膜壁。相反，未观察到其与颈内动脉周围丛或岩大神经吻合的分支。

3.1.2 桥小脑角中的三叉神经根

三叉神经根穿行于小脑脑桥角区（Cerebellopontine Angle，CPA）的上部，平均长度约2cm，随后进入脑干的腹外侧面。三叉神经根经过三叉神经入口（Trigeminal Porus）从三叉神经窝发出，该入口的下方为岩上嵴，上方则为包含岩上窦的天幕缘。

三叉神经根在跨越岩上嵴时，神经根的横断面略显扁平。在桥小脑角池中，则呈圆柱形，正常人该段神经直径约5mm；到达脑桥前神经根呈椭圆形（图3.8）。

在进入脑干的过程中，在所谓的三叉神经根入脑干区（Trigeminal Root Entry Zone，TREZ），

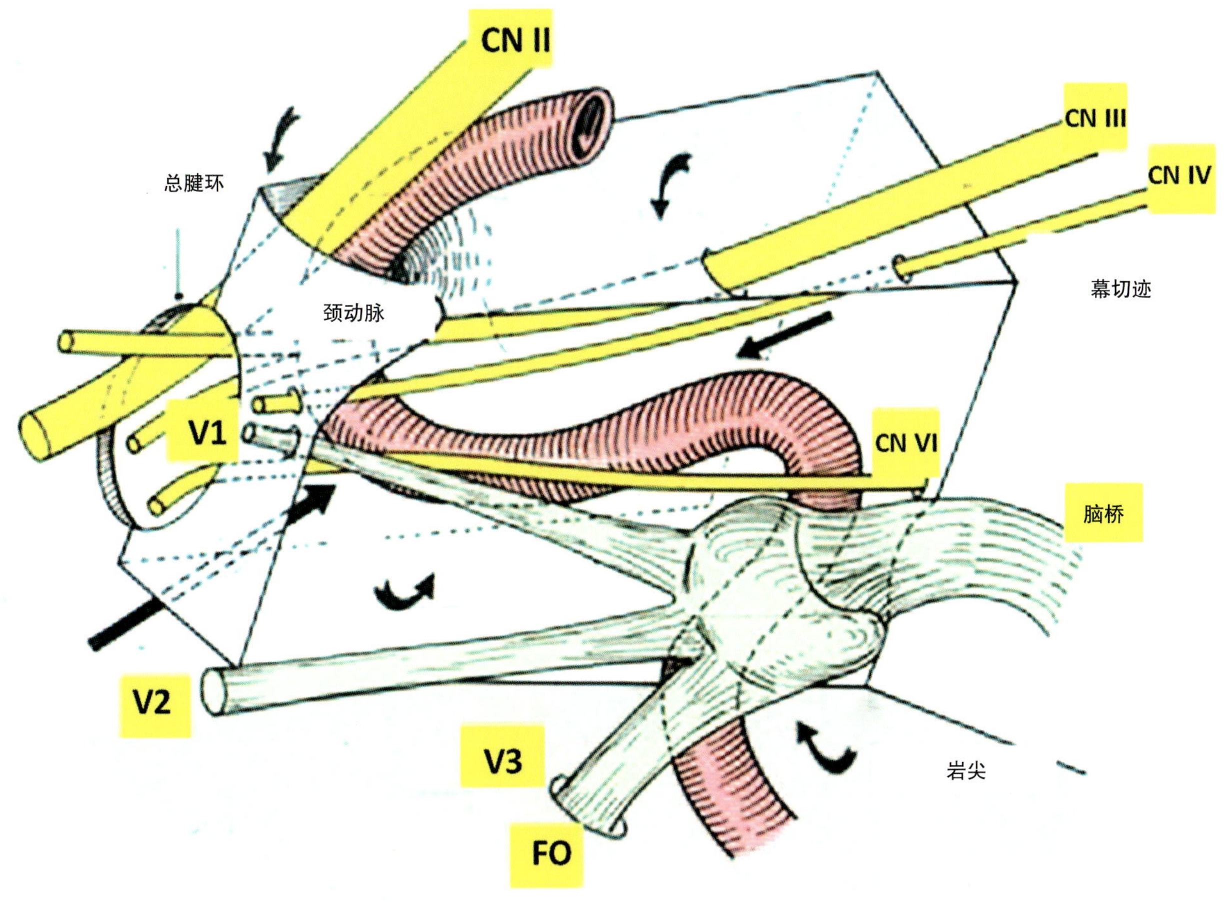

图3.2　图示海绵窦（鞍旁区域）、三叉神经窝和三叉神经的位置关系。鞍旁区域和眶尖（从左侧面看）通过眶上裂和总腱环（Annulus of Zinn）相连。三叉神经窝是独立于海绵窦的结构。黑色箭头展示了可到达海绵窦的各种外科入路。缩写请参见图3.1的图注

三叉神经感觉根分为两个部分：①体积较大的位于下外侧的主体部分（Pars Major）；②由细小的根丝组成的中间部分（Pars Intermediaris），其位于主要部分和运动根之间，运动根位于上内侧，也被称为较小部分（Pars Minor）（图3.9）。

在桥小脑角池，三叉神经根有几个重要的解剖关系：上方，有小脑上动脉和沿着天幕裂孔走行的（细小的）滑车神经；下方有耳蜗-前庭-面神经复合体和小脑前下动脉及其分支：迷路动脉。在脑池段，三叉神经根由小脑上动脉的小分支供血。在后方，神经根与岩上静脉及其属支关系密切，这些静脉也经常对三叉神经根造成卡压。

3.1.3　三叉神经根入脑干区

三叉神经根入脑干区（TREZ）被普遍认为是一个特别“敏感”（即更易兴奋）的区域，因此如果血管对TREZ造成压迫，常会造成神经痛。据我们所知，TREZ尚未得到任何官方的分类定义。然而，对于大多数作者而言，TREZ主要对应于那些具有中央髓鞘的三叉神经根部分。

Obersteiner和Redlich指出，中枢神经系统和周围神经系统之间存在过渡区，这一点与脊髓的情况类似（Obersteiner和Redlich，1884；Tarlov，1937a，b）。在周围神经系统中，髓鞘由施万细胞产生，支持组织包括成纤维细胞、胶原纤维和

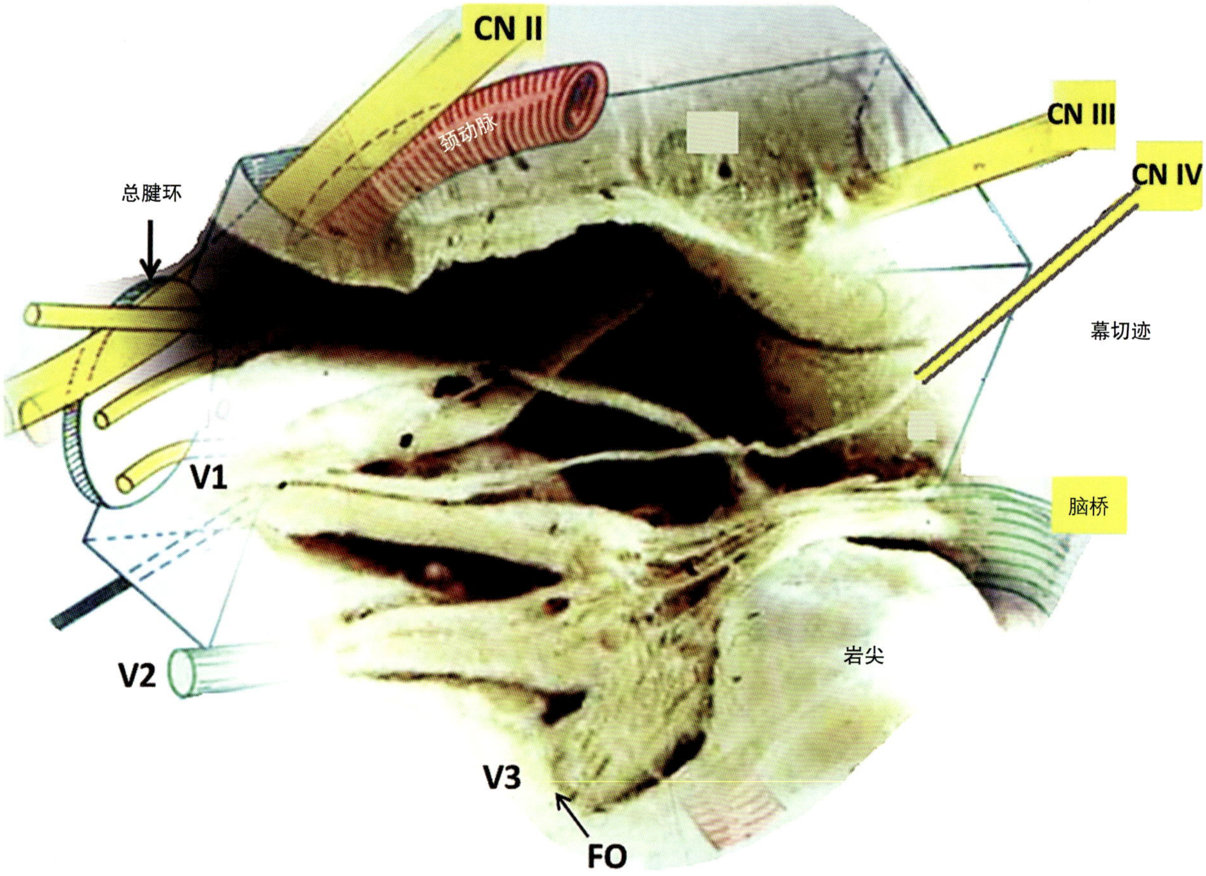

图3.3　图示海绵窦和三叉神经窝（Meckel囊）的内容物、中颅底区颅神经的相对空间关系（左侧面观）。缩写请参见图3.1的图注

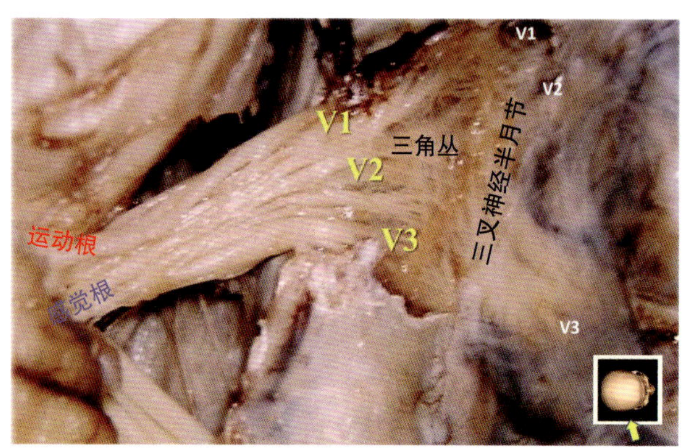

图3.4　（右侧）三叉神经的实验室解剖。本图示切除三叉神经窝的硬脑膜顶壁后的上视图

神经根鞘细胞。在中枢神经系统部分，髓鞘由少突胶质细胞产生，神经纤维在某种程度上被星形胶质细胞分开。Skinner测量了所有颅神经的中央髓鞘部分的长度，并观察到中央髓鞘——周围髓鞘过渡区呈圆顶状。他指出感觉神经的中央髓鞘部分比运动神经更长（Skinner，1931）。Tarlov则发现，神经的中央胶质段呈现出脑纤维束的基本结构，而周围部分则类似于外周神经（Tarlov，1937a，b）。在一篇令人振奋的流行病学的论文中，De Ridder等学者认为各颅神经中枢段的长度存在差异，这种差异与该神经发生血管压迫综合征的概率可能具有相关性（De Ridder等，2002）。Peker等发现，中央髓鞘仅占三叉神经长度的1/4（Peker等，2006）。近年来，我们的团队对尸头进行了颅神经（Ⅴ、Ⅶ、Ⅷ、Ⅸ、Ⅹ）的结构研究，以扩大解剖学知识并更好地了解颅神经过度兴奋综合征的病理生理学（Guclu等，2011）（图3.10）。

在我们看来，TREZ应该包括过渡区、中央

图3.5　三叉神经和其运动根。实验室解剖示右侧三叉神经运动根的上视图。**a.** 在脑桥发出的三叉神经中，上内侧缘为运动根，其在三叉神经池的内侧走行，然后经过三角丛（TP）和神经节的下方，与下颌神经（V3）一起到达卵圆孔。**b.** 显示切除三叉神经节和感觉根后的运动神经（Vm）。可见运动神经通过卵圆孔（FO）出颅

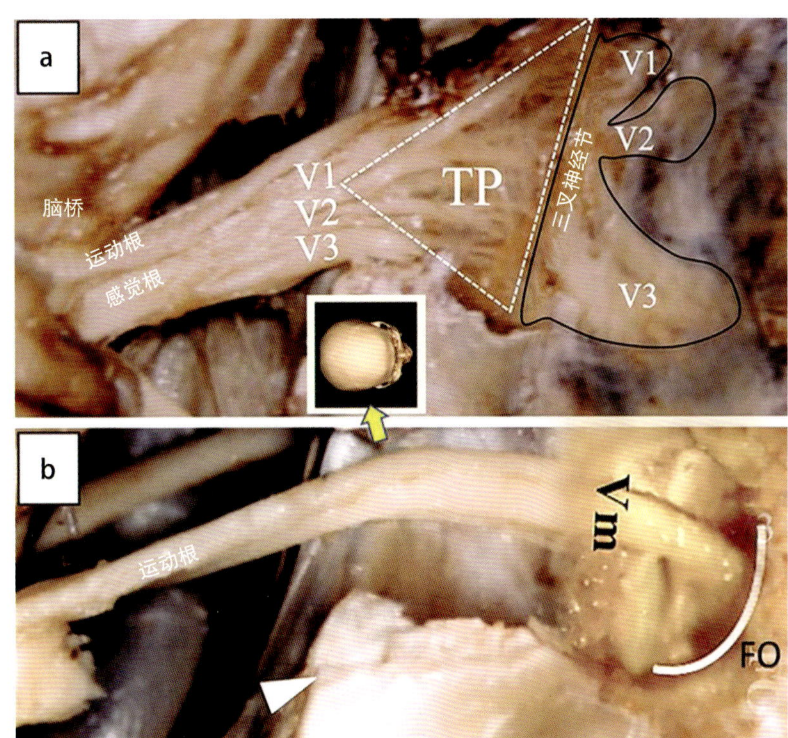

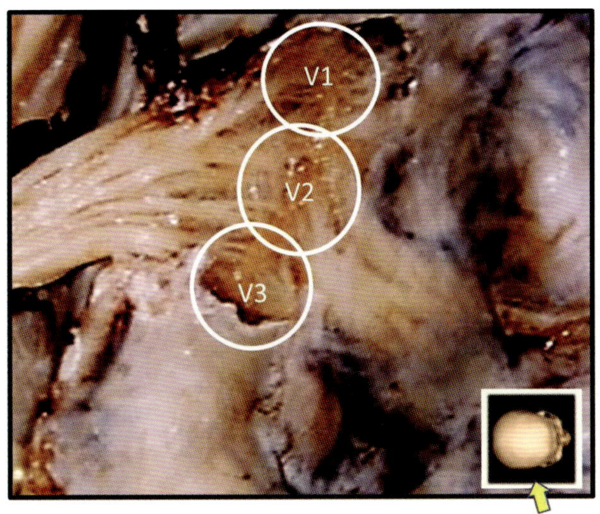

图3.6　三叉神经节。图示右侧三叉神经节（Gasserian Ganglion，G Ggl）；图为切除三叉神经窝的硬脑膜顶壁后的上视图。三叉神经节呈半月形，有三叶。它的前缘呈凸状，接收周围分支的纤维，后缘呈凹状，感觉根丛的轴突从其中出现。三叉神经半月节具有明确的躯体定位关系：V1位于内侧，V3位于外侧

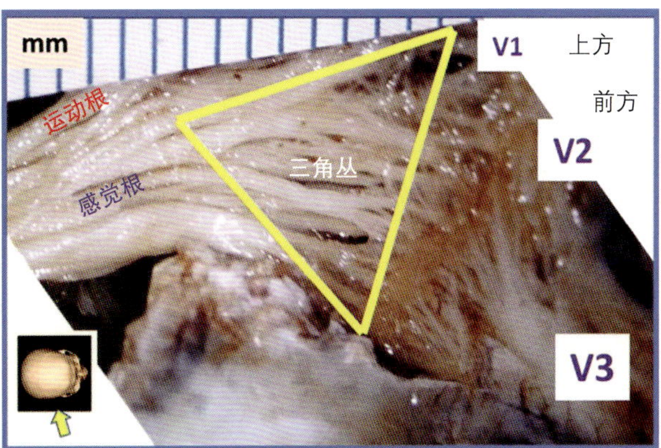

图3.7　三角丛。实验室解剖示三角丛水平的右侧三叉神经根，图为切除三叉神经窝顶部硬膜后的上视图。三角丛（黄色三角形）前方起自三叉神经节后缘，后方可达神经根跨越岩嵴处。其因感觉根的丛状吻合特征而得名。但尽管存在吻合，三角丛仍然具有明确的体位映射：V1位于内侧，V3位于外侧，V2位于两者之间

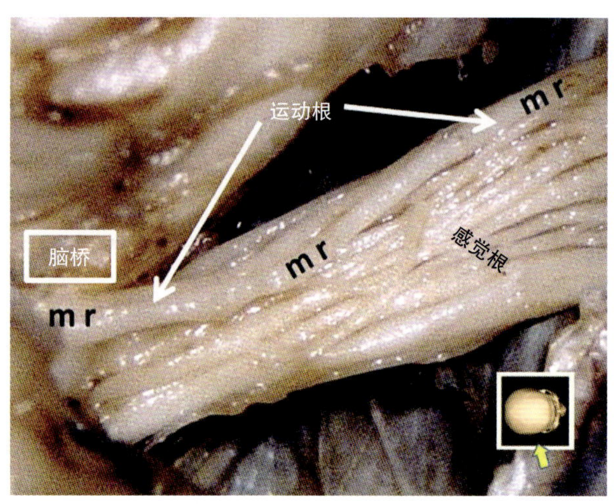

图3.8　（右侧）三叉神经根脑池段。图示从脑桥发出的运动根（mr）和感觉根及其所有根丝

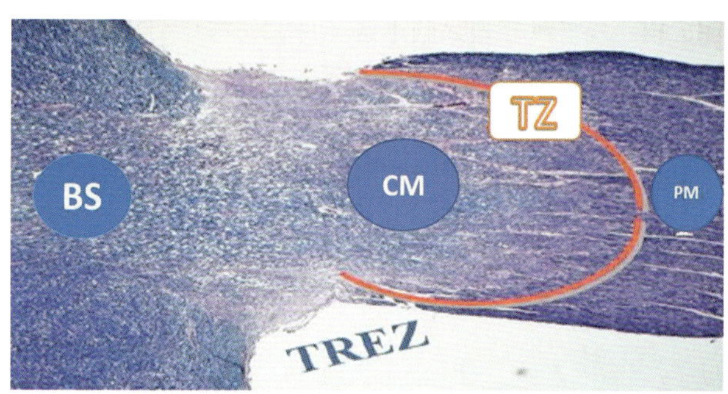

图3.10　三叉神经根的中央髓鞘（Central Myelin，CM）部分。图示三叉神经根入脑干区（TREZ）的纵向切片光镜照片，并用HPS染色法（Hematoxylin Phloxine Saffron，译者注：一种类似于苏木精-伊红HE的染色方法，但结缔组织染色不同）和Luxol Fast Blue髓鞘染色液进行染色，使中央髓鞘部分与周围髓鞘（Peripheral Myelin，PM）部分区别开来，中央髓鞘由少突胶质细胞产生，而周围髓鞘由施万细胞产生。这两部分在过渡区（Transitional Zone，TZ）汇合。BS，脑干

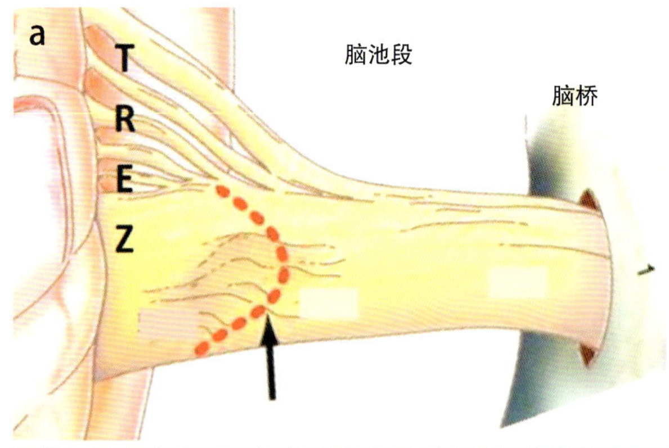

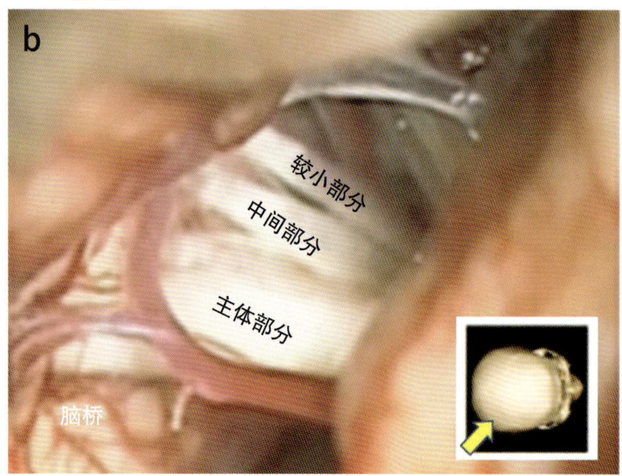

图3.9　三叉神经根的桥旁部分（右侧，后面观）。**a.** 三叉神经根入脑干区（Trigeminal Root Entry Zone，TREZ）的示意图。箭头指示过渡区域（虚线曲线）。**b.** 显微手术中右侧桥小脑角的TREZ照片，显示其不同的组成部分：较小部分（Pars Minor）、中间部分（Pars Intermediaris）和主体部分（Pars Major），位于脑桥

髓鞘部分，以及与脑干相邻的部分。在脑干相邻区，三叉神经根纤维位于软膜下，通往或由相应核团发出（图3.11）。

这些结构常被视为具有解剖生理学上高敏感性和兴奋性的一个整体，从而解释了相应颅神经过度兴奋综合征的发生（图3.12）。

3.2　TGN的功能解剖

三叉神经主要司头面部的感觉功能，它的3个分支的触觉和痛温觉纤维起源于三叉神经节的初级感觉神经元；该假单极感觉神经元的传出纤维则从这里通向脑桥。在脑干内，有两个感觉核团接收来自三叉神经节的纤维：脑桥的三叉神经主核接收大的触觉纤维，延髓和上颈髓中的三叉神经脊束核接收与痛觉和温度感觉相关的小纤维（Haskel等，1995）。

人们已经认识到，在三叉神经节和三叉神经根，特别是被称为三角丛的节后段，神经纤维排列均存在一定的躯体定位关系：V3（下颌支的传入纤维）位于外侧，V1（眼支的传入纤维）位于内侧，V2（上颌支的传入纤维）则处于中间

图3.11　三叉神经根入脑干区（TREZ）的示意图。TREZ入区（感觉神经）和出区（运动神经）均可被认为由3个元素组成：①奥-雷二氏区（Obersteiner-Redlich，OR）；②根的中央髓鞘部分；③邻近脑干的区域，感觉传入纤维在其中传递

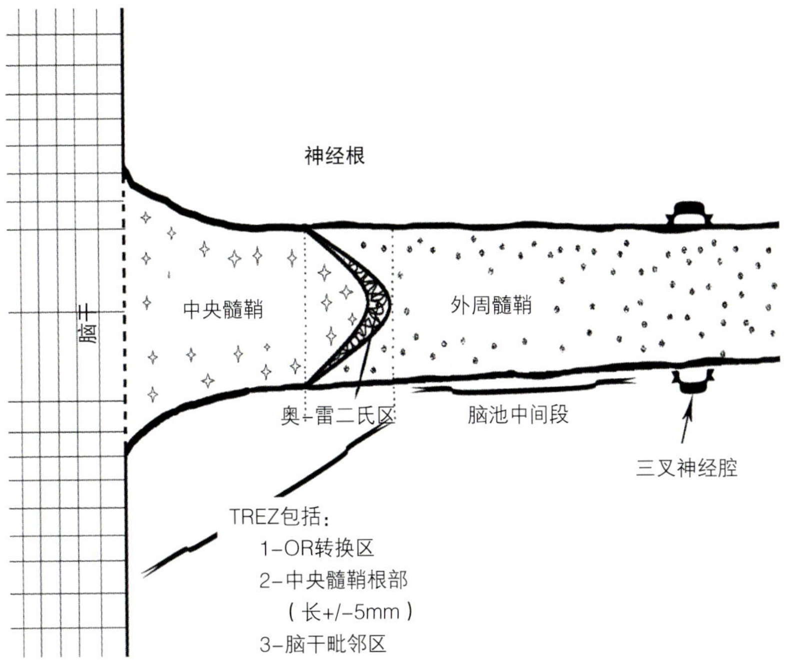

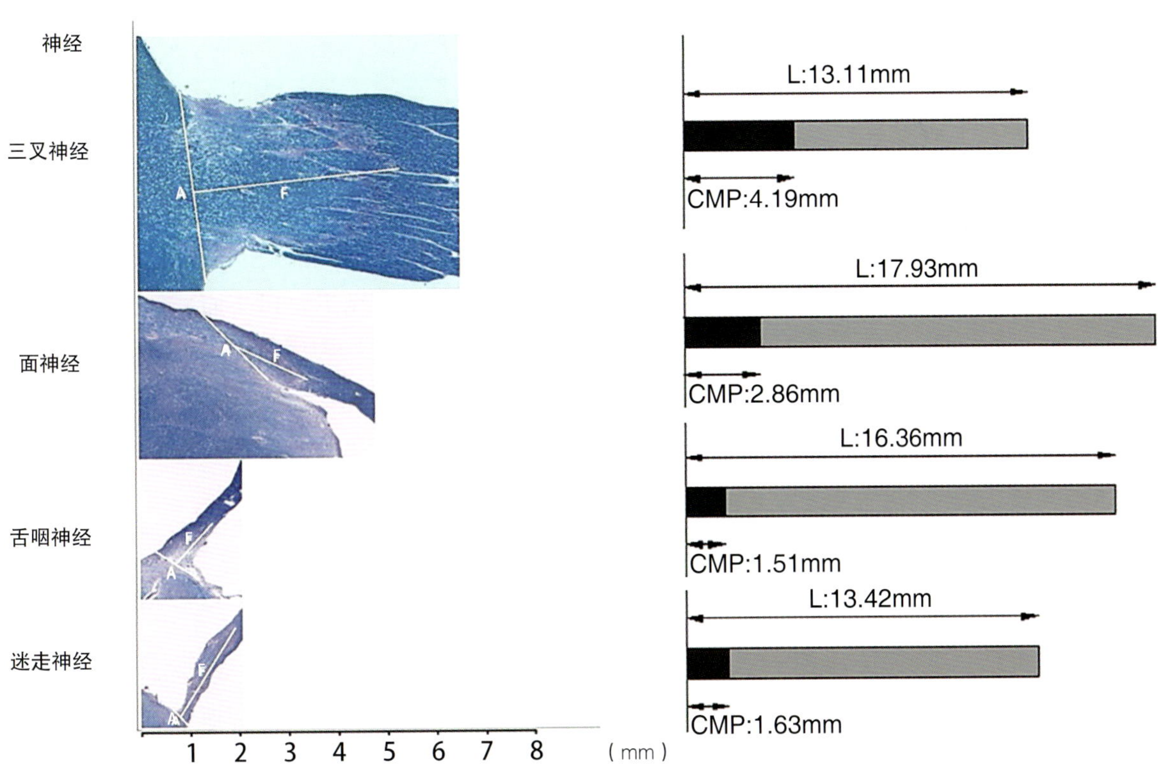

图3.12　图示桥小脑角区各个颅神经的中央髓鞘部分的长度（Guclu等，2011）。左图：三叉神经、面神经、舌咽神经和迷走神经根的纵向切片光镜照片。为了进行长度比较，所有神经根都以相同的放大倍率呈现。右图：各颅神经的中央髓鞘部分（CMP）长度和相应完整颅内段长度（L）的平均值

位置（图3.13）。随后，这些纤维经三叉神经的主要感觉根到达脑桥。脑池段的三叉神经横断面呈椭圆形，纤维在此仍然具有相对的躯体定位关系，但尚未形成功能定位；此时，V1纤维位于上内侧，V3纤维位于下外侧，V2纤维仍介于两者之间。

在解剖学和外科手术学研究支持下，节后三叉神经根的躯体定位映射关系得到了证实。尸头的显微手术解剖学研究（Emmons和Rhoton，1968；Gudmundsson等，1971；Joo等，2014）表明，三叉神经根至少在刚过神经节处（也就是我们所说的三角丛处），就可以清晰地区别它的3个分支。此外，在施行经皮射频热凝神经根切断术（Percutaneous Radiofrequency-Thermo-Rhizotomy）时，倘若在三角丛进行神经根的直接刺激（严格将电极置于触发区相对应的感觉神经根部），可以诱发出躯体特定部位的感觉异常（Sweet和Wepsic，1974；Sindou和Keravel，1979；Karol等，1991；Kanpolat等，2001；Peris-Celda等，2013）。随后，在接下来的热凝过程中，当热凝在三角丛下外部分，或邻近三叉神经根脑池段时，造成的感觉异常主要在V3支配区域，并且或多或少也累及V2支配区域。如果热凝位置靠近上内侧时，则更可能影响V2/V1支配区域的感觉功能。这种躯体定位的排列顺序也与Sindou等教授的神经生理学研究相一致，他们在肌电图监测下直接刺激感觉根，同时结合面部视频记录来指导热凝神经根切断术的定位（Sindou等，1994；Tatli和Sindou，2008）。根据探针在三叉神经根上放置的不同位置，所产生的刺激不仅会造成V1、V2和V3支配区域的感觉异常，还会在眼轮匝肌、上唇提肌或口轮匝肌等肌肉中引起抽动反应。这些观察到的临床现象被认为是三叉颜面反射，由于具有定位价值，后来被用于术中神经生理的引导（Sindou，1999）。

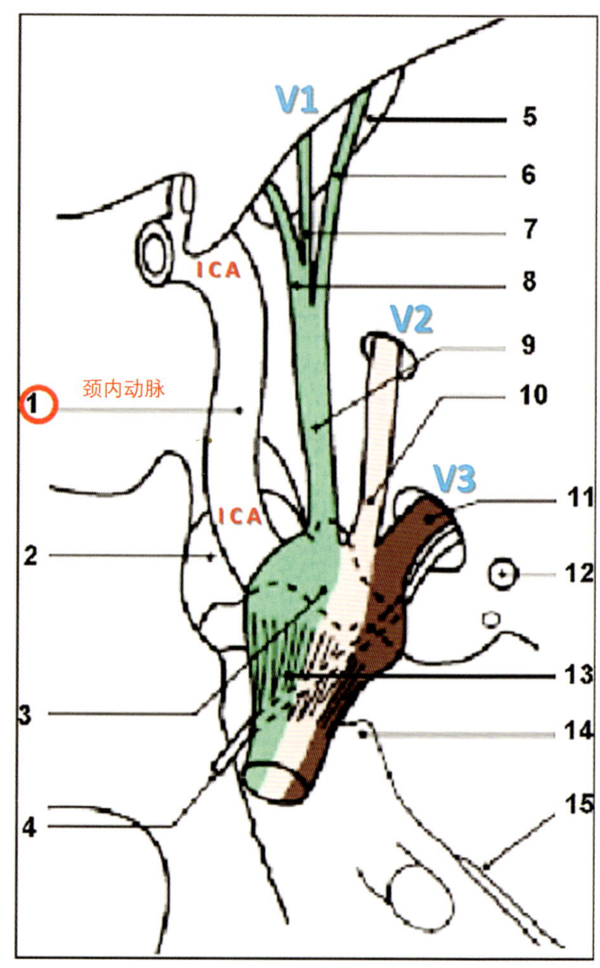

图3.13 三叉神经的位置和躯体定位映射（右侧三叉神经上面观的示意图）。三叉神经位于Meckel囊（三叉神经窝）内，该囊位于海绵窦外侧，颈内动脉（ICA，1）通过破裂孔（2）后即进入海绵窦。在Meckel囊内，三叉神经节（3）位于三叉神经窝的前部，位于运动支（4）上方；运动支沿三叉神经窝下壁走行。三叉神经节接收以下周围感觉分支：首先，是穿过眶上裂（5）的泪腺神经（6）、额神经（7）和鼻睫神经（8），他们共同形成眼神经（9），对应于三叉神经V1分支；其次，通过圆孔进入颅腔的上颌神经（10），对应于三叉神经的V2分支；第三，经卵圆孔入颅，并伴随着咀嚼肌神经（传出神经）的下颌神经（11），对应于的第三分支（V3）。作为外科手术标志，当从硬膜外接近三叉神经窝时，卵圆孔位于棘孔（12）的内侧（脑膜中动脉自棘孔进入中颅窝）。注意，明确的躯体定位关系不仅存在于三叉神经节水平，也存在于三角形丛（13）。在后方，三叉神经根越过岩尖（14）上缘，在岩上窦（15）的下方，进入后颅窝

穿入脑桥时，三叉神经根进行功能重排，包括3个明确的组成部分：上内侧的较小部分（Pars Minor），其具有运动功能；下外侧的主体部分（Pars Major），主要负责感觉，特别是

痛温觉；以及位于两者之间的中间部分（Pars Intermediaris），其被认为是负责角膜感觉的神经纤维（图3.14）。

在脑桥旁水平，感觉纤维倾向于根据它们的目的地和功能排列（图3.15）。温痛纤维在神经根主体部分（Pars Major）中重新聚集，然后沿着下行束到达位于脊髓–延髓交界处的三叉神经脊束核（图3.16）。同样的，经典观点认为，精细觉和本体感觉纤维在三叉神经根中间部分（Pars Intermediaris）优先传递，以到达脑干的三叉神经主核。

尽管临床和手术观察都表明神经根在桥脑旁水平已经进行了功能重排，但神经纤维仍具有相对的体位映射关系。在切断入脑桥处的部分神经根时，研究者发现若仅切断三叉神经根主体部分（Pars Major）的下外侧，那么V1分支和或多或少V2分支的功能得以留存（Dandy，1925；Terrier等，2018）。

关于角膜的神经支配，角膜反射是一种保护性的自主神经反射和躯体功能，包括眨眼和流泪，遵循疼痛机制。电生理学和组织学研究表明，角膜由A-delta（δ）纤维和C纤维支配。一般认为，角膜纤维通向神经根中间部分（Pars Intermediaris）。然而，Terrier等通过他们的手术经验认为，所有角膜纤维都沿着下外侧的三叉神经根主体部分（Pars Major）的背内侧1/3走行

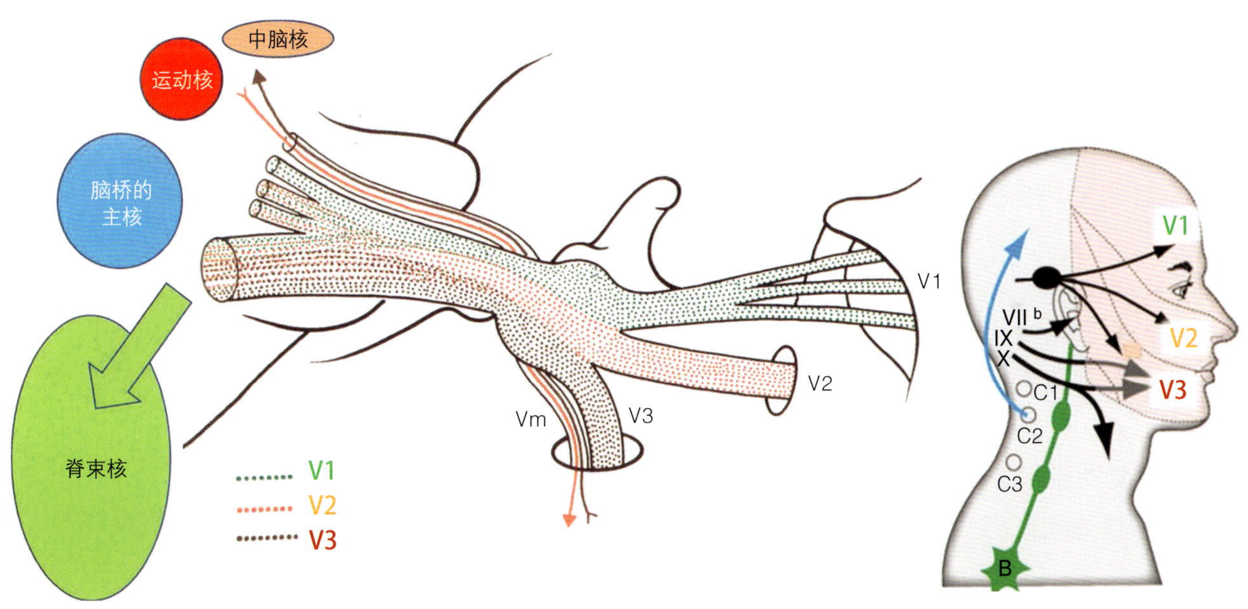

图3.14 图示三叉神经的体位映射示意图（右视图）。在三角形丛和感觉根的初始节后部分，来自神经节的双极神经元T型细胞的轴突纤维具有明确的体位映射结构。在三叉神经根处，来自下颌神经（V3）的纤维主要位于下外侧，来自眼神经（V1）的纤维位于上内侧，来自上颌神经（V2）的纤维介于两者之间。这种对应关系在神经节部分更清晰于桥旁部分，这是因为神经纤维自三角丛开始，就按他们通往脑干的目的地，通过3个分支之间的吻合支进行了重新分配。痛温觉纤维主要位于下外侧，组成三叉神经根主体部分（Pars Majojr），然后通过下行束到达位于脊髓–延髓交界处的脊束核。司精细触觉和本体感觉的纤维位于更上内侧，以便达到脑桥的三叉神经主核。这些纤维可以被识别，并被称为三叉神经根的中间部分（Pars Intermediaris）。值得注意的是，主体部分的上内侧1/3和中间部分含有角膜感觉纤维。这种分布解释了为何患者通过选择性切断三叉神经根主要部分，不但可以获得止痛效果，也可以避免完全的触觉丧失和角膜感觉异常。运动根自脑桥的三叉神经根较小部分（Pars Minor）的上内侧出现，然后在三叉神经窝下方穿过三叉神经节，伴随下颌神经在卵圆孔出颅。三叉神经司本体感觉和牵张的纤维大部分来自于咀嚼肌，其在三叉神经根较小部分中逆行传送信号后，形成脑干中的三叉神经中脑束，最后止于三叉神经中脑核。该核的细胞发出纤维至（脑桥的）运动核，因此在传递三叉神经的运动信息中发挥作用

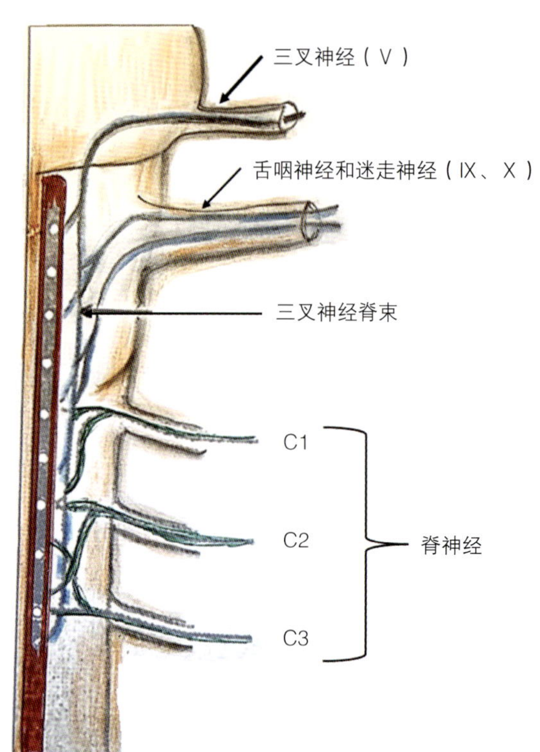

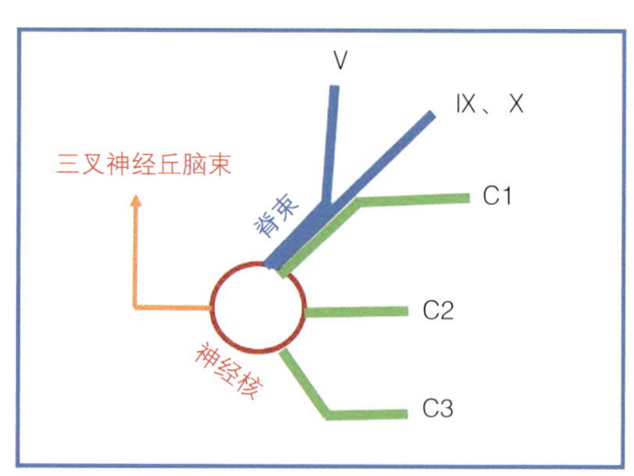

图3.15 三叉神经束和脊束核的投射示意图。三叉神经司感觉的轴突投射到脑干三叉神经复合体，该复合体由三叉神经主核和三叉神经脊束核组成。后者包括三叉神经脊束核极间亚核和尾侧亚核。司精细触觉的较大神经纤维，投射到脑桥的主核。较小的有髓鞘纤维和无髓鞘纤维，主要司痛温觉，通过下行脊髓束投射到脊束核。这两者均位于颈3节段的背外侧位置，被脊髓小脑束覆盖。来自第七、第九和第十对颅神经的痛觉纤维，以及来自上颈段的脊神经纤维，加入下行脊束和脊束核的尾侧亚核。尾侧亚核被描述为一个"洋葱皮样"的头尾体位映射（Drake和McKenzie，1953；McKenzie，1954），司嘴唇和鼻子下方区域者在亚核中位置最高，而面部越外侧区域在亚核中位置越接近尾部。值得注意的是，尾侧亚核与脊髓背角的灰质相连续，被认为在疼痛控制中发挥一定作用。另外非常重要的是，由于脊束核是头面部的收敛投射区域，因此脊束核发出的纤维可投射到大量脑组织，尤其是网状结构和丘脑（类似于上行脊髓网状束）

（Terrier等，2017，2018）。无论如何，这表明如果将神经根切断术限制在三叉神经根主体部分（Pars Major）的下外侧2/3部分可能是一种避免由于感觉障碍引起角膜溃疡的有效方法。

实际上，目前我们仍然无法确定躯体定位映射和功能定位映射两者之间的确切过渡点，尚待进一步研究。对于TGN形态学和功能解剖学的深入了解对于手术有重要的影响。

在脑干内，传入神经的轴突终止于三叉神经复合体，该复合体由位于脑桥的三叉神经主核和位于更下方的三叉神经脊束核组成。后者包括3个亚核：颅侧（Oralis）亚核、极间（Interpolaris）亚核和尾侧（Caudalis）亚核。在脑干内，三叉神经传入纤维分为两类：①上行轴突，投射到主核，和②下行轴突，其形成明确的脊束，在下降的同时分布到上述几个亚核中，进行感觉信息穿刺。在脊束核内，特别是尾侧亚核内，面部感觉被认为是沿一系列同心圆带状分布的，也就是所谓的具有"洋葱皮样"的定位结构。对应于口唇区域的纤维位于尾侧亚核的最头端，而面部越外侧区域的纤维在亚核的部位则越位于尾侧。不论是我们对三叉神经痛中枢（过度兴奋）的相关机制的推测性观点，还是那些认为神经痛是由根部神经血管刺激引起的经典理论，都认为面部疼痛的频发部位和中枢触发区域具有一致性。

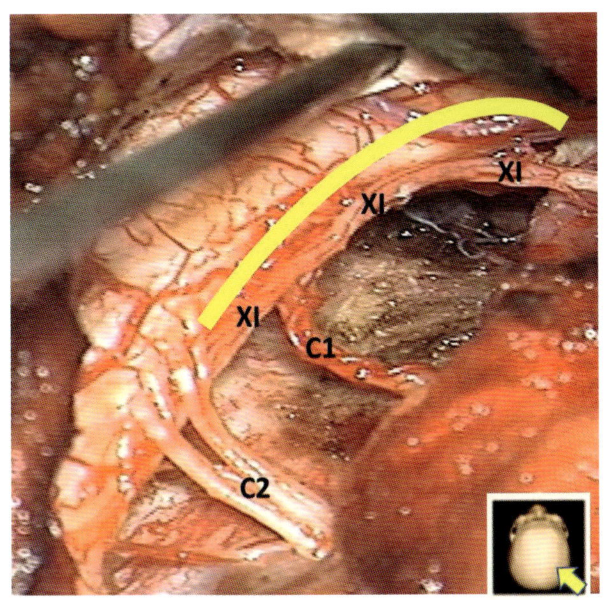

图3.16　三叉神经脊束核（尾侧亚核）和三叉神经下行脊束。术中照片示右侧颅椎交界处C1、C2半锥板切除、枕大孔边缘骨质切除、并打开相应硬膜后的背外侧术野。标志物：闩部，C2后根，C1前根（C1的后根常常缺失），副神经（第Ⅺ对颅神经）的脊神经根。三叉神经脊束核深3～4mm，被其上的小脑脊髓束所覆盖。从长度来看，脊束核下至C2后根，上可达到闩部水平。就宽度而言，它的内侧界可达外索最外侧缘和楔状核，外侧界则至副神经脊神经部分出脊髓处。黄色曲线示脊束核背外侧在脊髓软膜表面的投影

关键点

三叉神经的躯体定位分布对手术有重要影响：

手术的成功与否与术者对三叉神经的形态学和功能解剖学的深入了解密切相关。

三叉神经有着独特的宏观和微观解剖学、电生理学和组织学特性，这些特点由其在躯体中的定位分布决定。不仅体现在神经节和节后的三角丛区域，也表现在脑池段和入脑干区（TREZ），尽管在这些区域中的定位分布程度不如前者明确。

对于典型的三叉神经痛，神经纤维的定位分布情况可以解释血管压迫神经的位置及其引起的损伤，和患者疼痛分布之间的一致性。

躯体定位分布特性使得医生能够根据神经痛病灶的位置，采用特定的治疗方案，以获得与病变区域相符的选择性止痛/感觉减退效果，并涵盖相关的三叉神经分支，同时避免损伤和临床症状无关的三叉神经根。

第4章　三叉神经周围毗邻血管与结构的解剖

4.1　动脉

在Sindou等报道的三叉神经痛病例系列中，93%的患者存在动脉压迫，其中绝大多数为单纯动脉压迫，少数患者为动静脉混合压迫。单纯静脉或动静脉混合压迫占比27.6%，其中单纯静脉压迫发生率为7%，而动静脉混合压迫发生率为20.6%。表4.1总结了在579例病例系列中发现的动脉责任血管类型。小脑上动脉单独或联合单根或多根血管压迫发生率为88%（图4.1）；小脑前下动脉血管袢单独或联合其他血管压迫比例为25.1%（图4.2）；扩张延长的椎基底动脉单独或联合压迫仅占3.5%（图4.3）（Sindou等，2002）。

责任血管压迫三叉神经根的常见部位包括三叉神经根入脑干区、三叉神经脑池段和三叉神经近Meckel腔开口处。在一项纳入100例三叉神经痛患者的临床研究中，Brinzeu等总结了神经血管冲突3种常见部位的比例（Brinzeu等，2018a）。75例患者责任血管为小脑上动脉，压迫点位于三叉神经根入脑干区、脑池段以及三叉神经近Meckel腔开口处的比例分别为28%、67%和4%；12例患者责任血管为小脑前下动脉，该比例为67%、33%和0；4例患者责任血管为椎基底动脉，比例依次为75%、25%和0。值得一提的是，有9例三叉神经痛患者为单纯静脉压迫，压迫点位于三叉神经脑池段和近Meckel腔开口处的比例相当。

小脑上动脉往往在三叉神经根入脑干区或脑池段的上面压迫三叉神经，压迫点位于上内侧面或上外侧面的比例均为50%。Sindou等术中发现小脑上动脉通常分叉为双干，少有侧支或穿支血管，具有良好的松弛性，很容易移位减压（Sindou等，2002）。而小脑前下动脉几乎总是在REZ区下方压迫三叉神经，常有较短的脑桥穿支。

表4.1　术中发现动脉来源的神经血管冲突

• 小脑上动脉，单独压迫或联合其他动脉或静脉压迫，见于88%的患者
• 小脑前下动脉，单独压迫或联合其他动脉或静脉压迫，见于25.1%的患者
• 椎基底动脉，单独压迫或联合其他动脉或静脉压迫，见于3.5%的患者
注：由于1/3的患者存在多重血管压迫现象，故上述百分比总和超过100%。

数据来源于Sindou等发表的文献，共计纳入579例1992—2002年间接受微血管减压手术的典型三叉神经痛患者（参考文献：Sindou等，2002）。

M. Sindou, A. Brinzeu, *Trigeminal Neuralgias: A Neurosurgical Illustrated Guide*,
https://doi.org/10.1007/978-3-031-25113-9_4

关键点

神经血管冲突以邻近三叉神经根的细长动脉居多。

压迫程度可分为3级：责任血管仅与三叉神经根接触（Ⅰ级）；责任血管使三叉神经根移位（Ⅱ级）；有压痕且局部脱髓鞘改变，神经根变性（Ⅲ级）。

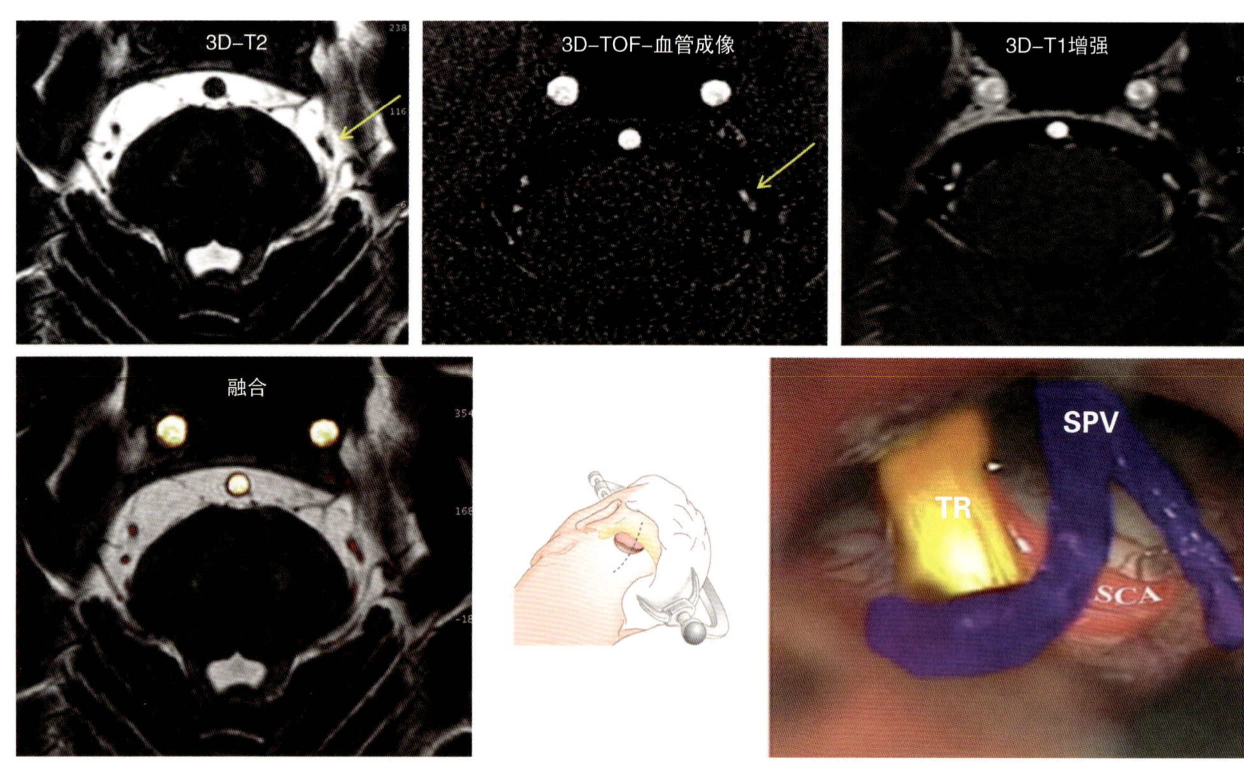

图4.1 左侧典型三叉神经痛，小脑上动脉（SCA）于上内侧压迫三叉神经根（TR）。通过高分辨率MRI 3D-T2、3D-TOF血管成像、3D-T1增强序列以及MRI融合等可于术前预测神经血管冲突。注意保护岩上静脉（SPV）

4.2 静脉

静脉压迫的争论由来已久持续至今。当前已有几项研究证实存在静脉单独压迫或动静脉混合压迫三叉神经根的情况。

Dumot和Sindou等检索Pubmed系统1995—2014年发表的相关文献，汇总31篇并于2015年以综述的形式发表。结果显示静脉参与神经血管冲突的发生率为13%～8%，平均25.3%（Dumot和Sindou，2015）。静脉是否压迫三叉神经？动脉压迫确切存在时，静脉是否参与神经血管冲突？上述情况术中很难判别，导致各文献相关数据差异度大。

据上述文献报道，单纯静脉压迫的比例为4.4%～18%，平均为13.5%。存在多重压迫的典型三叉神经痛患者占比为8%～40%，其中动静脉混合压迫的比例为7.2%～56%，平均为20.3%。Sindou等报道的多重压迫的比例为38%（Sindou等，2002）。

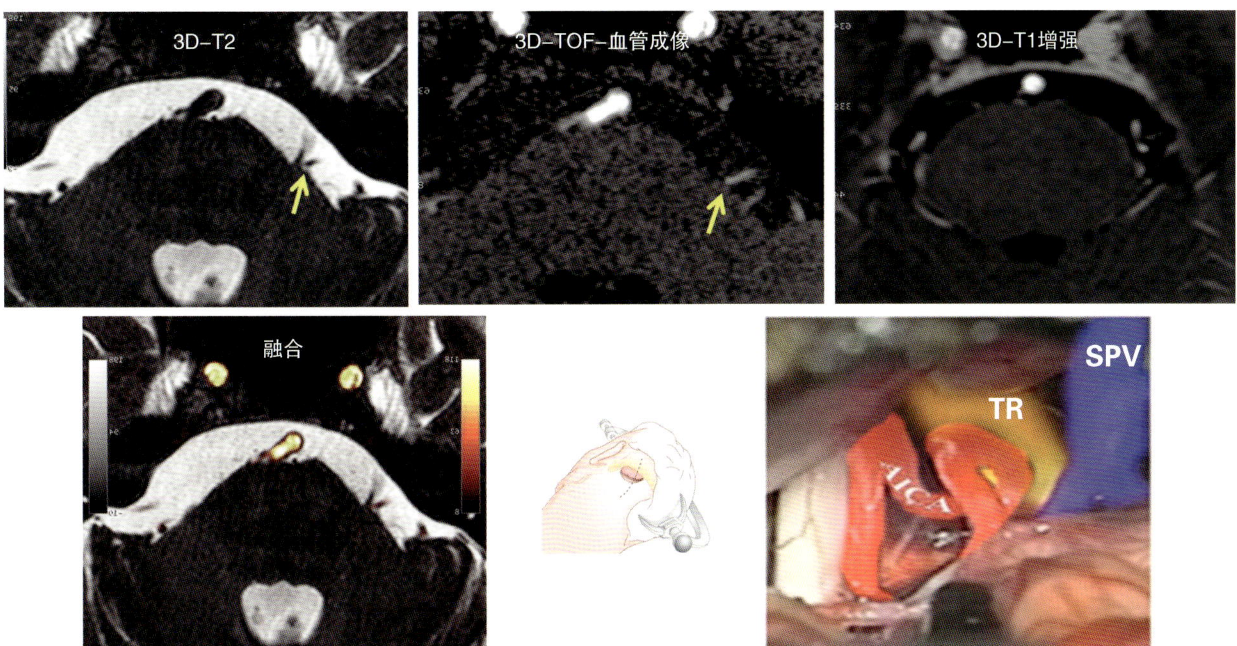

图4.2　左侧典型三叉神经痛，小脑前下动脉（AICA）于下方压迫三叉神经根（TR）。通过高分辨率MRI 3D-T2、3D-TOF血管成像、3D-T1增强序列以及MRI融合等可于术前预测神经血管冲突。注意保护岩上静脉（SPV）

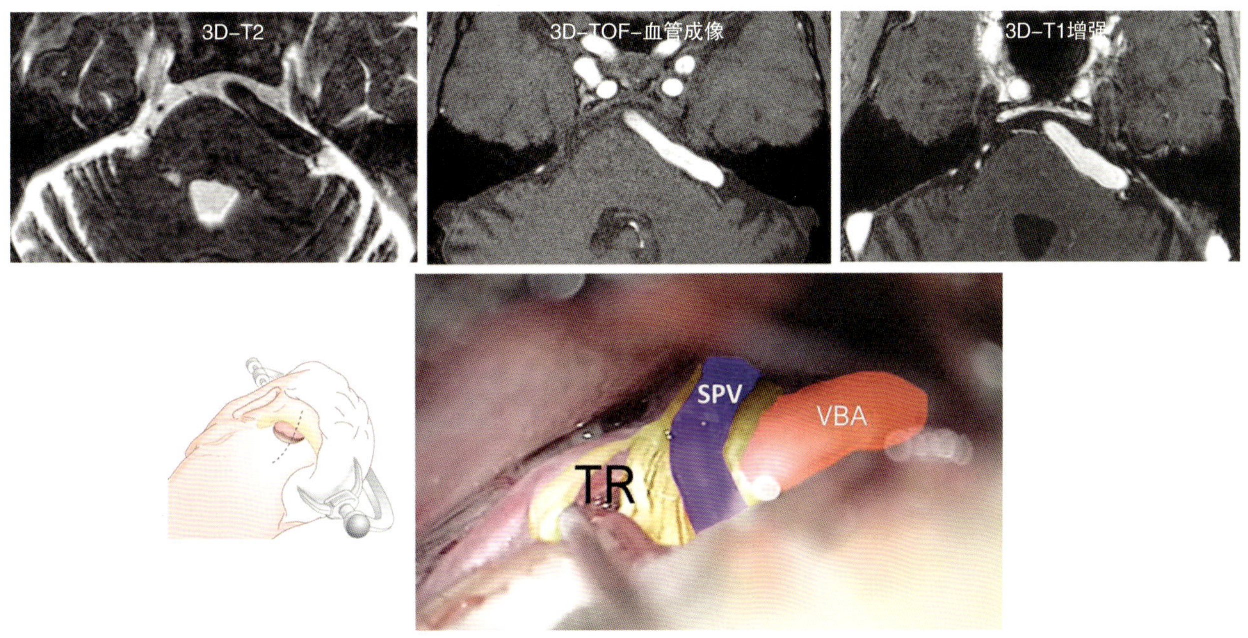

图4.3　左侧非典型三叉神经痛，持续性疼痛，阵发性加剧。如高分辨率MRI所示，扩张迂曲的椎基底动脉（VBA）严重压迫三叉神经根（TR），三叉神经出现受压拉伸。注意保护平行三叉神经根走行的岩上静脉（SPV）

Sindou等盘点三叉神经痛的责任血管类型，发现静脉接触或压迫三叉神经根的发生率高达38%（Sindou等，2002）。表4.2总结了静脉参与神经血管冲突的类型。29.1%的患者为动静脉混合压迫。仅8.9%的病例为单纯静脉压迫，其中半数患者责任血管为下横静脉（Matsushima等，1983），它于三叉神经近Meckel腔开口处单独造成压迫。约半数患者（17.6%）静脉压迫明显。

表4.2 术中发现静脉参与的神经血管冲突

- *136例患者术中发现静脉参与神经血管冲突（占579例患者总数的23%）*
  - 35例单纯静脉压迫（35/136，占比26%）
  - 101例动静脉混合压迫（101/136，占比74%）
- *浅岩上静脉系统：共计81例参与神经血管冲突（81/136，占比60%）；22例单纯静脉压迫，59例动静脉混合压迫*
  - 岩上静脉主干：共计20例参与神经血管冲突（20/136，占比14.7%）；5例单纯静脉压迫，5例动静脉混合压迫
  - 中脑静脉：共计9例参与神经血管冲突（9/136，占比6.6%）；2例单纯静脉压迫，7例动静脉混合压迫
  - 小脑静脉：2例参与神经血管冲突（2/136，占比1.5%）；1例单纯静脉压迫，1例动静脉混合压迫
  - 脑桥静脉：48例参与神经血管冲突（48/136，占比35.3%）；13例单纯静脉压迫，35例动静脉混合压迫
  - 不知名静脉属支：2例参与神经血管冲突（2/136，占比1.5%）；1例单纯静脉压迫，1例动静脉混合压迫
- *深岩上静脉系统：共计55例参与神经血管冲突（55/136，占比40%）；13例单纯静脉压迫，42例动静脉混合压迫*

数据来源于Sindou等发表的文献，共计纳入579例1992—2002年间接受微血管减压手术的典型三叉神经痛患者（Sindou等，2002）

关键点

判断静脉作为责任血管（之一）的标准。

- 在高分辨率MRI-T2、TOF血管成像以及T1增强序列中，静脉交叉压迫三叉神经根而非平行其走行。
- 术中从脑干至近Meckel腔开口处全程探查三叉神经根，发现静脉交叉压迫三叉神经根而非平行其走行，尤其发现神经根压迫处发生灰色变性。

Dumot和Sindou认为静脉压迫点不仅在三叉神经根入脑干区（占比17%），有相当一部分患者压迫点位于三叉神经脑池段中部（占比40%）或近Meckel腔开口处（占比33%）（Dumot和Sindou，2015）。由于静脉压迫点分布广泛，术中需要从脑干至Meckel腔全程探查三叉神经根。

由于静脉变异度高，在术前影像学及术中探查时往往难以命名（Matsushima等，1983；Rhoton，2000）。为了实际应用，Dumot和Sindou基于当前使用的幕下小脑上锁孔入路，对与三叉神经根相关的静脉进行了简化命名（Dumot和Sindou，2015）。

几乎所有与三叉神经根相关的静脉均回流至岩上窦。这些静脉组成岩上静脉系统。基于术中视角，这些静脉被分为浅部静脉系统和深部静脉系统两部分（图4.4）。

浅部静脉系统包括岩上静脉及其属支。这些静脉位于三叉神经根的后方，称之为浅岩上静脉系统（图4.5）。岩上静脉由3条主要属支汇合形成，它们分别是小脑中脑裂发出的中脑静脉、小脑半球表面走行的小脑静脉以及小脑桥脑裂发出的脑桥静脉。这些静脉术中常阻挡三叉神经根的暴露。岩上静脉通常直接汇入岩上窦。

深部静脉系统位于近Meckel腔开口处，位置深在不固定，称之为深岩上静脉系统（图4.6）。其主要属支常于三叉神经根下方横向走行。这些静脉通常直接或间接经Meckel腔回流至岩上窦。

手术中应尽力避免牺牲浅岩上静脉系统。岩上静脉及其属支，尤其管径粗大的属支绝对不能损伤，否则术后会出现小脑水肿和梗死等严重并发症。松解蛛网膜妥善游离岩上静脉主干及其属支，能有效避免上述并发症的出现。通过浅岩上静脉系统的几个三角形间隙可顺利暴露三叉神经根（图4.7）。从上方至下方，这些间隙如下所述：

- 在中脑静脉上方和小脑幕游离缘下方，到达大脑脚池和小脑中脑裂，小脑上动脉及其分支就在此处沿滑车神经走行；
- 在中脑静脉和小脑静脉之间，于小脑桥脑裂上

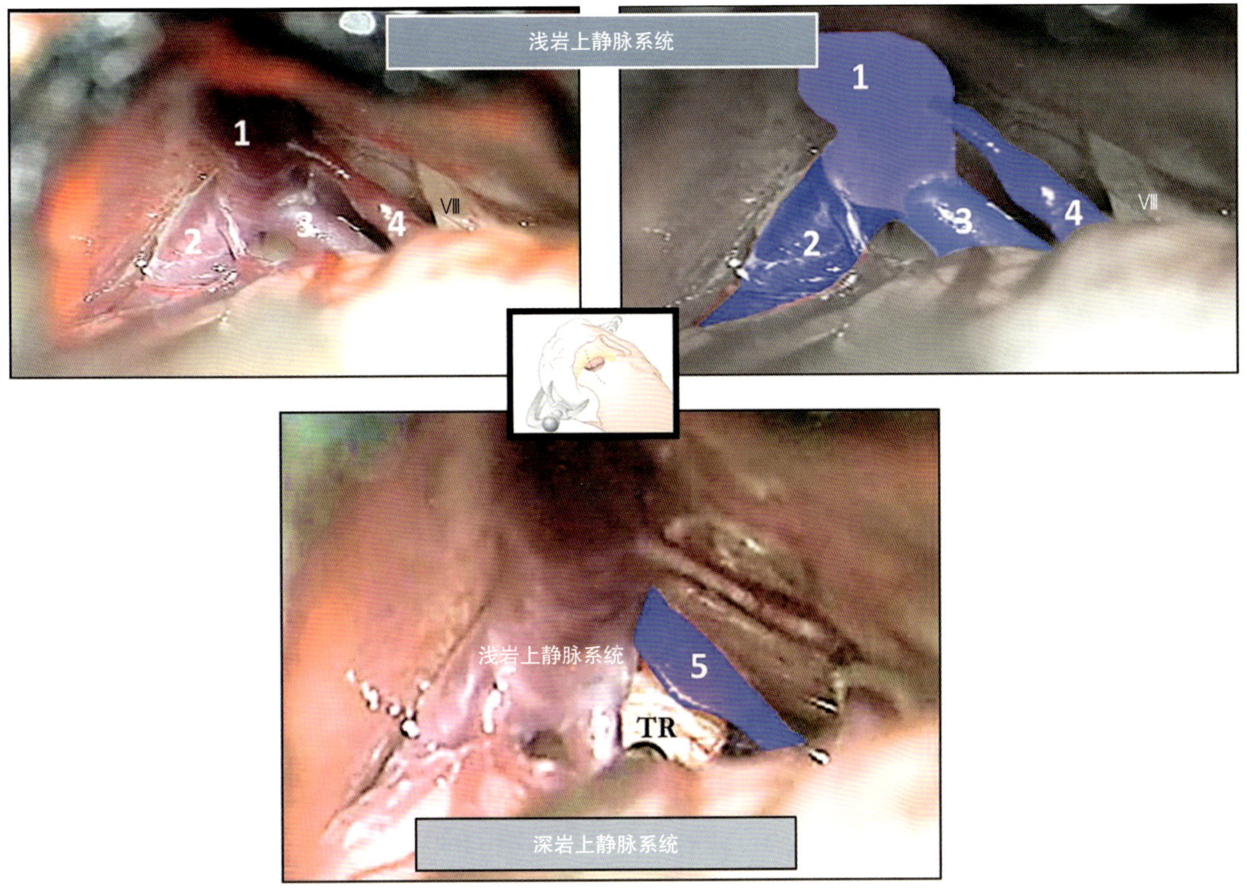

图4.4 岩上静脉系统分为浅岩上静脉系统和深岩上静脉系统。图示为右侧幕下小脑上入路术野。浅岩上静脉系统由中脑静脉（2）、脑桥静脉（3）和小脑静脉（4）汇入岩上静脉（1）形成。岩上静脉直接汇入岩上窦。深岩上静脉系统位置不固定，通常为一根横向走行的较粗静脉（5），最常走行于三叉神经根近Meckel腔开口处的下方

部暴露三叉神经根入脑干区的中间部分和较小部分；

- 在小脑静脉和脑桥静脉之间，于小脑桥脑裂下部可暴露三叉神经根入脑干区，尤其三叉神经根的主体部分；
- 在脑桥静脉下方暴露三叉神经根入脑干区的腹尾侧面和走行于此的小脑前下动脉袢。

当探查三叉神经近Meckel腔开口处时，经常会遇见由于蛛网膜粘连而紧贴三叉神经根的静脉，这些静脉属于深岩上静脉系统，出Meckel腔后，主要在三叉神经根部横向走行（图4.8，图4.9）。

4.3 周围结构

责任血管接触/压迫三叉神经根是典型三叉神经痛的主要发病机制，除此之外存在其他因素加重神经血管冲突进而出现面部疼痛症状。事实上，许多MRI研究已表明，相当多的非三叉神经痛个体，其影像学上也可发现血管接触/压迫三叉神经根（Klun和Prestor，1986；Peker等，2006；Miller等，2009a，b；Magown等，2019）。Brinzeu等开展了一项100例三叉神经痛患者高分辨率MRI研究，发现30%的患者非症状侧也存在血管接触/压迫三叉神经根的影像学表现（Brinzeu等，2018a）。

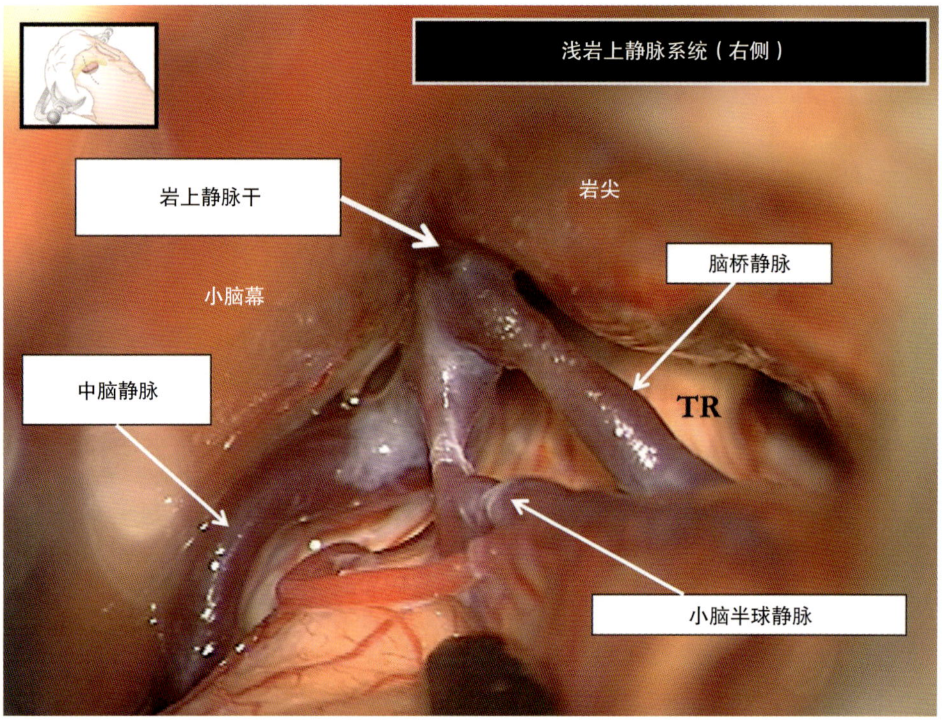

图4.5 右侧幕下小脑上入路暴露浅岩上静脉系统。术野显示短主干的岩上静脉汇入岩上窦。岩上静脉的3条主要属支清晰可见：小脑中脑裂发出的中脑静脉、小脑半球表面走行的小脑半球静脉以及小脑桥脑裂发出的脑桥静脉。三叉神经根（TR）位于深面

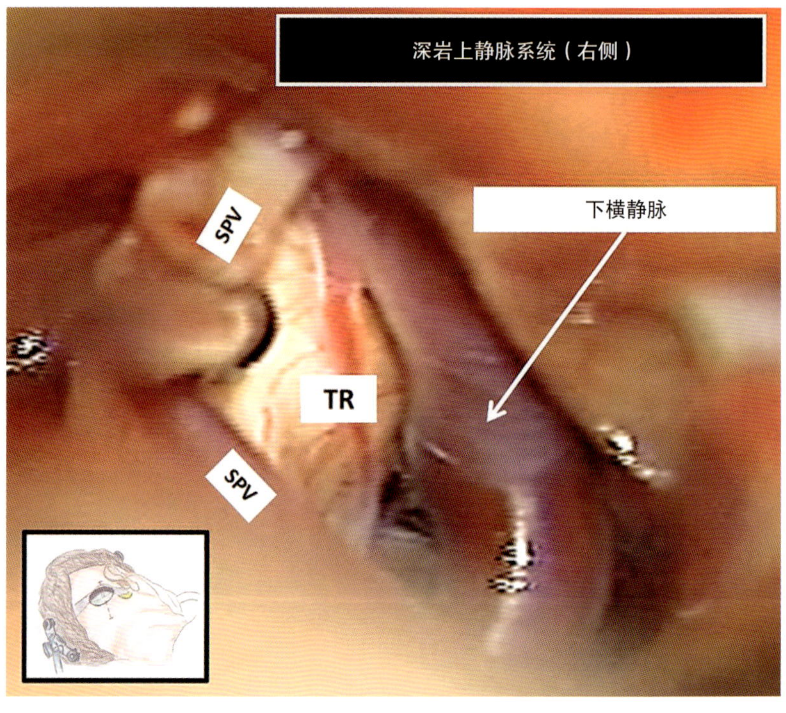

图4.6 右侧幕下小脑上入路暴露深岩上静脉系统。术野显示，在被牵拉的岩上静脉（SPV）下方深面，一根静脉横向走行于三叉神经根（TR）近Meckel腔开口处的下方

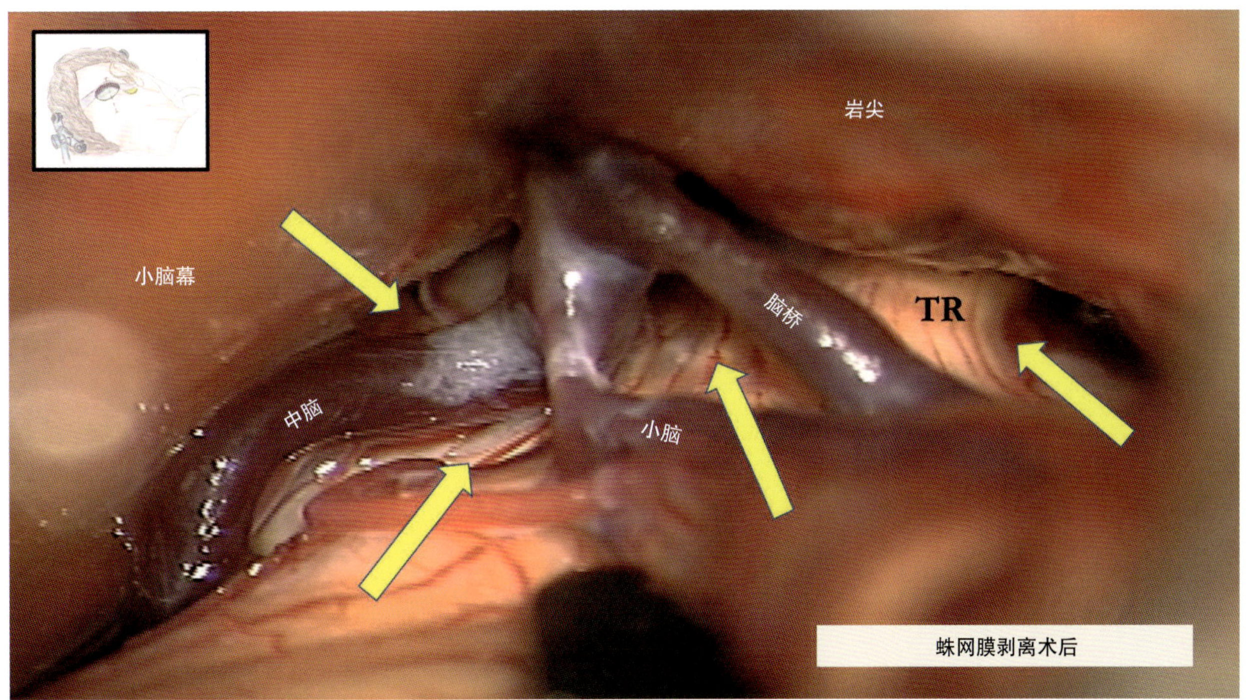

图4.7　右侧幕下小脑上入路暴露浅岩上静脉系统与三叉神经根（TR）的关系。从头端至尾端，术中可见岩上静脉属支之间的三角形“通道窗口”：天幕下方和中脑静脉上方间隙（箭头所示）；中脑静脉和小脑静脉之间间隙（箭头所示）；小脑静脉和脑桥静脉之间间隙（箭头所示）；脑桥静脉下方间隙（箭头所示）。上述所有三角形间隙都应通过大的蛛网膜开口（即开窗）充分暴露，以便完整探查三叉神经根部

除了遗传易感性这一因素仍有待进一步研究确认外（Burchiel，2016），解剖异常或某些特征本身或作为相关因素也可能影响神经血管冲突。

如表4.3所示，桥小脑角池的容量、岩骨上嵴的形状、三叉神经根于近Meckel腔开口处越过岩骨上嵴成角、三叉神经根萎缩以及局部蛛网膜炎等是其中的一些因素。

4.3.1　桥小脑角池容量的作用

已有多篇文献提出小容量桥小脑角池在三叉神经痛发病机制中发挥作用（Mueller和Levy，1963；Rasche等，2006；Horínek等，2009；Parise等，2010，2013；Ha等，2012）。基于体积测量的临床研究结果显示，三叉神经痛患者桥小脑角池体积小于正常人，且患侧的桥小脑角池体积小于健侧。

表4.3　术中发现神经血管冲突致三叉神经根改变

- 共计23例患者由于后颅窝拥挤致使三叉神经根挤压在岩骨与脑桥之间（23/579，占比4%）
- 共计70例患者三叉神经根越过岩骨上嵴时成角（70/579，占比12%）
- 共计105例患者三叉神经根与增厚蛛网膜粘连，即局部蛛网膜炎（105/579，占比18%）
- 共计243例患者三叉神经根出现全面萎缩（243/579，占比42%）

数据来源于Sindou等发表的文献，共计纳入579例1992—2002年间接受微血管减压手术的典型三叉神经痛患者。

此外，Parise等的研究发现三叉神经痛患者患侧的神经较短（Parise等，2013）。简言之，小容量桥小脑角池内的三叉神经根，或多或少被挤压在脑桥、小脑和岩锥之间，加重神经血管冲突，这与所谓的后颅窝拥挤的概念相对应（图4.10）。

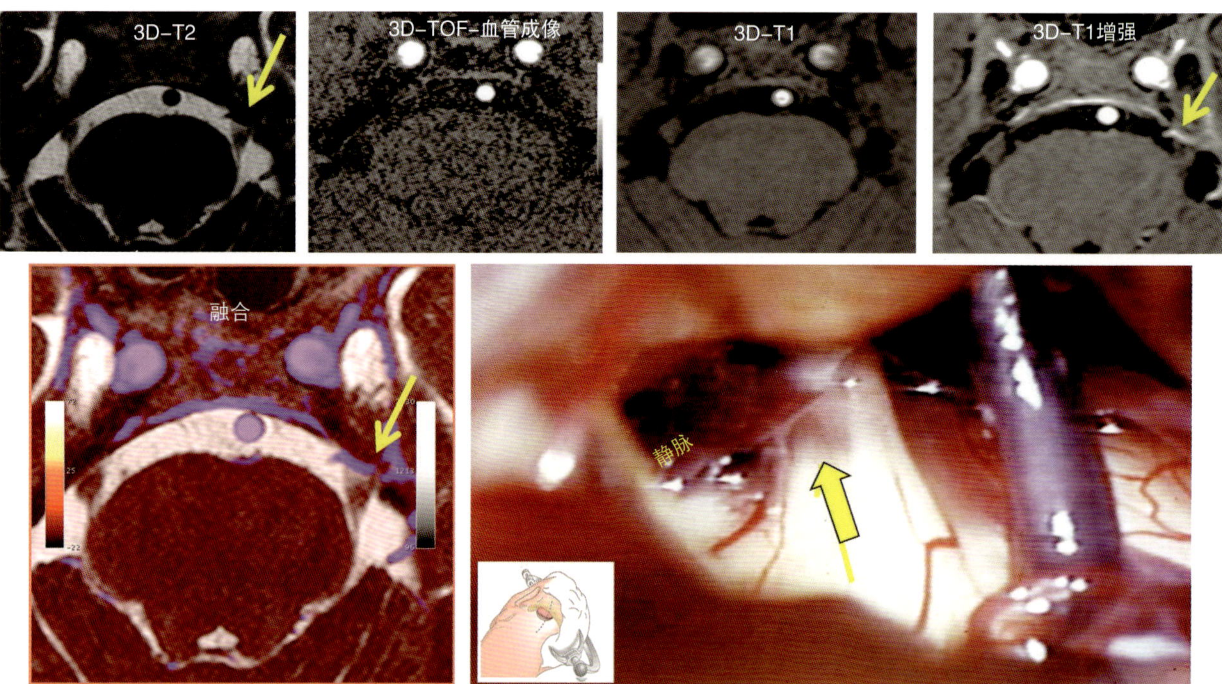

图4.8 近Meckel腔开口处的神经血管冲突。高分辨率MRI 3D-T2、3D-TOF血管成像、3D- T1增强序列可预测静脉责任血管。3D-T2序列显示左侧三叉神经根近Meckel腔开口处可能存在血管交叉压迫（箭头所示）。3D-TOF血管成像和3D-T1序列均未在近Meckel腔开口处发现神经血管冲突，而3D-T1增强序列则在T2序列血管交叉压迫对应处呈现增强表现（箭头所示）。这些影像表现提示责任血管为静脉。术中所示静脉交叉压迫处，三叉神经根由于局部脱髓鞘改变而呈现明显的灰色变性（箭头所示）

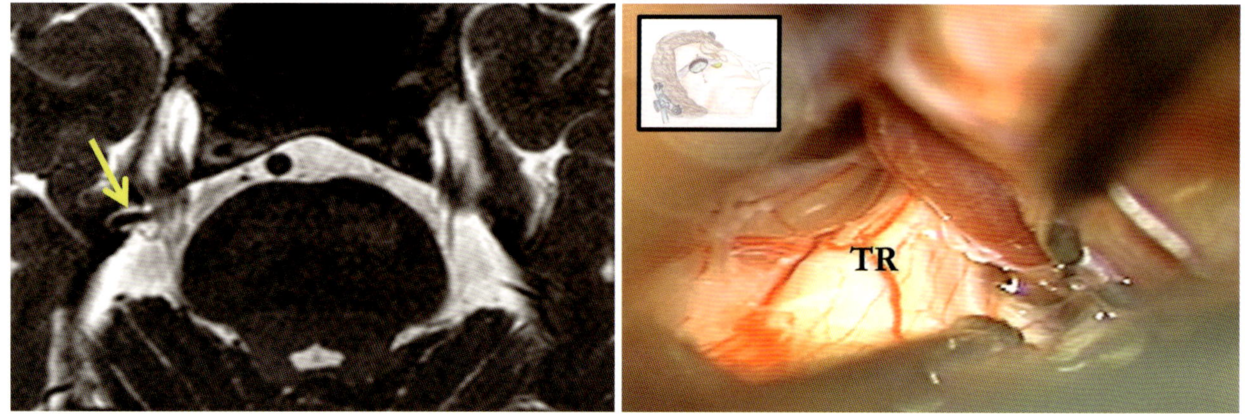

图4.9 右侧典型三叉神经痛，下横静脉单独压迫三叉神经根。高分辨率MRI T2序列可见疑似静脉责任血管（箭头所示）。设计锁孔入路，探查从脑干至近Meckel腔开口处的三叉神经根（TR）全程。静脉“交叉压迫”类型的存在是静脉（可能）作为责任血管的重要证明

4.3.2 岩骨上嵴的作用

岩骨嵴的形状，即其在Meckel腔开口的尖锐程度，以及三叉神经根越过岩骨上嵴成角可能是造成或加剧神经痛的因素（图4.11）。

Brinzeu等开展的一项纳入42例三叉神经痛患者的临床研究发现，患侧岩骨嵴的平均骨性角度（86°）比无症状侧（90°）较尖锐（P=0.06），差异无统计学意义；而三叉神经痛患者岩骨嵴平均骨性角度（86°）比对照组（98°）更加尖锐

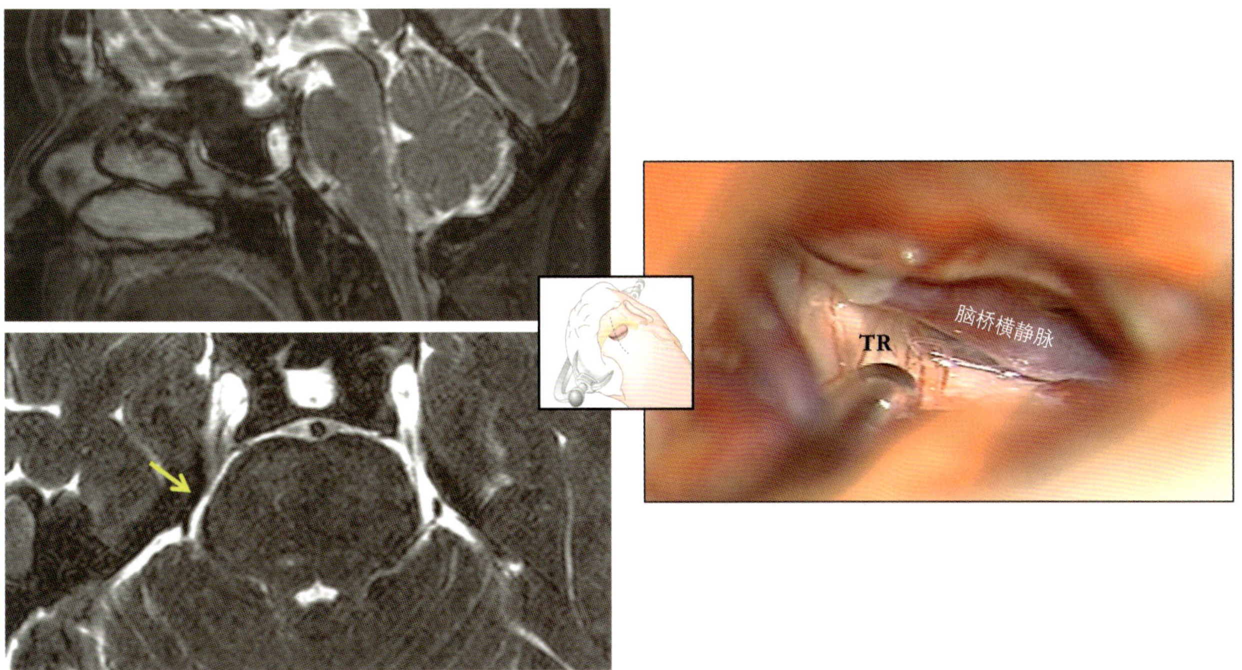

图4.10　右侧三叉神经痛典型病例，下横静脉交叉压迫三叉神经根（TR）。后颅窝拥挤可能在三叉神经痛发病机制中发挥作用。如图中箭头所示，MRI显示桥小脑角池体积减小，与术中所见一致。去骨瓣减压、硬膜成形术扩大后颅窝容积并牺牲静脉责任血管后，疼痛得到缓解

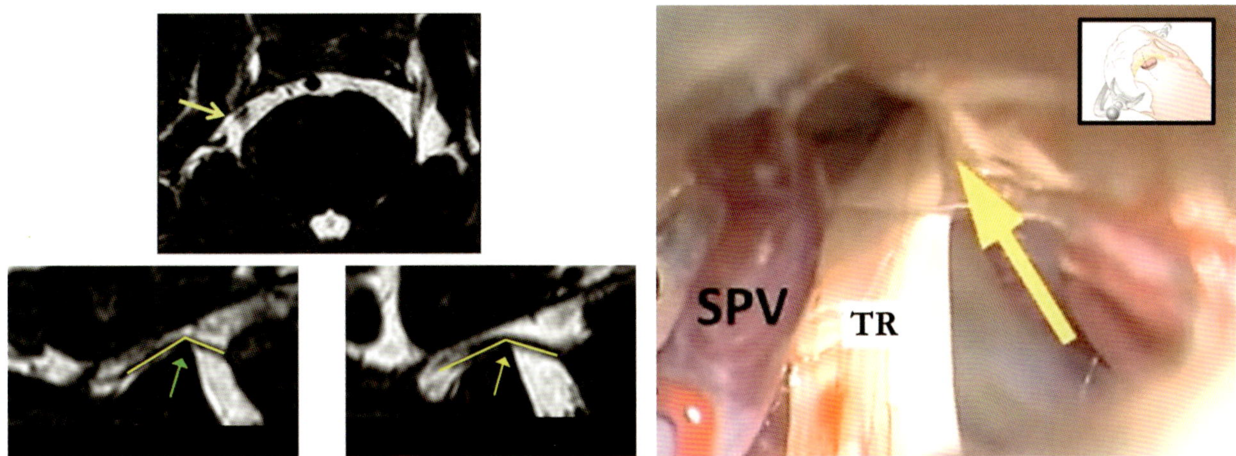

图4.11　右侧三叉神经痛典型病例，三叉神经根（TR）于近Meckel腔开口处越过岩骨嵴成角（箭头所示）。如图中绿色箭头所示，MRI显示右侧三叉神经根成角更明显。术中可见在成角处，三叉神经根呈带状，并由于局部脱髓鞘呈灰色变性（箭头所示）。此病例岩上静脉（SPV）并未压迫三叉神经根

（P=0.004），差异有统计学意义（Brinzeu等，2018b）。

上述研究还发现，压迫程度Ⅱ、Ⅲ级的患者，其患侧三叉神经越过岩骨上嵴的平均角度为140°，而无症状侧的平均角度为149°，差异有统计学意义（P=0.003）。当神经血管冲突为小脑上动脉时，其自然将桥小脑角池内的三叉神经根推向下方，三叉神经平均成角为139.5°，比小脑前下动脉神经血管冲突和静脉神经血管冲突的平均成角（143°）更尖锐（P=0.03），差异有统计学意义（Brinzeu等，2018b）。这些“符合逻辑”的解剖学特征在治疗三叉神经痛患者时应予以

考虑。

在伴有后颅窝脑干和小脑下垂现象的患者中，也可以发现三叉神经根越过岩骨上嵴时成角，三叉神经根随之拉伸的现象（图4.12）。这种下垂现象经常出现在三叉神经根全面萎缩的老年患者中，故而这些结构会在岩骨嵴上牵拉三叉神经时出现下垂。在三叉神经根成角处，三叉神经根常常萎缩成带状，并因局部脱髓鞘呈灰色变性（Brinzeu等，2018b）。

4.3.3 局部蛛网膜炎的影响

蛛网膜增厚可造成三叉神经和邻近血管的粘连，这在典型三叉神经痛患者中并不少见（图4.13）。在Mazzucchi等开展的一项纳入375例行微血管减压术三叉神经痛患者的临床研究中，13%的患者术中发现局部“蛛网膜炎”表现（Mazzucchi等，2019）。在这些患者中，59%的患者临床症状典型，31%表现不典型，这与整个病例系列的比例一致（Sindou等，2007）。术后15年长期随访显示，局灶性蛛网膜炎患者组预后差，面部无痛率仅为42%，而整个系列的患者无痛率为80%。神经血管冲突高级别压迫组无痛率为75.2%，低级别压迫组无痛率仅为33%（Mazzucchi等，2019）。

然而，从临床实际应用角度来看，作者的回顾性研究无法在术前影像学上发现任何局部蛛网膜炎的征象。在目前的成像技术水平下，术前MRI还不能可靠地识别局部蛛网膜炎，从而有助于预测不良预后。

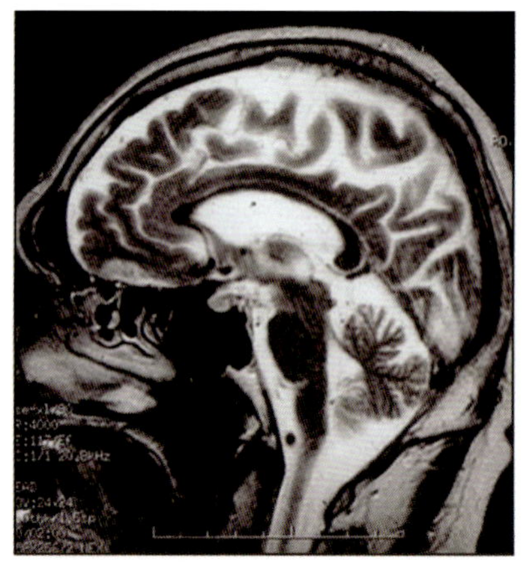

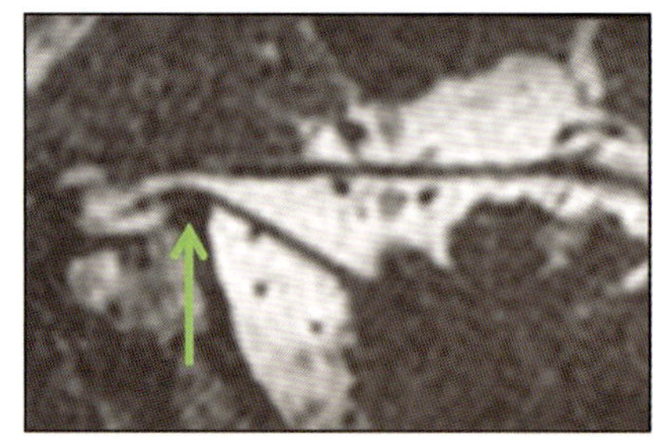

右侧TN

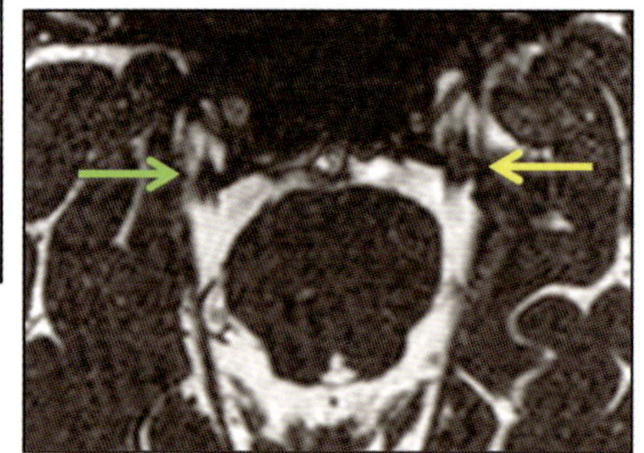

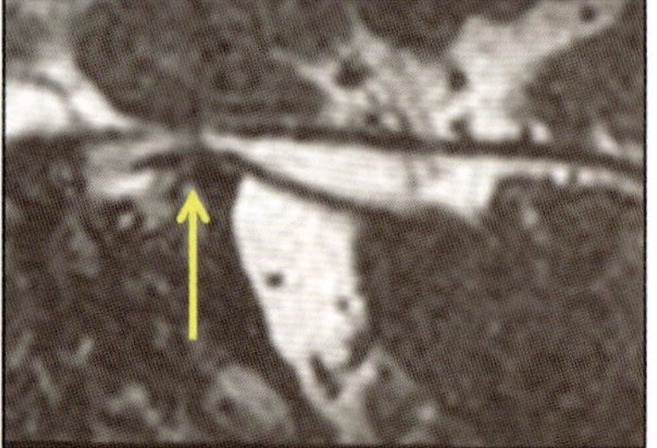

左侧

图4.12 严重脑萎缩患者，其三叉神经根往往在越过岩骨上嵴处成角并出现拉伸（箭头所示），这在MRI影像上清晰可见。有经验的术者为老年三叉神经痛患者开展微血管减压术探查后颅窝时，经常会注意到这种“下垂现象”。在这些患者的三叉神经成角处，神经发生局部脱髓鞘改变，出现灰色变性（Brinzeu等，2018b）。这可能是由于在“下垂现象”中，通常萎缩的神经因脑干与小脑重力作用而受到牵拉。这种“下垂现象”可能是影响三叉神经痛（TN）发病的一个因素，也可以解释一部分患者，尤其是老年患者，即使术中明确并处理神经血管冲突，术后症状仅部分缓解甚至无缓解

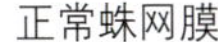

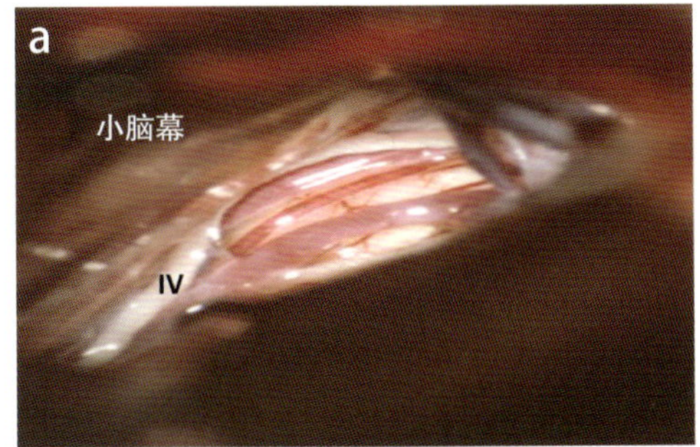

正常蛛网膜

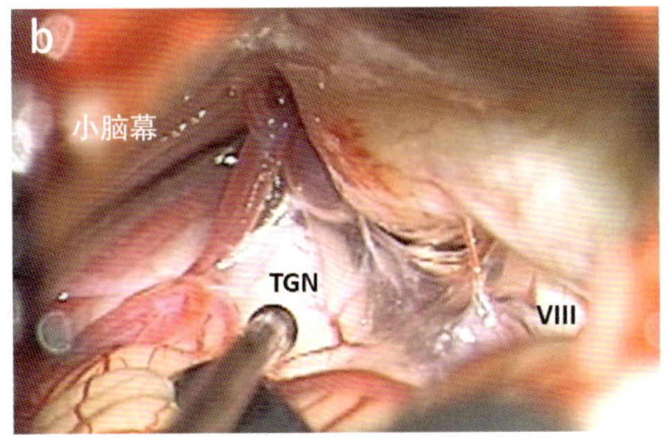

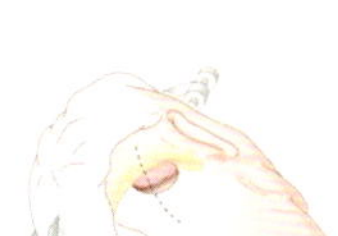

蛛网膜粘连

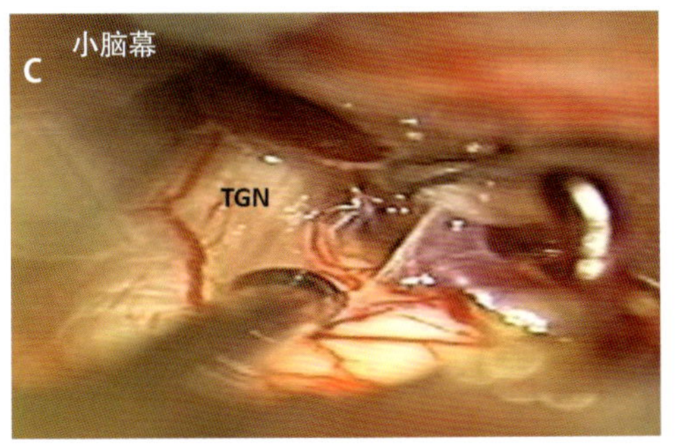

严重蛛网膜粘连

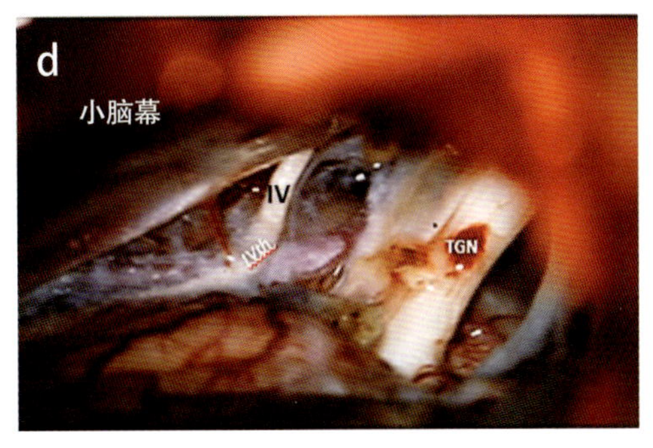

图4.13　在右侧三叉神经根部观察不同角度的蛛网膜结构。**a.** 通过幕下小脑上入路切开薄而透明的正常蛛网膜，蛛网膜切口位于中脑大脑脚的背外侧，就在纤细脆弱的滑车神经（Ⅳ）走行的下方。打开蛛网膜，可以看见右侧小脑上动脉的2个分支。**b.** 通过小脑外侧入路暴露三叉神经根，可见三叉神经根周围正常蛛网膜结构，薄而透明，与神经无粘连。注意从岩骨内听道口出来的前庭蜗神经（Ⅷ）。**c.** 三叉神经根（TGN）与周围蛛网膜粘连。从脑干至近Meckel腔开口处全程松解蛛网膜并游离三叉神经根，是减压前的重要步骤。**d.** 术中可见一例严重蛛网膜粘连患者。增厚的蛛网膜与滑车神经和三叉神经根粘连紧密，松解困难

4.3.4　出现全面根性萎缩

许多三叉神经痛患者，尤其老年患者，无论是否存在神经血管冲突，三叉神经根往往全面萎缩。事实上，在Sindou等手术探查的患者中，42%的病例出现三叉神经根不同程度的全面萎缩，萎缩程度明显至严重不等。在这些病例中，约半数患者的三叉神经根直径等于或超过正常直径的一半（Sindou等，2002）。在高分辨率MRI的T2序列上，可以很容易地看到三叉神经根全面萎缩。在术中显微镜下，与正常三叉神经根相比，患侧神经根可能会呈现灰色变性，表明存在一定程度的脱髓鞘改变（图4.14）。我们将神经根全面萎缩视为整个三叉神经根发生神经病理性改变的一个标志。

在Sindou等开展的三叉神经痛微血管减压术后15年长期随访显示，存在严重三叉神经根萎缩的患者组，症状缓解率较低，但差异无统计学意义（P=0.36）（Sindou等，2007）。

此外，研究年龄与微血管减压术后长期疗效的关系发现，年龄大于70岁、更易发生三叉神经根萎缩的老年患者组，其疼痛缓解率高于年轻患者作用。但差异无统计学意义。

关键点

与神经血管冲突相关的解剖学因素不容忽视。包括后颅窝挤、三叉神经根越过岩骨上嵴成角和拉伸、下垂现象和局部蛛网膜炎等。

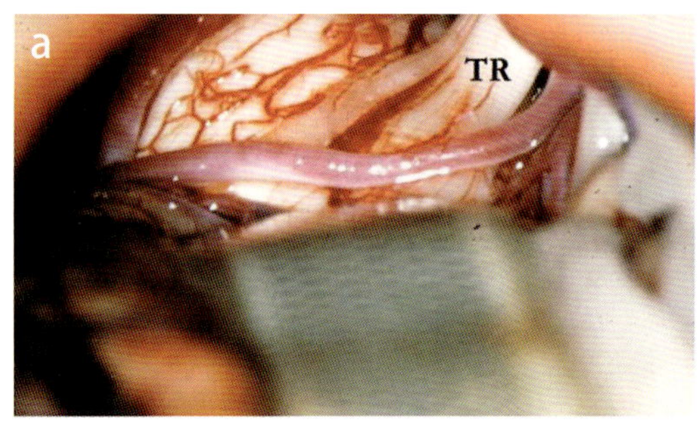

萎缩的神经根

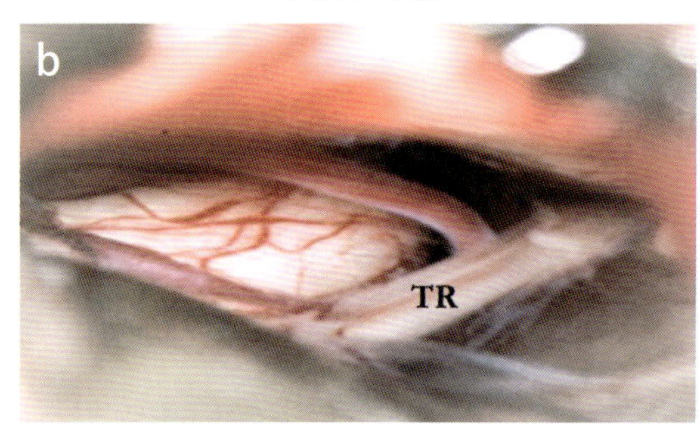

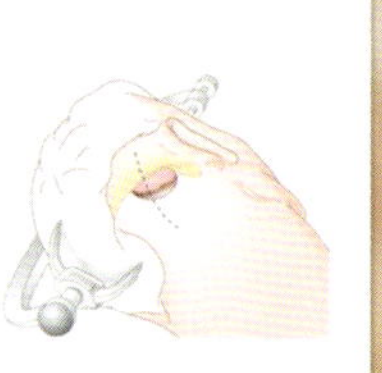

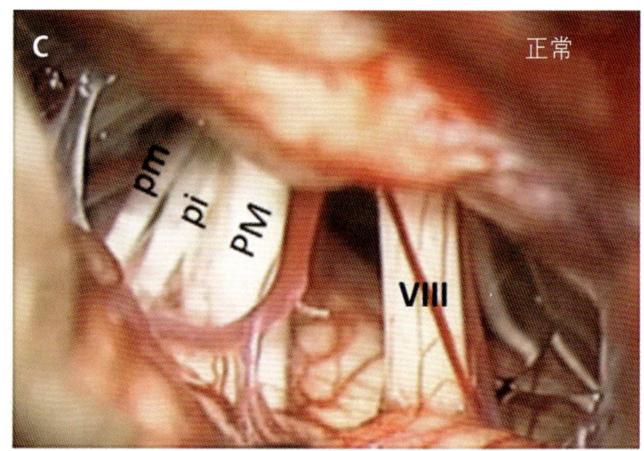

图4.14 许多三叉神经痛患者，尤其老年患者，无论有无神经血管冲突，三叉神经根（TR）往往全面萎缩。插图均为右侧三叉神经痛患者术中照片。**a.** 三叉神经根全面萎缩，可见细长硬化的小脑上动脉造成压迫，神经根出现灰色变性。**b.** 三叉神经根全面萎缩。细长的小脑上动脉于上内侧接触三叉神经根，未必造成压迫。**c.** 以右侧桥小脑角池中正常健康的三叉神经根作为对照（PM，三叉神经根主体部分；pi，三叉神经根中间部分；pm，三叉神经根较小部分）

第5章 三叉神经痛的临床表现，神经学评估及专科检查

5.1 三叉神经痛的特征

三叉神经痛是指三叉神经的一个或多个感觉区域中出现的疼痛表现，三叉神经痛具有由面部皮肤和黏膜区域的非伤害性刺激引发短暂电击样疼痛的特征。

5.1.1 三叉神经痛可能的病理因素

三叉神经痛可以是明确病理引起的继发性神经痛，也可以是无明确病理引起的原发性神经痛，根据最新的分型，原发性三叉神经痛可进行如下分类：

- 特发性三叉神经痛：影像学未见三叉神经根的改变
- 典型三叉神经痛：影像学（特别是高分辨率MRI）可以发现三叉神经根形态和结构的改变，最重要和常见的改变是血管对神经的压迫

注：通过影像学并不容易确定所描述的血管压迫性质，以及压迫在三叉神经痛发生中的责任，因此也许应该定义为“血管与神经根相关，可能压迫神经”。

5.1.2 三叉神经痛的临床表现

- 典型三叉神经痛：表现为单纯的阵发性放电样疼痛
- 非典型三叉神经痛：阵发性疼痛伴随持续性疼痛（通常是灼热感）

注：当持续性疼痛为主要症状时，非典型的临床表现可能难以与神经痛的形式相联系，甚至会发生阵发性的疼痛被持续性疼痛掩盖的情况。

在20世纪中期，William Sweet提出了被当时广泛采用的三叉神经痛临床分型：典型三叉神经痛（疼痛为单纯的阵发性疼痛）和非典型三叉神经痛（疼痛伴有一定程度的持续性疼痛（White和Sweet，1969；Gybels和Sweet，1989）。非典型三叉神经痛的发生率在不同研究中是有差异的，在对约5000例手术患者的研究中，34.5%的患者有非典型临床表现（Sindou等，2006）。

关键点

非典型的三叉神经痛临床表现很难与神经痛的形式联系起来，当持续性疼痛成为主要症状时，甚至会发生阵发性的疼痛被持续性疼痛掩盖的情况。

M. Sindou, A. Brinzeu, *Trigeminal Neuralgias: A Neurosurgical Illustrated Guide*,
https://doi.org/10.1007/978-3-031-25113-9_5

5.1.3 非典型三叉神经痛

非典型三叉神经痛不同于非典型面部疼痛。非典型面部疼痛通常被认为是心理因素所引起，这点与非典型三叉神经痛完全不同。ICHD将非典型面部疼痛定义为“持续性特发性面部疼痛（PIFP）”（HIS 2018），非典型三叉神经痛和非典型面部疼痛的鉴别诊断非常困难，以至于SWEET在他的书中用法语将其称为“神经外科医生的眼中钉”（White和Sweet，1969）。

Sweet（Gybels和Sweet，1989）和IHS委员会根据临床特征将三叉神经痛分为典型和非典型，典型三叉神经痛的是单纯阵发性疼痛，非典型三叉神经痛则伴随持续性疼痛，Burchiel于2003年提出了关于面部疼痛的分类系统，在Burchiel的分类中，心理因素引起的非典型面部疼痛被保留，三叉神经痛则被分为1型和2型。

1型患者主要（>50%）表现为阵发、刺痛、电击样、可触发的疼痛，伴有无痛间期，抗惊厥药物治疗通常有效。2型患者则表现为持续性（>50%）的钝痛、灼热痛，没有无痛间期，并且抗惊厥药物治疗通常无效。Burchie分类系统经过验证，显示两种分型的患者具备显著性差异，尽管在他的研究中的患者已选择行微血管减压术（Miller等，2009a）。1型患者常伴有动脉压迫，而2型患者更常伴有静脉压迫或无血管压迫。与2型患者相比，1型患者行微血管减压术后的复发率更低。Burchiel的分类系统的一个缺点是它必须量化非典型疼痛的程度，很难量化一个患者是否具有50%或更少的非典型症状。进一步的批评指出特发性面部疼痛的患者可能会被归纳到2型三叉神经痛，而在其他分类系统中则不会被归纳到神经痛分组（Maarbjerg等，2015b）。尽管存在一些问题，Burchiel的分类系统在神经外科学界仍被广泛应用，尤其是在分析手术治疗效果的研究中。

5.1.4 经典三叉神经痛与疼痛性三叉神经病的区别

疼痛性三叉神经病发生在三叉神经的一个或多个分支，由病理原因或损伤引起，导致明显的神经元损伤。根据不同病因和个体差异，疼痛的程度的不尽相同，此外还可能会出现痛性麻木和感觉迟钝的现象。尽管在某些情况下对这些疼痛性疾病的分类有困难，但ICDH的分类已被证实可以有效区分典型的三叉神经痛和疼痛性三叉神经病。

5.2 机制

三叉神经痛的发病机制尚不完全清楚，有几种理论假设该疾病可能是由周围或中枢性因素引起，其中最吸引人的理论将三叉神经痛的中枢及外周学说联系在一起。

5.2.1 假说

在与神经血管压迫相关的经典三叉神经痛中，责任血管引起的慢性压迫和持续搏动会引起三叉神经痛。责任血管的压迫会造成神经脱髓鞘并诱发异位冲动，受损的神经鞘在神经纤维（突触）之间形成短路（Gardner，1962），随后异位冲动的会导致三叉神经核过度敏感和活跃（Møller，1991；Devor等，2002a），长期来看可能会影响上层的脑结构（DeSouza等，2015，2016；Parise等，2014）。

5.2.2 神经组织结构的变化

由于三叉神经标本难以获取和相关伦理原因，三叉神经痛患者的异常神经的组织学研究很少。组织学研究中最重要的是电子显微镜研究，它揭示了明显的神经纤维改变：轴突的剥蚀以及损伤轴突之间相互接触（Kerr和Miller，1966；Kerr，1967a，b；Hilton等，1994），即局灶性脱髓鞘（Hilton等，1994；Love等，1998；Love和Coakham，2001）。最具说服力的发现是Rappapor及其团队对后颅窝显微外科探查过程中获取样本进行的组织学研究（Rappaport等，1997；Devor，2002b）。他们从12例接受微血管减压术的患者身上获取活检样本，并使用电镜进行分析，在血管压迫的区域发现严重的神经纤维损伤、轴突丢失以及脱髓鞘现象，但很少或未发现神经组织炎性改变。在这些组织样本中存在着被破坏的髓鞘物质，尽管仍保留部分髓鞘结构，轴突较正常组织仍发生多种改变，包括轴突中出现髓鞘包涵体，以及轴突严重损伤时出现轴突再生，这些变化与手术时神经受压程度相关。

经典三叉神经痛患者的弥散张量成像（DTI）研究结果提示：各项异性分数（FA）降低，表观扩散系数（ADC）增加（Leal等，2011b，2019），进一步证实了从TREZ附近获得的三叉神经组织学研究中发生的病理变化，比如轴索病变、轴突丢失、脱髓鞘及残留的髓鞘碎片（Hilton等，1994；Devor等，2002b）。神经的扩散率升高表明存在扩散障碍，可能是因为轴突丢失和局部脱髓鞘所导致的。此外轴突中高度对齐的细胞结构的损伤和丢失，或是神经血管压迫导致局部的神经内膜损伤可引起各向异性分数降低。这些现象支持了Love等关于血管神经压迫部位局灶性脱髓鞘的理论（Love等，1998），以及Gardner（1962）提出的神经短路及神经痛原因的假设。脱髓鞘的神经纤维对微小的变形非常敏感（Smith和McDonald，1980），因此，血管的搏动压迫可以引发轴突冲动并在TREZ两端扩散（Love和Coakham，2001；Devor等，2002a）。在急性（Gledhil等，1973）和慢性（Fish和Blakemore，1983）中央白质压迫实验模型中也观察到了类似的脱髓鞘现象。

5.2.3 电生理的变化

三叉神经脱髓鞘区域是异位动作电位（Aps）产生的可能部位，在猫和猕猴的组织学和电生理学实验中，Burchiel发现三叉神经的局灶性脱髓鞘会引起自发异位动作电位，表现为在短序列刺激后诱发出延长的高频放电（Burchiel，1980a，b，1981；Calvin等，1982）。这与在患者观察到的自发持续放电或轻触刺激触发区后引起的异常放电一致，给与抗惊厥药（苯妥英钠）后自发性异位动作电位消失。值得注意的是，自发性异位动作电位的产生不依赖于与三叉神经核的中枢连接，这为三叉神经痛的外周假说提供了支持，并得到了其他三叉神经电生理研究者的支持（Rappaport和Devor，1994）。

5.2.4 继发性三叉神经痛的病理变化

压迫三叉神经的桥小脑角肿瘤可导致MRI上可见的三叉神经根或脑池段局灶性脱髓鞘，这些患者的临床表现常为不典型。

多发性硬化（MS）较正常人更容易引起的三叉神经痛，多发性硬化患者通常会出现感觉减退，特别是角膜感觉减退，神经痛的临床症状多为不典型，即伴有持续性疼痛。这些患者TREZ区常出现局灶性脱髓鞘，此外在脑干内不同水平的三叉神经束中发现了斑块。这些患者脑干的病变提示外周学说并不能完全解释这种疾病。

关键点

我们仍未确定三叉神经痛的发病机制。

不同的机制可能导致不同形式的神经痛。

复杂情况下外周机制和中枢机制都有可能参与。

5.2.5 三叉神经痛的遗传因素

有一些假说认为，三叉神经痛的发病风险很大程度上是由基因决定的，然而这些假说存在很多争议（Burchiel，2016；Cruccu，2017）。需要注意的是，只有很少的家族遗传被观察到，例如Harris在其2500例的研究中发现了30例。

直到今天三叉神经痛的危险因素很少且不明确。一项研究发现高血压是潜在的风险（Katusic等，1991）。但随后的调查未能证实这一点（Rasmussen，1990；Maarbjerg等，2014a，b）。三叉神经痛在女性中更常见且发病时间更早，但有趣的是，激素水平等与性别相关的风险因素尚未被探索。另一个明确的危险因素是在某些疼痛综合征（如红肢斑痛症和小纤维神经病）中发现的基因功能突变（Yang等，2004；Fertleman等，2006；Huang等，2014），最近在一个经典三叉神经痛患者中也观察到了这种情况（Tanaka等，2016）。然而这并不适用于大多数经典三叉神经痛患者。美国、加拿大和英国正在进行进一步的多中心研究，该研究招募了一批临床符合的患者并进行DNA测序分析。该研究可能发现增加三叉神经痛风险的相关基因，然而要确定相关基因是否与血管神经压迫有关并进一步发展成为三叉神经痛，还需要进行进一步观察和研究。

5.3 流行病学

原发性三叉神经痛的发病率为每年每十万人中有4～13例新发病例。

根据人群评估显示，三叉神经痛的总患病率为0.2%～0.5%。在多发性硬化患者中，三叉神经痛的患病率为1%～6.3%。

女性患者较男性多，男女患病率的比例为1～1.5至1～1.7。

大多数病例在50岁以后发病，表现出与衰老相关的特点，约3/4的患者在50岁以后发病，70岁以后发病的患者也并不少见。

高血压患者的三叉神经痛发病率明显高于普通人群，特别是那些存在明确血管压迫的患者。

双侧三叉神经痛患者比较罕见，仅占三叉神经痛患者的1%～2%，并且双侧症状不会同时进展。

家族遗传的研究很少，Harris在其2500例的研究中发现了30例。

青少年型三叉神经痛必须考虑继发性三叉神经痛的可能性，特别是存在脱髓鞘和肿瘤病变情况。

5.4 典型临床表现

三叉神经痛（TN）的临床特征为单侧面部局部区域内的阵发性疼痛，疼痛可能分布在三叉神经分布的一个或多个区域的皮肤或黏膜。其中V2是最常见的区域，其次是V3和V1。血管压迫因素是原发性三叉神经痛的主要病因，这种情况也被称为经典三叉神经痛。

根据以下4个临床特征可以很容易诊断典型三叉神经痛。

5.4.1 疼痛性质

疼痛的性质是剧烈的、阵发性、触电样的，有时还会表现挤压和撕裂感，较少情况下可能出现灼热感。这些症状通常持续时间很短，在几秒内便可结束，也可以分为几组，在1～2min反复发作。发作的频率反映了病情的严重程度，轻症患者每天发作5～10次，严重时则反复发作。疼痛的强度通常难以忍受，在发作期间，患者变得僵直，保持固定姿势停止运动，半侧面部常因收缩而变得紧张并产生痛性抽搐，在剧烈发作过程中可能出现血管收缩现象，比如面部潮红、眼球充血或鼻塞。发作之后有1～2min不应期。随着病程增加，发作持续时间逐渐增加，并会伴有灼热感和不适感。

5.4.2　疼痛分布

疼痛位于单侧并且严格局限于三叉神经分布区域，在最开始发病时通常局限于三叉神经的一个或两个分支，如表5.1所示。大多数情况下疼痛累及上颌区域（V2），主要部位通常位于眶下，从上唇、鼻唇沟、鼻翼或上牙龈组织开始发作。下颌区域（V3）也常受累，此时疼痛位于颏神经的分布区域，比如下巴、下唇和下牙龈组织。耳颞神经受累伴颞部疼痛较少见，舌神经受累伴半侧舌疼痛也比较少见。单纯眼支神经痛（V1）的发生率低于10%，通常位于眶上区域。

表5.1　三叉神经痛在不同三叉神经分支的分布

- V1：7.14%
- V2：20.23%
- V3：16.66%
- V1、V2：13.09%
- V2、V3：33.33%
- V1、V2、V3：9.52%
- V1全部：30%
- V2全部：76%
- V3全部：59%

数据来至一项579例接受微血管减压术治疗的经典三叉神经痛患者的研究（Sindou等，2002）

5.4.3　疼痛的触发

非伤害性刺激触发疼痛是三叉神经痛的一个特征。直接刺激相关皮肤区域触发疼痛比较多见，相比之下刺激黏膜触发疼痛的情况较少。这些可触发区域通常局限于疼痛发作的部位，它们被称为“扳机点”。轻触、轻刷面部和舌头接触到黏膜是最有效的刺激方式。热刺激和伤害性刺激以及对扳机点施加压力通常不会引起疼痛。患者有时会尝试用压迫的方式防止疼痛发作，并避免剃须、洗脸、刷牙、化妆等所有可能的刺激。有时也可间接诱发疼痛，比如通过说话、模仿、大笑或进食等，这也解释了患者会保持安静、减少进食等特殊行为。夜间发作很罕见，可能是由于夜间的触发刺激比较少。值得注意的是，疼痛发作之后有数分钟的不应期，患者会利用这段时间吃饭、说话、洗脸等。

5.4.4　神经系统检查

这是第四个要素，对诊断经典三叉神经痛至关重要。对于患者来说，即使是问诊都可能引起疼痛的发作，由于患者的恐惧，神经系统检查通常非常困难。检查的目的是确认面部特别是角膜是否有感觉障碍，以及咀嚼肌和邻近颅神经是否有运动无力。角膜反射检查尤为重要，一旦观察到轻微的角膜反射缺失，就应该考虑继发性三叉神经痛的可能，直到排除相关继发性病因。

5.4.5　疼痛的进展

如果三叉神经痛没有剧烈发作，患者可以耐受，并且通过药物得到了很好的控制，那么经典三叉神经痛通常会呈现恶化趋势，即缓解期逐渐变短，发作频率逐渐增加。随着病程进展，三叉神经痛还会表现出非典型特征，并发展成为持久性疾病。此外，与丛集性头痛的节律性不同，三叉神经痛具备季节性发展的特点。

5.4.6　三叉神经痛前驱期

需要指出的是，经典三叉神经痛发作之前，可能会有一段或多或少的持续性感觉障碍，比如感觉异常和非典型疼痛，这种表现可被称为三叉神经痛前驱期（Pre-Trigeminal Neuralgia）（Fromm等，1990）。

5.5　其他临床表现

5.5.1　非典型三叉神经痛（三叉神经痛伴随持续性疼痛）

三叉神经痛可表现出非典型症状，特点是在持续性的深度疼痛和灼烧痛的背景下出现阵发性疼痛，阵发性疼痛通常较少甚至消失，特别是当患者服用抗惊厥药物时，ICHD将这种现象称为“伴随持续性疼痛的三叉神经痛”（IHS 2018）。

如果缺失阵发性疼痛的成分，则很难确定疼痛与三叉神经痛形式之间的关系。因此在开始使用抗惊厥药物之前，有必要询问患者在三叉神经痛刚发作时是否有阵发性疼痛。在诊断困难的情况下，停用抗惊厥药物可能是合理的，该试验通常导致阵发性疼痛成分的出现。

非典型三叉神经痛必须与“非典型面部疼痛”相鉴别，该鉴别对治疗至关重要，IHS将“非典型面部疼痛”称为“持续性特发性面部疼痛”，抗惊厥药物通常无效，手术治疗也并不适合“非典型面部疼痛”的患者。

不同的研究中的非典型三叉神经痛的发病率是多样的。在25年间全球超过6000例患者的外科手术研究中，在他们行手术治疗时（发病后1～36年，平均6.4年），35%的患者表现为非典型症状。

虽然分类非常直观，但证明这两种表现差异的证据很少且不一致。有学者认为在所有神经痛的自然进展过程中，患者会越来越多地出现持续性的疼痛（Burchiel 2000），然而在最近对200例单纯接受药物治疗患者的研究并未证实这一点（Di Stefano等，2014）。在对158例三叉神经痛患者的进行类似研究后，Maarbjerg发现49%的患者伴有持续性疼痛，并且对他们钠通道阻滞剂的反应具有显著差异（Maarbjerg等2014a，b）。进一步的定量感觉测试研究发现有持续性疼痛的患者比单纯阵发性发作的患者更常出现感觉缺失（Younis等，2016）。

病因学的差异和长期预后的关系尚未得到证实，特别是神经血管压迫与典型和非典型表现之间的相关性尚不能确定（Maarbjerg等，2015b）。在一些包括有非典型表现的三叉神经患者（虽然较少见：34.5%）的大型微血管减压手术的研究中，尚无证据表明非典型三叉神经痛患者的微血管减压手术效果较典型三叉神经痛的手术效果差。

5.5.2　三叉神经痛伴自主神经受累

三叉神经痛特别是在眼支神经痛的患者中可能出现自主神经症状，如鼻塞、流泪、眼睛发红，存在这些症状并不能排除三叉神经痛的诊断。推荐采取卡马西平试验区分三叉神经痛和丛集性头痛。

5.5.3　三叉神经痛的长期进展

神经外科医生常常要面对这种情况：神经痛长期进展可能导致神经损伤，从而引起持续性疼痛的出现和间歇性疼痛发作的减少。在很多患者的描述中，随着神经痛的进展，神经痛阵发性的特征会逐渐消失，并开始出现持续性疼痛。在对患者的问诊中，应尝试回顾疼痛发作时的特点，以及刚发病时引起疼痛的诱因，这对诊断来说至关重要。此外，在一些患者中还可能观察到一定程度的感觉减退，这需要通过多次检查来证实，以排除感觉减退与最近一次疼痛发作相关的可能性。对于诊断困难的患者，甚至可以停止药物治疗，等待被卡马西平或同类药物掩盖的阵发性疼痛的出现。

5.5.4　三叉神经手术后的三叉神经痛

复发在酒精中毒或三叉神经外周分支的毁损

性手术后很常见。经皮或放射外科对三叉神经根或神经节的毁损手术通常会在目标神经纤维区域产生不同程度的显著的感觉减退，并导致一定程度上的感觉异常或感觉障碍，有时会产生痛性感觉缺失，过度破坏神经纤维会造成“三叉神经幻痛”，所有这些紊乱都属于神经性疼痛范畴并且难以治疗。幸运的是，适当控制手术损伤可以有效减少此类综合征的发生。

关键点

鉴别诊断中药物试验的重要性。

对于非典型表现，可尝试抗惊厥药（首选卡马西平）；如果明显有效（至少部分有效），可考虑三叉神经痛的诊断。

在以持续性疼痛为主的非典型临床表现中，可以停用抗惊厥药使阵发性疼痛表现重新出现，从而进一步明确三叉神经痛的诊断。

5.6 临床评估

5.6.1 神经学评估

对于面部疼痛的鉴别，首先应明确是否为三叉神经痛，如果临床表现典型，则很容易确诊。但如果临床表现从一开始就不典型，或随年龄增长临床表现变为不典型，此时诊断就比较困难。因此问诊时必须询问患者抗惊厥药（首选卡马西平）在刚开始发病时是否有效，这种抗惊厥试验药物对我们来说具有指导意义，有助于明确三叉神经痛的诊断。

在某些特殊的情况下，可能需要进行补充性检查，例如怀疑炎症性疾病时，则需要行脑脊液实验室检查。

此外神经生理学的检查可能具有潜在价值，比如瞬目反射和诱发电位的测定有助于多发性硬化的诊断。

关键点

患者有非典型临床表现和/或存在轻微三叉神经功能缺损时应考虑继发性三叉神经痛的可能。

5.6.2 其他特殊检查

在诊断时必须排除所有可能导致继发性三叉神经痛的因素，所以不仅要进行全面的三叉神经系统检查，还要进行口腔科、耳鼻喉科、眼科的针对性检查。

由于一些由面部的特殊病变导致的疼痛表现可与三叉神经痛相似，因此寻求其他专科的帮助是必要的。青光眼、虹膜睫状体炎、鼻窦炎等有时可能出现类似丛集性头痛的临床表现，表现为类似三叉神经痛的情况很少见。下颌关节疾病的患者通常具有关节功能障碍和颞部疼痛的临床表现，也可以出现类似三叉神经痛V3区疼痛的表现。面部肿瘤导致的疼痛通常持续时间更长。最难鉴别的是口腔科疾病相关联的疼痛，患者经常抱怨口腔科护理导致他们的疼痛，即便如此他们还是经常寻求口腔科护理甚至拔牙，因为他们认为牙齿是疼痛的根源。于是口腔科医生的经常牵涉相关医疗责任问题，面临医疗事故的投诉。

现今进行头颅MRI的检查是明智的。头颅MRI可以发现继发性三叉神经痛的可能原因。而且对于原发三叉神经痛，MRI可以发现血管神经压迫或其他可以通过手术治疗解除的解剖病因。此外MRI（至少是CT）对排除解剖变异很重要，在经皮介入治疗中，有些解剖变异比如血管畸形或巨大动脉膨出到三叉神经腔中，可能会导致穿刺和损毁过程中发生危险。

5.6.3 疼痛评分在评估治疗效果中的应用

当患者被转诊到神经外科时，根据VAS评分，患者的疼痛评分一般在8～10分。

目前被广泛接受用于评估手术治疗效果的评分系统是BNI（Barrow National Institute）量表（Han等，1999），如表5.2所示。

表5.2 BNI量表

• *BNI疼痛强度评分*
1. 疼痛完全缓解，无须药物
2. 偶有疼痛，无须药物治疗
3. 有时疼痛，服药后可完全控制
4. 仍有疼痛，药物不能完全控制
5. 疼痛持续，无缓解
• *BNI面部麻木评分*
1. 无面部麻木
2. 中度面部麻木，无不适感
3. 面部麻木，轻度不适感
4. 面部麻木，重度不适感
• *BNI总分（疼痛+麻木评分）*
优秀（2分）
良好（3分）
一般（4分）
差（≥5分）

第6章　三叉神经痛：神经影像学评估

MRI在诊断三叉神经痛和明确其病因方面具有关键作用，并将影响后续治疗。

6.1　标准的影像学检查结果应排除继发性三叉神经痛

为此，从影像学结果中必须能够发现以下可能的病理表现：

- 颅底以及颅颈交界处畸形，尤其是桥小脑角（CPA）空间狭小的后颅窝，Arnold-Chiari畸形；
- CPA的占位性病变，动静脉畸形，巨大动脉瘤；
- Meckel囊内和/或鞍旁区域的肿瘤生长；
- 多发性硬化以及累计脑干的炎症性、肿瘤性、血管性或缺血性病变；
- 中颅窝和/或眶尖，或面部空腔的病变。

据统计，以上这些病理表现在过去35年以来接受神经外科手术治疗三叉神经痛的约6000例患者中占3.6%。

6.2　血管压迫神经的检查

- 标准MRI可以检查出引起继发性三叉神经痛的可能病因并指导治疗，但对于研究CPA区域内神经和血管结构的精细解剖是不够的。研究血管压迫神经的情况需要高分辨率的影像学检查。根据我们对于NVC检查和描述的经验，MRI应具有以下3种特殊序列（图6.1和图6.2）。

  - 高分辨率3D-T2序列提供了具有良好对比度的脑脊液（高信号）和血管、神经结构（低信号）的精细图像，实现了真正的CPA区域的脑池造影。此序列根据使用机器不同有着不同名称：稳态的构造干扰（CISS），稳态采集的快速成像（FIESTA）和驱动平衡（DRIVE）。此序列的局限是缺乏血管和神经之间的区分，故必须通过以下序列进行完善。
  - 三维时间飞跃法血管造影（3D-TOF-Angiography）序列使高流量血管，主要是动脉可视化，表现出高信号，尤其是当序列包含预饱和过滤时。

M. Sindou, A. Brinzeu, *Trigeminal Neuralgias: A Neurosurgical Illustrated Guide*,
https://doi.org/10.1007/978-3-031-25113-9_6

高分辨率T2序列

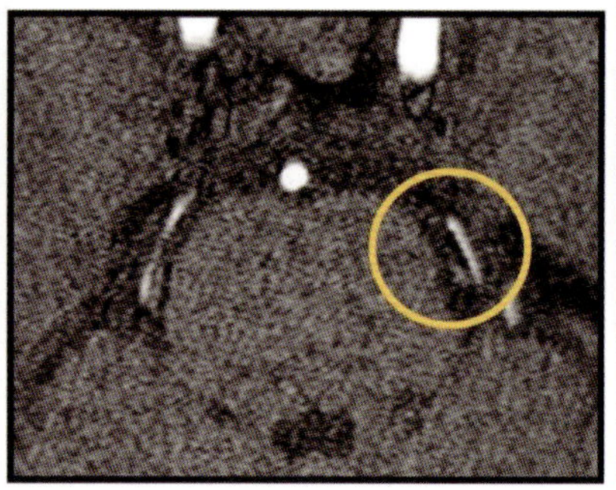

TOF血管造影序列

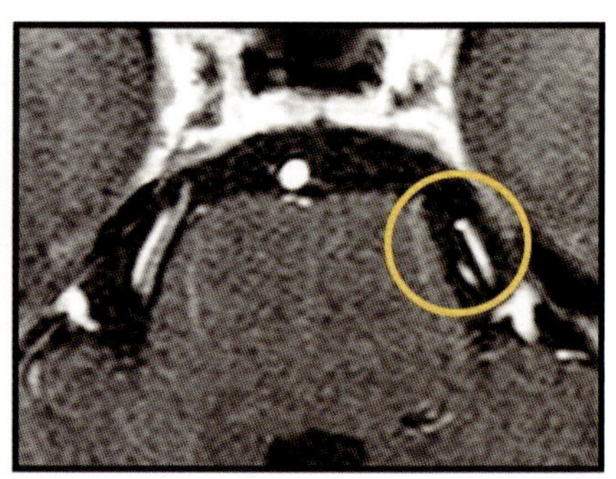

注射钆的T1序列

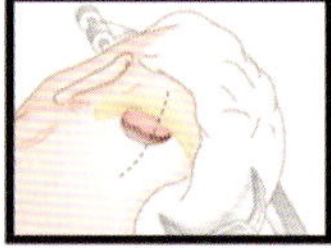

小脑上动脉

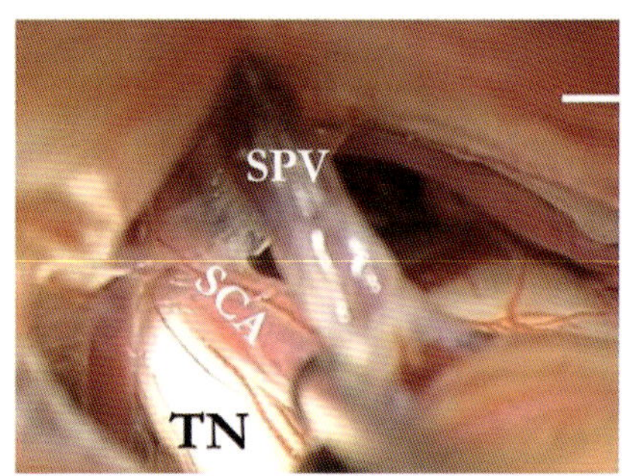

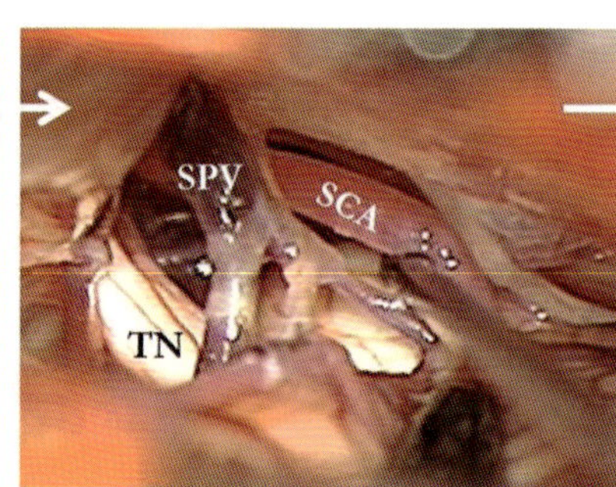

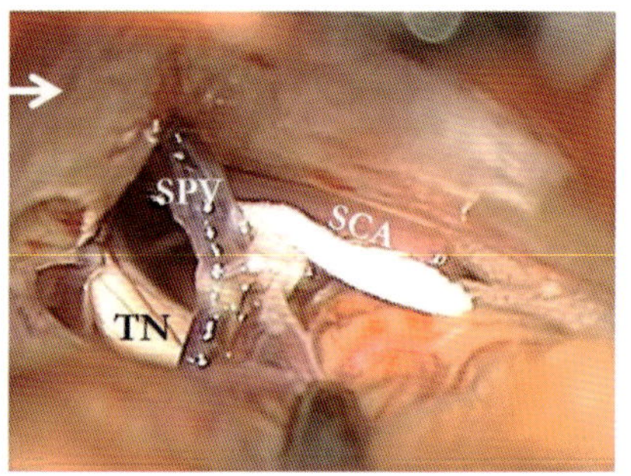

图6.1 影像学诊断的一例小脑上动脉（SCA）压迫的左侧三叉神经痛病例。MRI的高分辨率3D-T2序列显示三叉神经根部有血管交叉穿行而过。3D-TOF血管造影序列显示出此（动脉）血管。注射钆的3D-T1序列显示出了同一血管，而三叉神经根部区域内无其他血管显影（即无额外的静脉）。显微镜下的图像显示了三叉神经（TN）根部减压的步骤。SCA已被移位至天幕，其原先位置垫一片硬度适中的Teflon棉，恰好被保留完整的岩上静脉（SPV）固定。值得注意的是，Teflon棉并未接触三叉神经根部，因此其不会造成新的压迫

- 在注射钆的3D-T1序列中可显示所有的包括动脉和静脉的血管结构（高信号）。因此，通过和前两个序列的比较，可以分辨出动脉和静脉并确认血管压迫的类型。

当上述3个序列组合时，高清晰度的MRI的可靠性很高。一项前瞻性研究比较了连续100个病例的影像学数据和术中所见，结果提示影像学的敏感性为96.7%，特异性为100%（Leal等，2010）。这一方法预测了88%的病例的责任血管类型，87.5%的责任血管位于沿着三叉神经根部的位置，84.6%位于三叉神经根部周围的位置，而对于84.6%的病例中血管压迫神经的程度（简单接触/压迫变形/三叉神经根部产生压痕）也进行了预测。

原则上，3.0T MRI机器能提供比1.5T机器更好的图像。然而，在我们的研究中，后者在严谨操作的前提下，提供了几乎同样可靠的信息，但3.0T MRI可以更好地识别小血管，尤其是静脉血管（Leal等，2011a）。

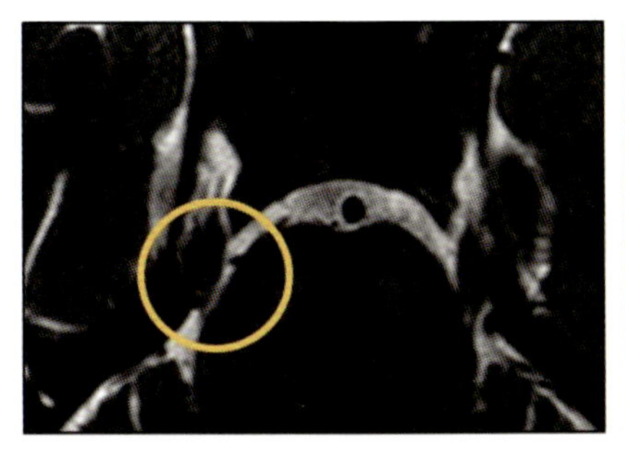

高分辨率T2序列

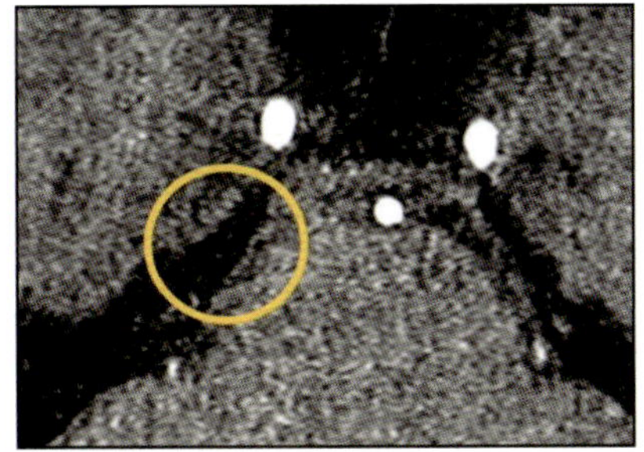

TOF血管造影序列

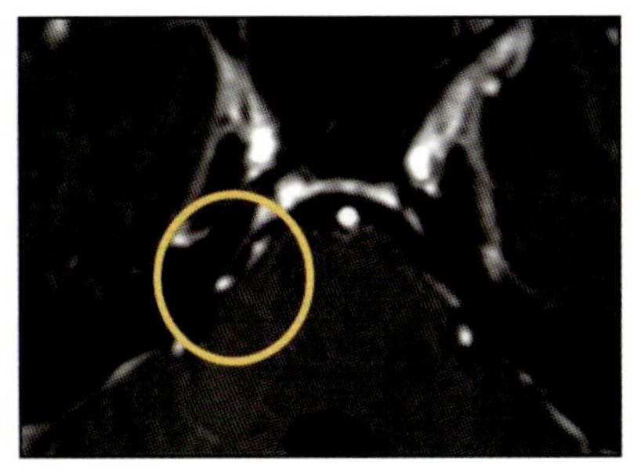

注射钆的T1序列

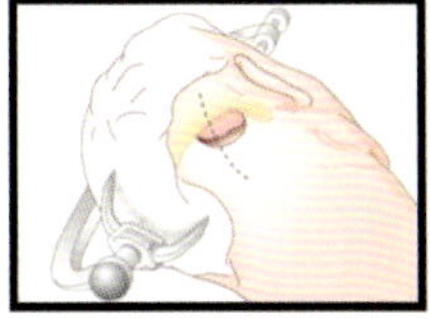

桥横静脉（单支）

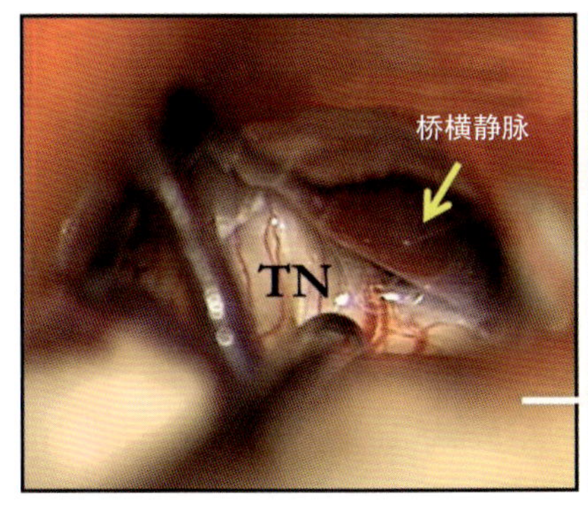

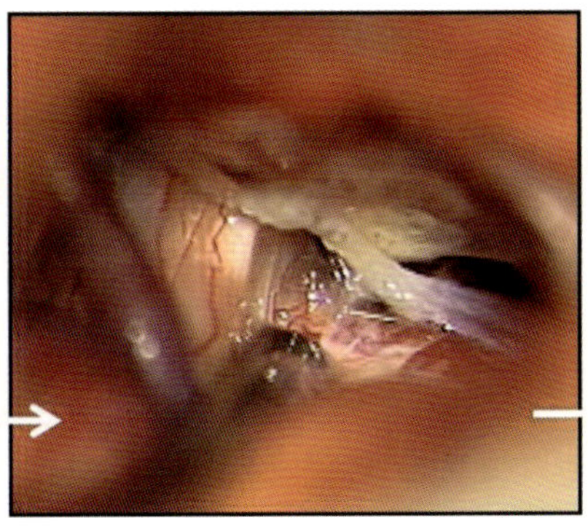

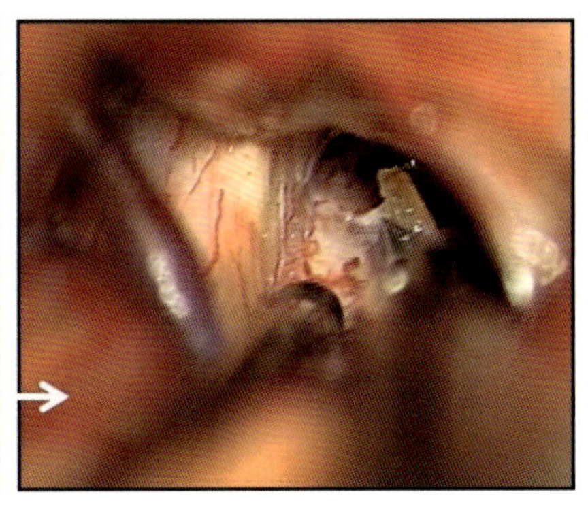

图6.2　影像学诊断。影像学诊断的一例单纯由桥脑下横静脉压迫的右侧三叉神经痛病例。MRI的高分辨率3D-T2轴位序列显示三叉神经根部有血管交叉穿行而过。这一血管未在3D-TOF血管造影序列上显示，但在注射钆的3D-T1序列表现为明显的单纯静脉血管和神经的接触。值得注意的是此病例的桥小脑脚脑池较小。显微镜下的图像显示的是幕下小脑上入路。桥横静脉（黄色箭头）在出Meckel囊处压迫三叉神经根（TN）的下方。此病例中，对于静脉的电凝和离断被认为是减压过程中不可或缺的步骤

6.3　弥散张量成像（DTI）MRI

- 由于弥散张量成像（DTI）MRI能够提示三叉神经根的形态变化情况，因此能从中获取更多信息。

高分辨率MRI，尤其在使用3-T机器时，可以明确显示出三叉神经根包括偏移、扭曲和弯曲的形态变化（Leal等，2011a）。继发于结构改变的局灶性萎缩，如轴突丢失和根部脱髓鞘，可以通过测量NVC图像中体积（V）和横截面积（CSA），并与健侧测量结果进行比较来证明（图6.3）（Brinzeu等，2018a）。然而，这种形态的变化难以说清，因此对于结构破坏后的标记就显得尤为重要（Leal等，2011b，2019；Parise等，2013）。

弥散张量成像（DTI）能够通过分子扩散率的体内测量来分析白质的完整性（Le Bihan 1995）。有数字指数来描述各向异性扩散和底层组织完整性（Pierpaoli等，1996）。测量各向异性分数（FA）是一种评估特定区域中发生的扩散（即各向异性扩散）方向性程度的稳定方

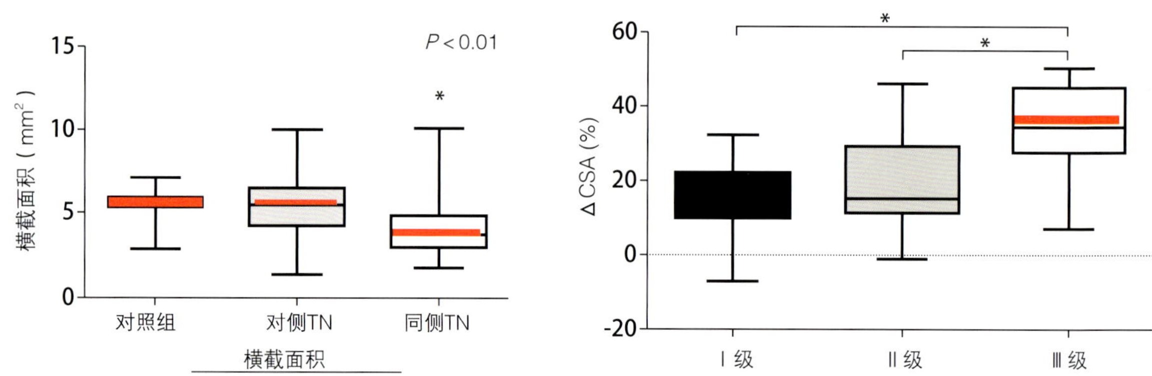

图6.3 用高分辨率MRI研究横截面积（CSA）（Leal等，2014）。左图：显示患侧（同侧TN）平均CSA明显低于健侧（对侧TN）和对照组两侧的平均CSA（$P<0.01$）。右图：患侧和健侧三叉神经根横截面积的变化（△CSA）（以百分比表示）与压迫的严重程度的相关性。图中显示Ⅲ级（34.48% ± 11.57%）血管神经压迫（NVC）的△CSA高于Ⅰ级（15.58% ± 10.93%）和Ⅱ级（18.76% ± 11.78%）（*$P<0.05$）

法（Pierpaoli和Basser，1996）。扩散率，表示为表观扩散系数（ADC），是对单个体积元素中水运动的定量测量（与方向无关）（Pierpaoli和Basser，1996）和总体扩散障碍的描述，其不仅与脱髓鞘有关，还与神经炎症和/或神经水肿有关（Basser和Pierpaoli，2011）。这种方法可以在不确定原因的情况下，应用于研究白质神经纤维束的异常，查明结构上的变化。

目前，这些复杂方法的检查设置和结果解释都十分耗时，大多数情况下只限于研究。然而，它们仍可用于疑难病例中对三叉神经痛的分类和治疗方案的制定。

用于评估患者的DTI显示，术前患侧神经的各向异性丧失且扩散率增加（图6.4）（Leal等，2011b）。这些扩散的改变与NVC引起的TN患者的萎缩性改变密切相关。在去除压迫后，FA的损失仍然存在，但患侧神经的ADC恢复了正常，表明三叉神经根的扩散有所改善（Lea等，2019）。

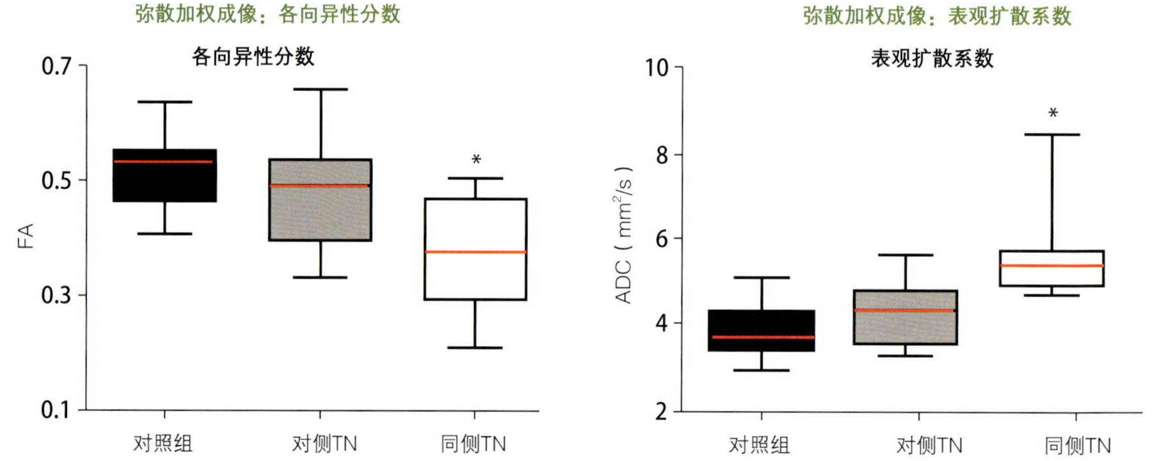

图6.4 弥散张量成像的研究：各向异性分数和表观扩散系数（Leal等，2011b）。左图：显示患侧（同侧TN）的各向异性分数（FA）的平均值明显低于健侧（对侧TN）和对照组两侧FA的平均值（$P<0.05$）。右图：显示患侧（同侧TN）的表观扩散系数（ADC）的平均值明显高于健侧（对侧TN）和对照组两侧ADC的平均值（*$P<0.05$）

关键点

经典三叉神经痛的诊断需要证明血管压迫引起的TGN形态变化。

当被怀疑的血管与三叉神经根只是简单接触（Ⅰ级压迫）时，术前MRI则难以对此进行判断。

第7章　三叉神经痛的鉴别诊断

主要的鉴别诊断是与可识别的病理表现或三叉神经系统或其区域损伤相关的三叉神经痛。它们属于两个不同类别。第一个对应于“继发性三叉神经痛”，第二个对应于“疼痛性三叉神经病变”。其他的与三叉神经病理学不直接相关但有三叉神经痛表现的，通常诊断为各种形式的三叉神经自主性头痛。

7.1　继发性三叉神经痛

继发性三叉神经痛虽属于三叉神经痛的一种，但其病因与有明确的到达三叉神经节、三叉神经根或脑干初级传入纤维病变有关。疼痛可能是单纯阵发性的，也可能是持续性的疼痛。查体通常显示感觉异常。MRI是明确病因最合适的手段。临床神经生理学和生物学也可能有所帮助。

其中，主要病因可归因于以下病理表现。

后颅窝或颅底区域的占位是继发性三叉神经痛的首要病因。其中，与三叉神经根接触的位于桥小脑角（CPA）或Meckel囊的肿瘤，例如脑膜瘤（图7.1）或表皮样/皮样囊肿（图7.2）是最常见的。TGN本身的肿瘤较少，主要是神经鞘瘤；它们可以位于三叉神经穿经的孔腔，CPA或两者皆有。所有这些肿瘤的生长过程都伴随着神经功能的逐步缺失。

当无法单独通过影像学确诊时，可以通过经皮卵圆孔穿刺活检来确定适当的治疗方法（Messerer等，2012；Sindou等，2012）。

此外，动静脉畸形（其中少数位于三叉神经根内）、硬脑膜动静脉瘘和巨大动脉瘤可能是继发性三叉神经痛的病因。

颅骨异常，包括颅底板状瘤或颅颈交界处畸形如Chiari畸形，可能是造成继发性三叉神经痛的原因或致病因素。感染性疾病虽然不常见，但例如莱姆病（图7.3）也可能会造成继发性三叉神经痛。

多发性硬化（MS）毫无疑问是继发性三叉神经痛的常见病因（图7.4）。MS占TN人群的2%~4%，而三叉神经痛在MS发生发展过程中的发病率为2%~5%。重要的是，三叉神经痛可能是该疾病（MS）表现出的第一个症状。

多发性硬化最常见于三叉神经至脑干核团路径上的桥脑处，而在TREZ中极其罕见。根据ICHD Cephalalgias 2018的定义，MS三叉神经痛可归类为中枢神经性疼痛（IHS 2018）。

注意：必须进行完整的神经系统查体、高分辨率MRI（和/或CT）和电生理检查，以确定或排

M. Sindou, A. Brinzeu, *Trigeminal Neuralgias: A Neurosurgical Illustrated Guide*,
https://doi.org/10.1007/978-3-031-25113-9_7

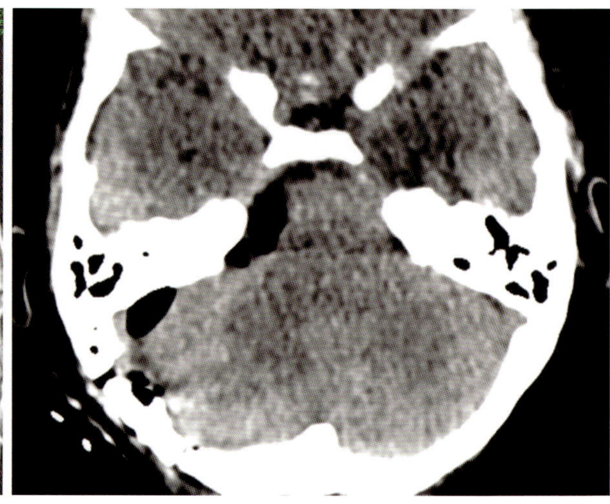

图7.1 脑膜瘤。一例38岁女性右侧V2、V3支配区域非典型三叉神经痛。注射钆的MRI-T1序列显示岩尖和三叉神经腔内的脑膜瘤（箭头）。经乙状窦后入路（如术后CT所示）将肿瘤全部切除，术后患者的疼痛得到缓解且无面部感觉异常

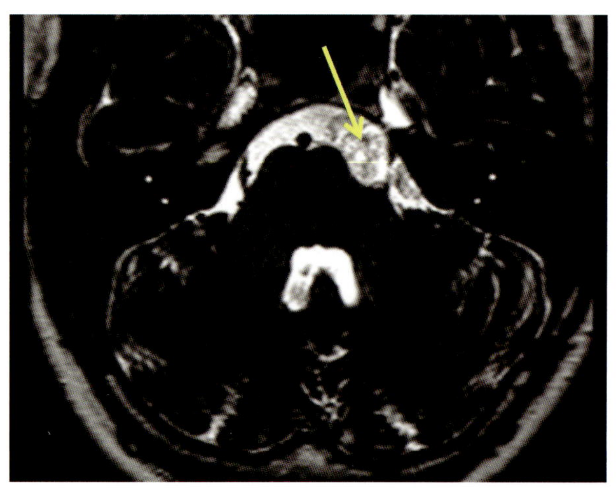

图7.2 表皮样囊肿。一例32岁男性左侧V2、V3支配区域典型三叉神经痛。MRI-T2序列显示左侧桥小脑角池上部的表皮样囊肿（箭头）。在全切肿瘤包括其附着在三叉神经上的包膜后，患者的疼痛得到缓解

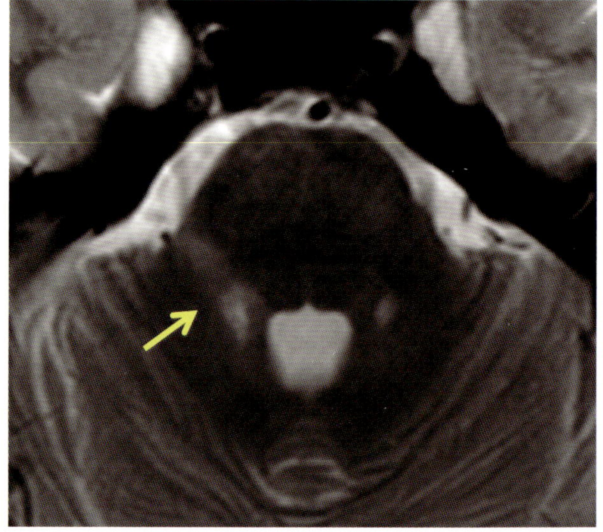

图7.3 莱姆病。一例55岁男性右侧V2、V3支配区域典型三叉神经痛。MRI-T2序列显示桥脑对应三叉神经轴内走行的异常信号（箭头）。病因被认为是莱姆病的后遗症。在行三叉神经射频热凝治疗后，患者的疼痛得到缓解，但三叉神经的V2、V3支配区域出现了麻木感

除可能产生继发性TN的各种病因，因为找到病因对继发性三叉神经痛的治疗十分关键。

7.2 疼痛性三叉神经病变

疼痛性三叉神经病变可能发生在三叉神经的一个或多个分支支配的区域，由病理过程或造成严重神经元损伤引起。

疼痛的质量和强度因病因和个体而异。可能会增加疼痛性麻醉和/或感觉障碍的现象。通常与感觉异常相关的持续灼热感是疼痛的主要组成部分。痛觉超敏和痛觉过敏十分常见，根据IASP的分类，被归类于神经性疼痛。当涉及三叉神经眼支时，可造成感觉缺失以及角膜反射的减少。

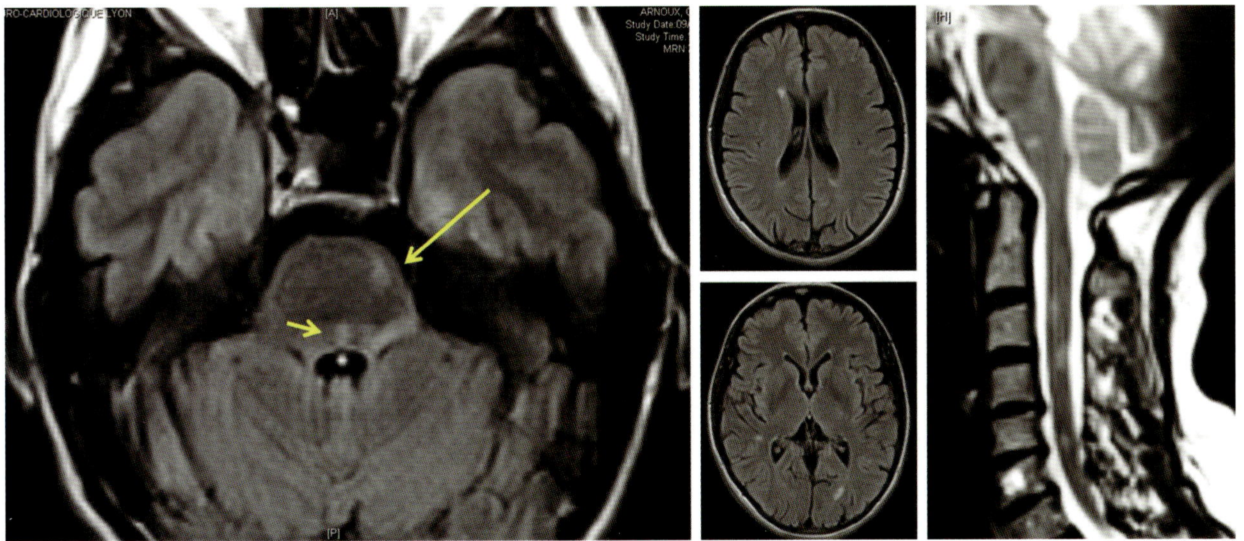

图7.4　多发性硬化症。一例患有缓慢进展多发性硬化的35岁女性左侧V2、V3支配区域非典型三叉神经痛。MRI显示了包括位于左侧三叉神经走行路径（箭头）在内的播散性病灶。在大脑和脊髓的白质中也可见散在病灶。在行三叉神经射频热凝治疗后，患者的疼痛得到缓解，但三叉神经的V2、V3支配区域出现了麻木感

这种疼痛性神经病变经常出现，如在带状疱疹后遗症、外伤后、或在口腔科、耳鼻喉科、颌面和颅面部手术后可被观察到的。在所有这些手术中，TGN的分支结构都处于危险中。开颅手术后，尤其是在对侵犯颅底或桥小脑角区域的侵袭性肿瘤的切除术后，患者可能会出现痛性感觉缺失。

神经外科医生也很清楚，无论使用什么样的介质和手段，有创性的治疗原发性TN的方式都可能留下一定程度的后遗症。

7.3　三叉神经自主神经性头痛（TAC）

7.3.1　丛集性头痛

丛集性头痛的典型表现与三叉神经痛完全不同。其发病年龄较小，以男性为主。疼痛表现为有节律的跳痛，有灼热感且剧烈。疼痛范围与颈外动脉分布对应，眼眶后发作最频繁，且疼痛向后方眼镜脚位置放射，伴有枕部疼痛。发作持续数小时不缓解。病程演变的特点为疼痛时间长达数周，每天发作数小时且规律。

丛集性头痛的发病机制至今仍不完全清楚。然而，功能成像研究表明，存在涉及三叉神经-副交感神经反射的下丘脑后区的激活，继发了交感神经功能障碍的临床症状。

然而，其他的一些三叉神经自主神经性头痛（TAC）之间可能难以互相区分，故国际头痛协会（IHS）于2018年修订了其标准（2018）。

7.3.2　其他类型的TAC

除了典型的丛集性头痛外，其他的几种综合征也可能会引起对三叉神经痛诊断的讨论。

单独发作的，或是在丛集性头痛前发作的神经痛合并称为“丛集性抽搐”。卡马西平和注射用曲坦的治疗试验是有用的。如果三叉神经痛是主要疾病，卡马西平会使疼痛消失，而如果合并了两种类型的疼痛，使用两种药物缓解对应疼痛是必要的。

“发作性偏头痛”包括类似于丛集性头痛综合征的疼痛发作，但持续时间较短（2～30min），每天数次。这种综合征主要发生于女性，吲哚美辛对其治疗效果良好。这种综合征可能会以“持

续性偏侧头痛”的形式长久存在，吲哚美辛对其也有类似的良好疗效。

“短暂单侧神经痛样头痛发作伴结膜充血和流泪（SUNCT）”综合征的特点是发作时间极短、位于眼眶区域和单侧（一到几分钟），发作频繁（3～200次/天），并伴有非常严重的流泪和结膜充血表现。

与前者相近的是“伴有颅自主症状的单侧短暂性神经痛样头痛”综合征；区别在于疼痛的位置在眼眶以外的其他地方。

对于这两种综合征，有必要进行鞍区MRI的检查，因为有时可以发现垂体腺瘤或其他类型的肿瘤或病变。这些综合征往往是特发性的。吲哚美辛对疼痛的疗效不佳；可以尝试拉莫三嗪或托吡酯治疗。

7.4　三叉神经区域以外的神经痛

最常见的造成头部神经痛的是枕神经痛；在绝大多数患者中，由于各自的疼痛发作部位差异很大，因此很容易进行鉴别诊断。三叉神经痛最难鉴别诊断的可能是迷走神经-舌咽神经痛；事实上，因为三叉神经和迷走神经-舌咽神经复合体的所在区域存在重叠，所以这两种神经痛之间的关系错综复杂。

7.4.1　迷走神经-舌咽神经痛

由于迷走神经（第Ⅹ对颅神经）感觉区域（及其耳部和咽部分支）的频繁额外受累（Gybels和Sweet，1989），舌咽神经（第Ⅸ对颅神经）痛似乎更适合称为迷走神经-舌咽神经痛（VGPN），这与某些形式的三叉神经痛不容易区分（Chen和Sindou，2015）。

与三叉神经痛相比，VGPN较为罕见，其发病率仅为三叉神经痛的1%。这种疼痛通常以电击样发作为特征，始于喉咙后部、舌根和/或扁桃体，并辐射到下颌角下方或耳朵深处。疼痛发作往往很剧烈，局限于单侧且程度深。疼痛通常是由吞咽引起，有时是由说话、打哈欠、咳嗽、打喷嚏引起。触发区域为咽部黏膜、扁桃体和外耳道深部。发作可能持续数秒至数分钟，至少在早期会有一段“不应期”，在此期间，触发疼痛区域无法再次激发疼痛，患者会利用此间歇进食。

在典型的迷走神经-舌咽神经痛中，临床查体无神经功能缺失且检查结果可能提示不存在NVC。目前，高分辨率MRI能可靠地描述责任血管对神经的压迫，从而可以安全地进行MVD手术（图7.5）。

晕厥发作可能与迷走神经-舌咽神经痛有关，并由此造成误诊。迷走神经-舌咽神经痛也被描述具有急性消化系统症状，包括腹痛、呕吐，甚至腹泻；这些症状的发生可以通过迷走神经的受累来解释（Antherieu等，2016）。

最近，一种主要通过血管压迫迷走神经，尤其是喉神经分支，导致喉痉挛的综合征已被报道。这种引人注目的综合征被以首字母缩写HELP（半侧喉咽痉挛）命名（Honey等，2017）。

7.4.2　中间神经痛

这种神经痛非常罕见。疼痛部位主要在耳蜗，有时伴有流泪、流涎和味觉障碍。其与表现为单纯耳痛的迷走神经-舌咽神经痛之间很难鉴别诊断。

7.4.3　喉上神经痛

这种神经痛也很罕见。它的疼痛部位在咽喉的侧壁，外耳道下方的下颌下区域；它是由吞咽、尖叫和转头触发的。咽痛型舌咽神经痛很难诊断。

7.4.4　枕神经痛

枕神经痛是一种常见且具有特征性的神经

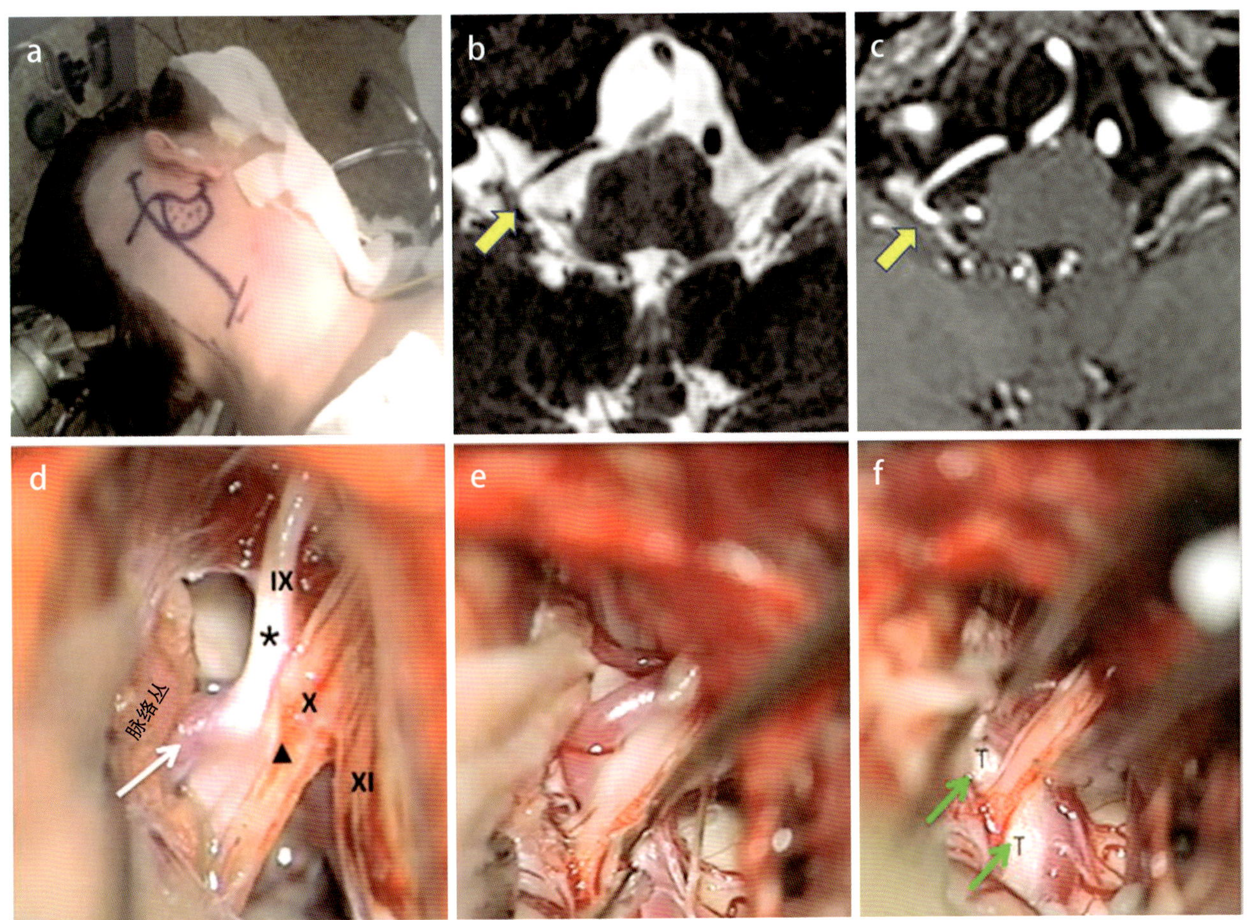

图7.5　微血管减压（MVD）治疗小脑后下动脉（PICA）血管压迫神经（NVC）所致右侧迷走神经-舌咽神经痛。迷走神经和舌咽神经MVD锁孔入路的标志物（乳突后、髁后和乙状窦后）（**a**）。T2（**b**）和T1+钆（**c**）序列的高分辨率MRI显示NVC（箭头）。显微镜下右侧绒球下入路。责任血管PICA位于舌咽神经（★）和迷走神经（▲）入脑干段（REZ）的腹侧。注意舌咽和迷走神经根处的萎缩和灰色表现，证明神经已局部脱髓鞘。剪开并松解蛛网膜粘连后，压迫神经的PICA（箭头）被分离开（**e**）。放置Teflon棉（T，绿色箭头）使血管远离舌咽和迷走神经的REZ区（**f**）

痛。它对应于枕大神经、枕小神经或第三枕神经的区域。它是由颈部肌肉中这些神经受到压力和/或颈部的旋转屈曲触发。通常伴有枕部感觉异常和痛觉异常。

7.4.5　颈舌综合征

这种罕见综合征的特征是枕部或颈部上部的突发疼痛，以及同侧舌头的感觉异常。这种疼痛通常由头部的突然旋转诱发，对应于舌神经和第二颈神经根区域。

7.5　非典型面部疼痛（=持续性特发性面部疼痛）

非典型面部疼痛现在被IHS的国际分类称为“持续性特发性面部疼痛”，发作频繁且在诊断时具有误导性。这种疼痛表现为钝痛，令人烦躁。

这一疼痛的区域通常位于鼻唇沟深处，有时位于额窦、上颌窦或牙齿区域（“无异物感的”牙痛），临床评估困难，与TN的表现截然不同。将三叉神经痛与持续性特发性面部疼痛进行比较时，标准测试的敏感性为95.1%，特异性为83.8%（Maarbjerg等，2014a，b，2015a）。然而，尚未测试是否有持续性疼痛对结果的影响。

以前的非典型面部疼痛现在被ICHD命名为“持续性特发性面部疼痛（PIFP）”。诊断标准如下：

（A）符合标准B和C的面部和/或口腔疼痛
（B）每天发作2h/d，持续3个月以上
（C）具有以下两种特征的疼痛
  1. 难以定位，不遵循周围神经的分布
  2. 钝痛、令人烦躁
（D）神经系统检查：正常
（E）已排除口腔科原因

没有另一个比ICHD诊断更好的解释了。

该综合征被定义为“一种不具有其他颅神经痛特征，也不能归因于任何可识别的疾病的面部疼痛”。这一综合征必须被认知，因为受此影响的患者不应接受手术治疗。与三叉神经痛不同，抗惊厥治疗对非典型面部疼痛无效。非典型面部疼痛无特效药物治疗。心理学咨询和心理治疗支持对诊断和管理非典型面部疼痛最为有用。

关键点

鉴别诊断非典型三叉神经痛和非典型面部疼痛是最困难和最具误导性的，非典型面部疼痛，根据最新的命名，即持续性特发性面部疼痛，在何时都不具备手术指征。

第8章　三叉神经痛的药物治疗

自17世纪三叉神经痛被首次描述以来，尝试治疗三叉神经痛的方式之多令人难以置信，包括毒药（砷、毒芹）、鸦片制剂和电疗等，证明了这一疾病带来的痛苦。不幸的是，实际的治疗结果却是等待疼痛的自发缓解。早在1853年，Trousseau就提出了三叉神经核出现阵发性活动的病理生理假说。这为Bergouignan首次引入经验证的抗癫痫药物苯妥英钠治疗三叉神经痛铺平了道路（Bergouignan和D' Aulnay，1951；Bergouignan，1958，1970）。随后，W Schindler于1953年（Schindler，1954）专门开发了卡马西平用于治疗三叉神经痛，Blom于20世纪60年代初推广了其使用（Blom，1962）。10年后，奥卡西平被开发出来，目的是减少卡马西平的副作用，特别是在其抗癫痫的用途中，这一药物随即便流行开来。

后来，为了减轻卡马西平和奥卡西平的副作用，引入了其他药物，但没有一种是专门针对三叉神经痛开发的，且在大样本中的疗效都不如这两种药物。然而，当副作用太大时，这些药物仍然可以取代卡马西平类药物。三叉神经痛是一种罕见的疾病，设计新药物来治疗它缺乏经济利益的刺激；然而，一些深入的研究，特别是对vixotrigine的研究仍在进行中（Zakrzewska等，2018；Kotecha等，2020）。

因此，三叉神经痛的药物治疗是基于抗癫痫药物的使用及其他一些潜在的作用。欧洲神经病学学会总结了所有已证明有效的治疗方法，并给出了其使用的指征（Bendtsen等，2019，2020）。两种疗效类似的主要用来治疗三叉神经痛的药物为：卡马西平和奥卡西平。除这两者以外的所有其他药物疗效都较差，并不特别适用于三叉神经痛的治疗。其他药物包括抗癫痫作用的拉莫三嗪和如今经典的治疗神经性疼痛的药物加巴喷丁和普瑞巴林，还有已部分研究并获得临床证据的药物巴氯芬和肉毒杆菌毒素A。

卡马西平和奥卡西平在一项临床研究中直接进行了比较（Di Stefano等2014），明确得出了两者相似的结论。在较高的剂量范围内，卡马西平初始治疗的镇痛效果为98%，而奥卡西平为94%。在开始治疗后的几个月里，27%的卡马西平使用者和18%的奥卡西平使用者在与医生共同决定后因药物副作用（不是因为丧失疗效）而停用。这两种药物之间的副作用分布并不相同，因此它们之间可以切换且至少在切换后最初仍有良好的疗效。随着时间的推移，疗效的丧失能通过发作次数和强度的增加或持续性疼痛的发生被观察到（Di Stefano等，2020）。然而，在至少5

M. Sindou, A. Brinzeu, *Trigeminal Neuralgias: A Neurosurgical Illustrated Guide*,
https://doi.org/10.1007/978-3-031-25113-9_8

年的时间里，只有不到10%的患者出现了这种情况（Di Stefano等，2021）。替代或辅助药物通常可以尝试，但疗效较低，副作用风险显著（Di Stefano等，2018）。

卡马西平和奥卡西平对TN的初步治疗具有压倒性的疗效，因此提出将其作为三叉神经痛诊断的测试和次要标准。首先，应鼓励患者在治疗的初始阶段将起始剂量提高到能够镇痛的水平。这通常伴随着至少是嗜睡这一副作用的代价。如果阳性患者可以很好地调整他们的治疗方案，使卡马西平和奥卡西平可以在立即释放药效停止疼痛的阵发性发作以及缓慢释放药效停止持续性疼痛（以较低的嗜睡程度）两种形式之间切换将会对治疗十分有益。

从外科医生的角度来看，在患者疾病发展的后期，寻找这两种药物的初始效果并探究其对疼痛的影响是很重要的。停药的患者有不喜欢药物的倾向（主要是因为副作用），这种情绪反应掩盖了药物对疼痛的实际影响。这证实了三叉神经痛的诊断并鼓励患者关注手术的疗效，同时知晓卡马西平的初步疗效是积极的。

从临床医生的角度来看，同样重要的是要记住治疗三叉神经痛的其他药物（不是卡马西平或奥卡西平）总体疗效较低，适用性较差。它们可以单独使用或作为辅助药物使用，但当卡马西平或奥卡西平无效时，应考虑手术，在排除禁忌证后，手术可能是最好的选择。在这些类型的病例中，寻求手术意见可以让患者更好地了解他们的疾病并选择首选的治疗方法，一些人更喜欢手术，而不是长期使用高剂量抗癫痫药物（Poole等，2022）。

8.1 卡马西平（得理多®）

众所周知，卡马西平是目前能有效治疗三叉神经痛的药物。如果三叉神经痛的其他诊断标准得到满足后，人们会期望至少在最初使用卡马西平时达到止痛效果。如果高剂量卡马西平没有效果，则应仔细检查TN的诊断，并再次进行鉴别诊断。卡马西平对丛集性头痛或特发性头痛没有明确疗效。另一方面，它可以有效治疗继发性三叉神经痛，特别是由多发性硬化引起的三叉神经痛。

药物剂量因患者而异，为600～3600mg（超过制造商和监管机构的推荐剂量）之间。剂量是通过反复试验来确定的，这样可以尽量减少如嗜睡、醉酒感、消化不耐受的副作用，尤其是老年人高的跌倒和共济失调的风险。

因此，我们从每天100mg或200mg开始，每隔一天增加100mg。600～800mg分3次给药后可以缓解大多数患者的症状，但有时可能需要使用1200mg甚至1600mg更高的剂量。药物的血浆浓度为6～12mg/L。

缓慢释放形式药物的使用对慢性疾病的治疗是有用的，但在治疗的初始阶段，我们更喜欢使用快速释放形式的药物。

卡马西平的有效性从治疗的第一天起就很明显，真正做到了诊断性治疗。总体而言，从最初的8天开始，60%患者的疼痛症状消失，20%的患者症状得到了改善，20%的患者随着剂量的增加已对疼痛耐受，预计在初始阶段有98%的患者疼痛症状得到不同程度的缓解。

卡马西平的副作用主要有：恶心、醉酒感、困倦、疲劳、复视、共济失调、眼球震颤，偶尔的构音和认知障碍。这些并非本质上的并发症，而是使用药物后的直接副作用。这些副作用也是影响其长期有效使用的主要因素。

卡马西平引起的并发症很多，但比副作用要少。这些应该是医生寻求了解的。严重的并发症，如低钠血症、粒细胞缺乏症、系统性红斑狼疮和皮肤“皮疹”，虽然罕见但却十分危险。过敏性并发症显然也可能发生，如早期巨幼红细胞贫血、发育不良或粒细胞缺乏症，1个月后需要监测血细胞计数，然后至少每6个月监测1次。皮肤不耐受很少见，但有时很严重，需要停止治疗。通常在治疗的第7天左右出现麻疹样皮疹和荨麻疹，有时伴有皮肤体征的过敏综合征、体温过高、淋巴结病、淋巴细胞增多、嗜酸性粒细胞增多，需要紧急停药。肝损伤主要是生物性的，细胞溶解型。

在接受卡马西平治疗后的几个月里，相当一部分患者因副作用和偶尔但很少发生的并发症而停药。副作用导致了27%的患者停药。总体而言，第一年大约1/3的患者退出治疗计划。对于这些患者，奥卡西平或其他抗癫痫药物可以作为一种选择。预计奥卡西平将产生相同的疗效，可能没有相同的副作用（这已经得到了临床验证）。其他抗癫痫药的疗效显然较差，如果确实需要手术治疗，有时不应该盲目尝试。

长期使用卡马西平的研究表明，随着时间的推移，约10%的患者疗效下降，这不是由于并发症引起的直接副作用，而是由于疼痛发作的频率及强度增加。长期使用奥卡西平也是如此。在两者之间切换仍然是一种选择，但如果患者能够耐受添加药物，如拉莫三嗪、加巴喷丁类药物或氯苯氨丁酸的治疗，也不失为一种额外的选择。同样，如果可能的话，因为累积副作用和并发症，以及药物相互作用的多样性和重要性，应该考虑到手术治疗。

然而，所有这些限制并没有让人质疑卡马西平显著的有效性，卡马西平和奥卡西平仍是药物治疗三叉神经痛的首选。

8.2 奥卡西平（曲莱®）

卡马西平治疗癫痫的并发症推动了奥卡西平的研究，奥卡西平的研究是在卡马西平后的20年发展起来的，在1990年被意外地引入了临床。目前，至少在美国，它的处方频率比卡马西平高（约30%）。在三叉神经痛的治疗方面，奥卡西平的疗效与卡马西平非常相似，且尽管在治疗后的第一年，前者的脱失率18%低于后者的27%，但两者的副作用仍相似。

从并发症的角度来看，奥卡西平不需要常规的肝功能或血常规监测。当观察到嗜睡、构音障碍、共济失调或眼球震颤时，也不需要进行如卡马西平推荐的那样的常规血浆浓度测量。然而，奥卡西平引起低钠血症的频率远远高于卡马西平。总体而言，两者副作用和并发症相似但不相同，允许在两种药物之间切换使用。

奥卡西平的起始剂量为600mg/d，分两次服用，特别在难治性神经痛中可增加至1200mg甚至2400mg。

从长期使用来看，这两种药物非常相似，因此没有优先选择。然而从短期来看，卡马西平似乎更适合患者的需求，即当疼痛发作时，患者服用1/2和1/4剂量就可以迅速缓解疼痛。患者的适应性、快速起效以及使用习惯是我们更喜欢使用卡马西平而不是奥卡西平的原因。没有证据表明它们在长期使用中有什么不同，如果其中一种出现问题，通常应该进行切换使用（可能低钠血症除外）。两者不会联合使用。

8.3 其他抗癫痫药物

目前推荐并认可的用药

拉莫三嗪（利必通®）是一种钠通道阻滞剂和谷氨酸拮抗剂。可用于耐受200～600mg卡马西平的三叉神经痛患者治疗。其主要风险是皮肤过敏：1000例中出现1例Stevens-Johnson-Lyell综合征。拉莫三嗪的使用应该是渐进式的，即从每天50mg开始，每周增加50mg。它特别适用于三叉神经自主神经性疼痛的SUNCT综合征。关于拉莫三嗪治疗三叉神经痛的临床研究数量有限，其主要作用是在卡马西平或奥卡西平的治疗失效时作为其增效剂。在这一点上，已经进行了临床随机对照试验的研究（Zakrzewska等，1997），使用的剂量为400mg/d。其单独使用治疗三叉神经痛尚未得

到临床验证，并且也受到缓慢滴定剂量必要性的阻碍。对于有严重手术禁忌证的患者，可以考虑使用。

加巴喷丁类（加巴喷丁和普瑞巴林）目前广泛用于神经性疼痛。它们在三叉神经痛中的作用有限，但可能被考虑用于长期持续性的神经痛。使用经验是剂量需要很高（加巴喷丁为1800mg/d，普瑞巴林为900mg/d）。优先选择普瑞巴林是因其剂量和血浆浓度之间呈线性关系。对于卡马西平耐药或产生并发症以及存在手术禁忌证的患者，这可能是最好的单独用药选择。对于三叉神经区域持续性神经痛患者，尤其是在顽固性三叉神经痛或继发性神经痛的情况下，也可以考虑使用这些药物。

少见用药

苯妥英钠（大仑丁®）（300mg/d）因其副作用包括共济失调、眼球震颤、小脑综合征和肥厚性牙龈炎等而被临床弃用。如果没有其他选择，它可能是一种选择。

剂量为2～6mg/d的氯硝西泮（利福全®）已被用于治疗难治性三叉神经痛，这种疾病具有快速反复的疼痛发作，给患者带来了极大的痛苦。氯硝西泮会引起严重的嗜睡且无法迅速停止，不能用于长期治疗。

在卡马西平无效的情况下，可以使用剂量为150～300mg/d的托吡酯（妥泰®）治疗。其副作用很少，仅观察到认知和行为（抑郁、精神病）异常；频繁体重减轻和感觉异常。

高剂量（3～4g/d）的左乙拉西坦（开浦兰®）可用于治疗难治性疼痛。

8.4　非抗癫痫药物

可以考虑使用非抗癫痫药物，但与抗癫痫药物相比，其疗效尚无定论，目前的建议仅将其作为附加药物使用。具体药物如下：

巴氯芬可以作为口服辅助药物添加到抗癫痫药物的治疗中，可略微提高疗效，但其副作用较大，虽然此处没有引用任何正式的临床研究结果，但选择巴氯芬治疗三叉神经痛仍值得讨论。

A型肉毒毒素已被尝试在扳机点区域周围注射。在初步研究中，其治愈率达20%，但尚缺乏长期研究及更新的相关研究。这也是一些无法从其他治疗方式中获益患者可以考虑的一种选择。

关键点

药物治疗是三叉神经痛的一线治疗，也是最常用的治疗方法。首先，卡马西平和奥卡西平等特效抗癫痫药物具有几乎相同的疗效、相似的副作用和并发症。两者在足够的剂量下非常有效。短期内的主要限制因素是副作用，尤其是嗜睡，这一副作用占停止使用这两种药物患者的1/4。在卡马西平和奥卡西平之间切换使用是一种治疗选择。长期疗效的丧失是存在的，它涉及1/10的患者。可以考虑附加药物治疗，主要以拉莫三嗪、加巴喷丁类和巴氯芬为代表。

存在替代疗法，但疗效较低，只有在不适合手术的情况下才应考虑。加巴喷丁类和拉莫三嗪是主要的独立替代品。

当卡马西平和奥卡西平因任何原因无效时，应立即考虑替代方案。由于替代药物治疗的疗效较低，因此替代方案也应包括手术。

研究表明，在三叉神经痛病程早期有机会咨询外科医生的患者，能够了解并有可能在治疗方法之间进行选择，更容易获得长期满意的疗效。

第9章　微血管减压（MVD）术以及治疗三叉神经痛的其他开放性显微外科手术

微血管减压（MVD）术目前被认为是治疗经典三叉神经痛的金标准，这种技术是在过去50年中从众多神经外科治疗技术中逐渐崭露头角的（将在本节开头简要回顾）。目前，这种保守技术因其建立在坚实的病理生理基础上而备受青睐。MVD同大多数以手术为主导的技术一样——“在末端解剖上具有优势”。

9.1　手术治疗演变的简介

无论是开放性手术还是经皮破坏性手术，在经历了几十年的不断改进后变得更为有效和安全。

最早针对三叉神经痛的手术干预是半月神经节毁损术。Wears于1885年提出了这一构思，很快就由Rose（Rose，1890）付诸于行动，随后Hartley（Hartley，1893），Horsley（Horsley，1891a，b）和Cushing（Cushing，1900）均进行了这项手术。但由于频繁出现角膜炎和麻醉疼痛，这种方法很快就被放弃了。1901年，在Spiller的鼓舞下，Frazier发明了颞下硬膜外半月神经节后根神经切断术（Spiller和Frazier，1901）。到了1920年，Dandy通过枕下侧小脑入路引入了近脑桥根切断术（Dandy，1925）。这种方法仅限于主要部分，特别是，如果能将此部分减少到其下侧2/3，可以在没有在面部，特别是角膜进行完全麻醉的情况下获得镇痛。1938年，Sjogvist通过在延髓平面下对脊柱三叉神经束进行了三叉神经束切断术，此神经束是面部热痛感觉的纤维载体（Sjoqvist 1938；Olivecrona，1942；Kunc，1959）。随后Kunc对这种干预方法进行了完善和推广（Kunc，1964，1977；Kunc等，1978年）。

1952年，Taarnhoj假设三叉神经痛可能是由于硬脑膜–半月神经节的纤维硬化引起的半月神经节收缩导致的，提出了打开硬脑膜顶部来为神经节减压的方法（Taarnhøj 1952，1982）。这种技术在理论上具有保守意义，但后来由于手术后频繁复发而被放弃。不久之后，Shelden在1955年认为Taarnhoj方法效果是由于神经节和邻近神经纤维的手术创伤，他提出了通过直接入路来敲击神经节（Shelden等，1955）。正是由此而产生了近期的Mullan气球压缩法（Mullan和Lichtor，1983）。

同时，为了通过直接入路降低干预措施的风险，早在1906年Taptas（1911）就提出了“旧式”的经皮半月神经节酒精化方法，Harris（1912a，b，1940）通过外侧入路执行了这一方法，随后Hartel（1912）采用了经卵圆孔入路法。在取代酒精方法，Jaeger在1957年提出在神经节部位注射

M. Sindou, A. Brinzeu, *Trigeminal Neuralgias: A Neurosurgical Illustrated Guide*,
https://doi.org/10.1007/978-3-031-25113-9_9

热水（Jaeger 1959），Jefferson在1963年提出注射苯酚（浓度为甘油的1/20）（Jefferson，1963）。1941年，Kirschner引入了半月神经节电凝术作为神经损伤用高频发生器；手术在全身麻醉下进行，并用电极穿过卵圆孔，采用立体定位经皮入路进入神经节（Kirschner，1933）。后来这种技术得到了成功的改进，Thiry使用了低强度电流来避免触觉灵敏度的完全丧失（Thiry和Hotermans，1974），Schürmann用安定镇痛代替全身麻醉以控制凝血对患者清醒的影响（Schürmann等，1972）。

在20世纪70年代初，Sweet以控制三叉神经节和分支热凝固差异的名义改进和推广了此项技术（Sweet和Wepsic，1974）。使用射频发生器作为热源，使用热敏电阻测量电极尖端的温度，并且仅在介入治疗的疼痛步骤中采用了短时间的全身麻醉或精神安定镇痛的——这就使患者能够进行合作。此方法能够在没有完全麻醉的情况下获得镇痛，并且仅在疼痛区域进行麻醉，这要归功于定向级别的纤维拓扑。

处于经皮框架内的技术仍需要在透视控制下进行，Hakanson于1981年引入了半月神经节的神经松解术，方法是通过卵圆孔将甘油注射到Meckel腔的三叉神经池中（Håkanson，1978），Mullan也于1979年使用Fogarty探头的充气气球作为神经损伤用高频发生器对半月神经节进行压缩（Mullan和Lichtor，1983）。

此外，在20世纪50年代，Leksell将立体定位伽马刀放射技术应用于三叉神经痛（Leksell，1971）。但随着高分辨率磁共振成像（MRI）的出现，这种方法失去了其传奇色彩，而MRI也使辐射精确定位有望成为现实。

随着这些破坏技术的出现，显微外科血管减压的保守方法不断得到了发展。这种方法基于Dandy的观察结果，即在进行桥小脑角进行近脑桥根切断术治疗三叉神经痛中的患者经常可以观察到血管压迫（Dandy，1932）。然而，血管减压直到1956年才得以进行，当时Gardner报告了对三叉神经根进行简单减压来处理这一问题（Gardner，1962）。然后，Jannetta很快就采用了这一方法并使用显微外科技术对其进行了改进，他首先使用了颞下硬膜外小脑幕路径（Jannetta和Rand，1966；Jann等，1967），然后使用了乳突后入路（Jannetta，1977），后来蒙特利尔大学的Hardy建议这一路径最适合进行微血管减压（MVD）（Provost和Hardy，1970）。正是由于Jannetta，这种方法才得到了普及并被广泛接受，成为了如今保守治疗典型三叉神经痛的手术首选方法（Cruccu等，2016）。

9.2　神经血管压迫患者的解剖病理学发现

9.2.1　神经血管压迫的发生率

根据文献综述，典型三叉神经痛患者中有90.5%会出现神经血管压迫（NVC）（76.3%～100%，取决于病例）。在里昂大学医院进行的手术中，有97%的减压患者被确认为神经血管压迫（NVC）（Sindou等，2002年）。大部分受压迫血管都是动脉（90.7%）。其余6.30%的受压迫血管为静脉。在大多数情况下，动脉为小脑上动脉（SCA）（88%）（图9.1），有25.1%为小脑前下动脉（AICA）（图9.2），椎基底动脉（VBA）为5.2%（图9.3）。由于同一患者可能会同时受到多条血管的影响，合计总数超过了100%。38.7%的患者会出现与动脉有关或单独的静脉压迫（图9.4）（Dumot和Sindou，2015）。有1/3的患者出现了多发性压迫（图9.5）或是动脉静脉混合压迫（图9.6）。

9.2.2　沿三叉神经根的神经血管压迫（NVC）情况

在大多数出版物的报告中，沿三叉神经根

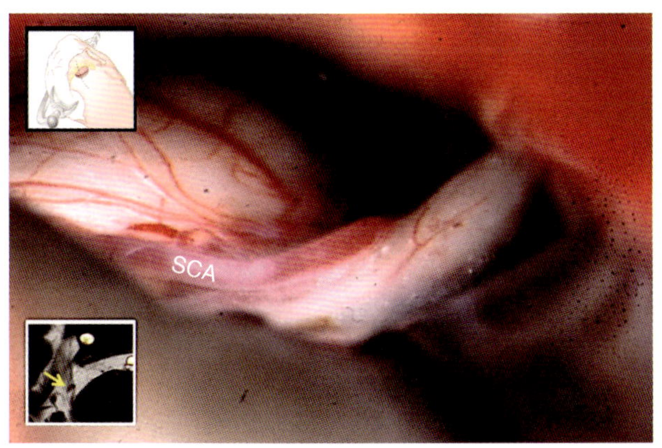

图9.1 患者为右侧典型三叉神经痛。MRI上可见的交叉压迫血管为小脑上动脉（SCA）；在估计压迫级别为Ⅲ级中的Ⅱ级，即通过向下推三叉神经根对三叉神经根施加牵引力

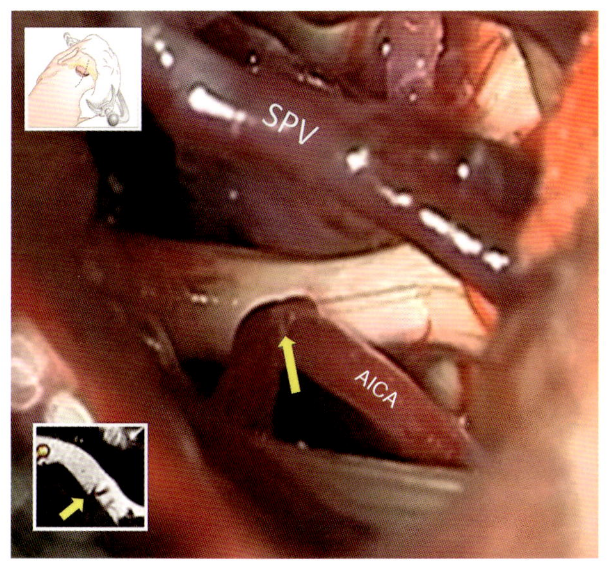

图9.2 患者为左侧典型三叉神经痛。在MRI上可见三叉神经根入髓区（TREZ）腹侧分支受压迫的血管为小脑前下动脉（AICA）；压迫级别估计为Ⅲ级中的Ⅰ级，即仅与根接触（但在小脑脑桥角的蛛网膜宽开后）。注：保留岩上静脉（SPV）

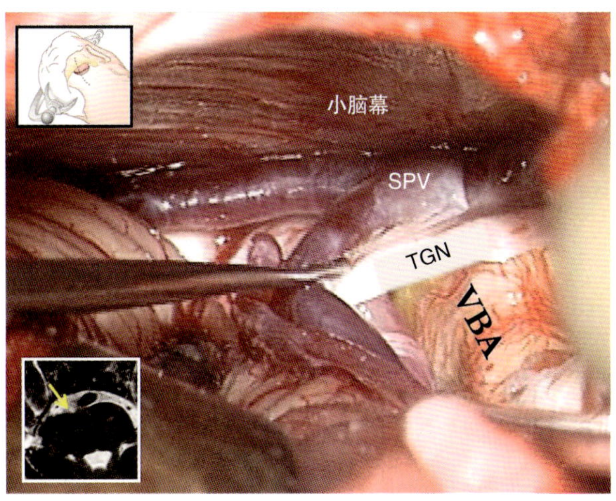

图9.3 患者为右侧典型的非典型三叉神经痛。如MRI所示，受压迫血管为巨型椎基底动脉（VBA），严重拉伸三叉神经根（TGN）并压迫脑干。保留岩上静脉（SPV）

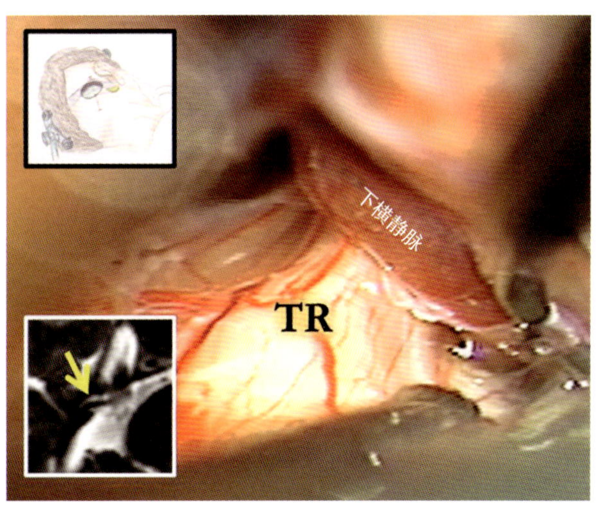

图9.4 患者为右侧典型三叉神经痛。出现血管压迫的下横静脉属于深岩上静脉系统；估计压迫级别为Ⅲ级中的Ⅲ级，如MRI所示，箝制了Meckel腔出口处的三叉神经根（TR）

的神经血管压迫（NVC）情况主要发生在三叉神经根入髓区（TREZ），由于其神经组织的中央髓鞘性质，该区域被认为更容易兴奋（见本书TGN解剖学部分）。然而，我们的观察结果是，只有50%的压迫发生在三叉神经根入髓区（TREZ）；另一半的神经血管压迫要么发生在中池，占40%，要么在三叉神经孔中，占10%（图9.7）（Sindou等，2002，2007；Dumot和Sindou，2015）。在三叉神经孔中，最常出现压迫的血管是脑桥横静脉。

9.2.3 三叉神经根周围神经血管压迫（NVC）的位置

文献中三叉神经根周围神经血管压迫（NVC）的位置并未引起过多关注。在我们的系列研究

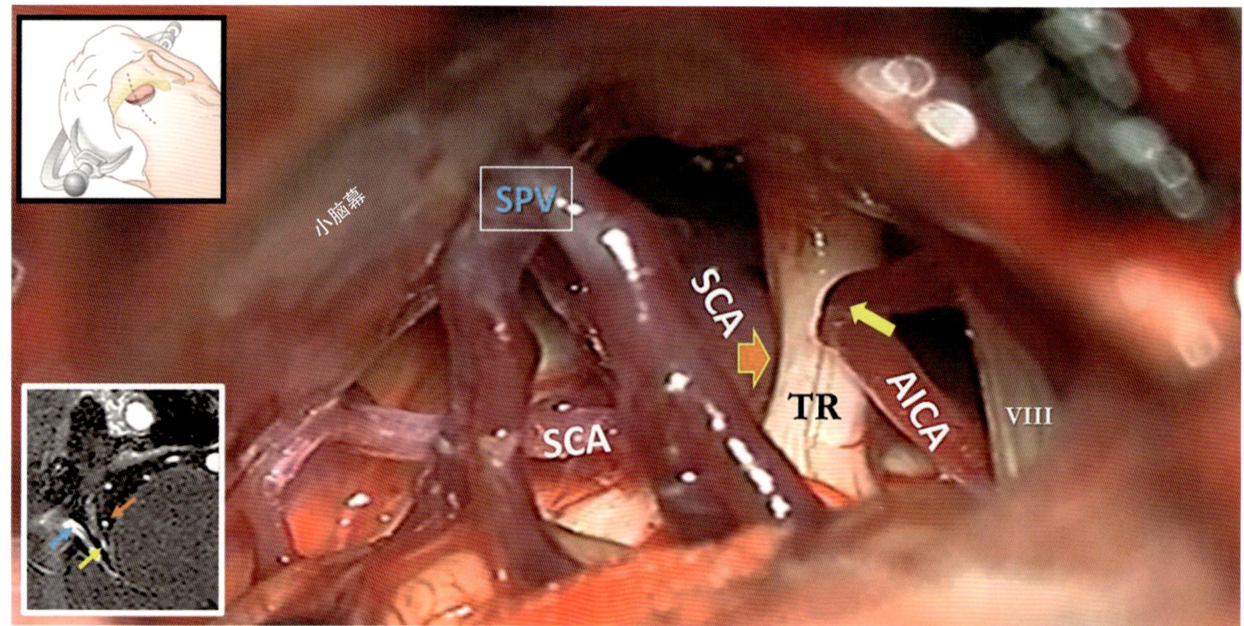

图9.5　在MRI和术中可看到多发性压迫，分别为：三叉神经根入髓区（棕色箭头）的小脑上动脉（SCA），估计为Ⅲ级；三叉神经根（TR）中池部分（黄色箭头）的小脑前下动脉（AICA），为Ⅲ级中的Ⅰ级。SPV：岩上静脉（蓝色）；Ⅷ：耳蜗前庭颅神经

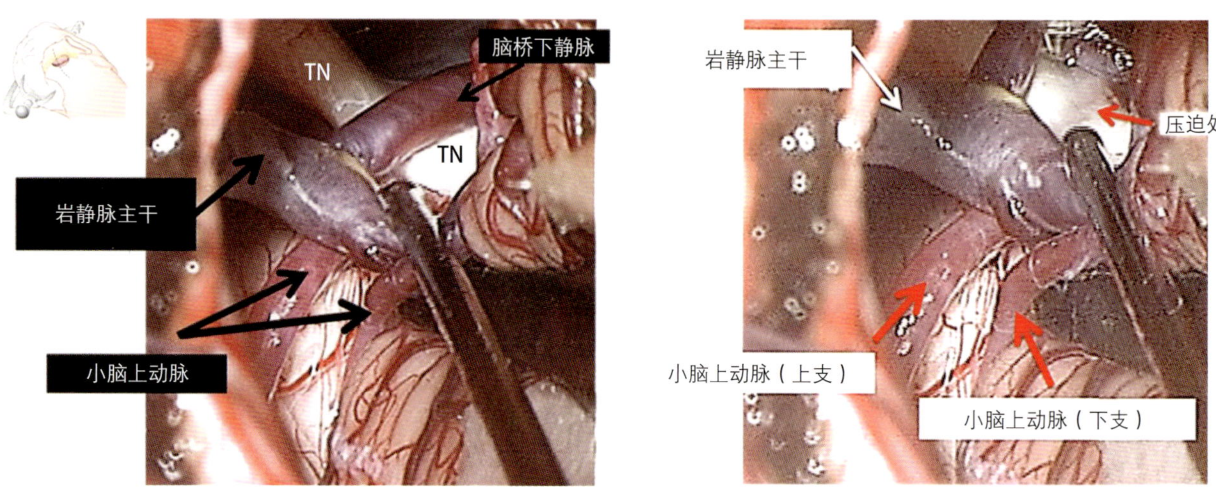

图9.6　多发性（混合）动脉和静脉压迫。通过小脑-中脑裂右侧和内侧的幕下-上小脑入路，岩上静脉干将岩上静脉及其脑桥支流排至岩上窦。三叉神经（TN）被挤压在脑桥下静脉、背侧、小脑上动脉及其两个分支、以及腹侧之间，后者将神经根向下推至脑桥静脉；在右图中可以看到根部脑桥静脉的印记，以压迫部位的病灶灰色变色为标志，压迫级别为Ⅲ级中的Ⅲ级（红色箭头）；通过将神经根从静脉压迫中解放出来并用特氟龙板向上推动小脑上动脉使其保持分开来进行减压（图中未显示）

中，大多数患者：318例（89.3%）从上方受压，其中220例（61.7%）来自超内侧方向，98例（27.5%）来自上外侧方向。38例患者（10.7%）出现下压（图9.8）。这些数据与疼痛的分布相关（Sindou和Brinzeu，2020）。计算每个受压位置和所涉及的疼痛区域的比值比。疼痛分布因压迫部位而异（P=0.0005，Fisher精确检验）。超内侧压迫患者的比值比为2.7［95%置信区间（CI）

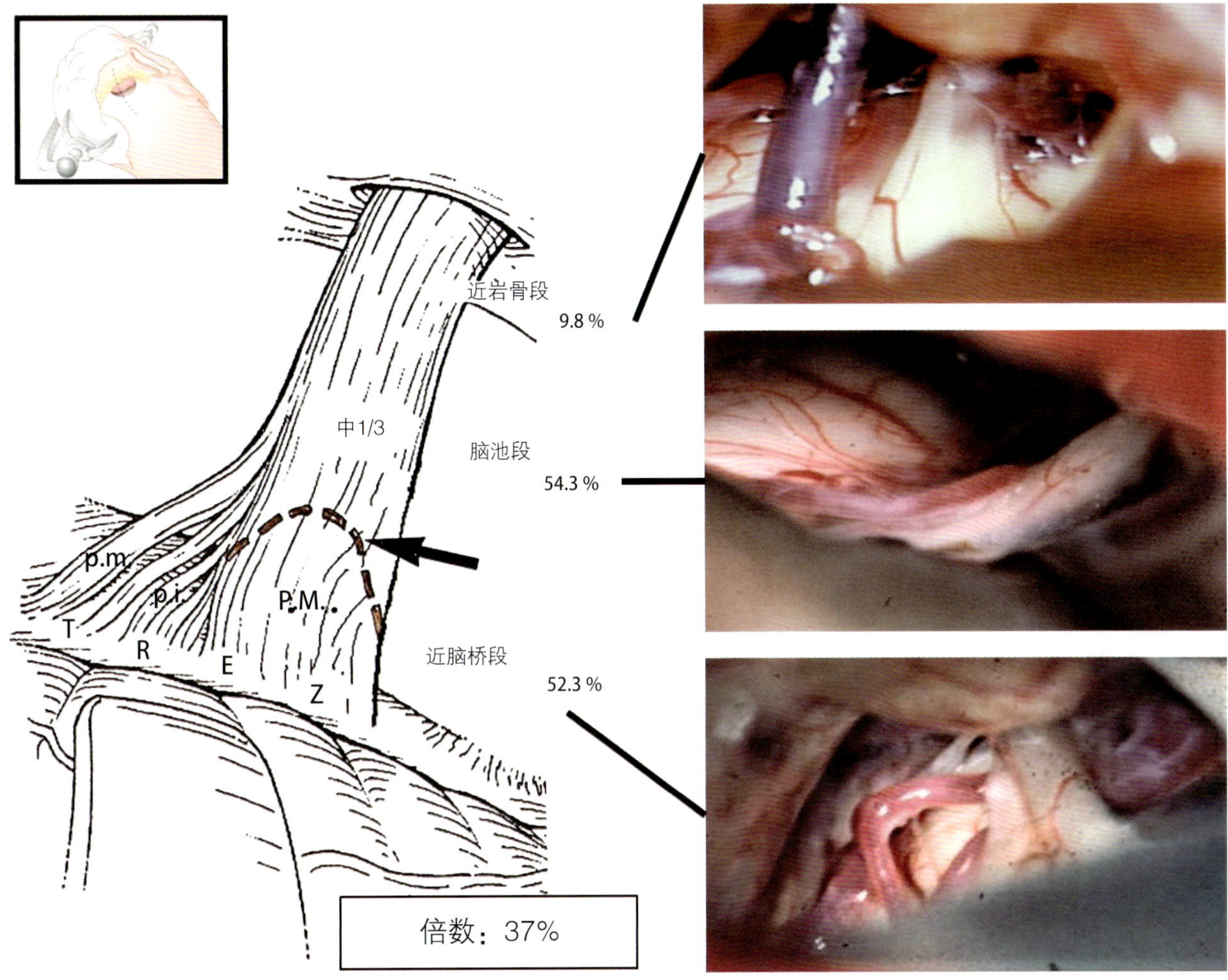

图9.7 沿神经根的神经血管压迫情况。根据三叉神经根入髓区（TREZ）情况，进行微血管减压术（MVD）的三叉神经痛患者（393例接受手术的患者）的神经血管压迫（NVC）分布情况，神经根中段（=神经池）和Meckel腔神经根出口处（=近岩）。有37%的患者，在一个人身上出现了几种不同的神经血管压迫（NVC）（Sindou等，2002）。神经血管压迫（NVC）手术如图例所示（出于教学原因，所有图示均在右侧显示）：脑桥根：三叉神经根入髓区（TREZ）超内侧小脑上动脉（SCA）的右侧神经血管压迫（NVC），Ⅱ级压迫；神经池：小脑上动脉（SCA）根部从上向中部的右侧神经血管压迫（NVC），将根部向下推，Ⅱ级压迫；脑桥根：由于下横脉，将Meckel腔出口处神经根向下压迫的右侧神经血管压迫（NVC），Ⅲ级压迫，局灶性脱髓鞘有明显灰色区域

1.66～4.41］，表现为V1疼痛。相反，与其他类型的疼痛相比，超内侧发生V3疼痛的可能性较小（比值比0.53，95% CI 0.34～0.83）。另一方面，下压更可能表现为V3疼痛，比值比2.56（95% CI 1.21～5.45）。总体而言，无论为何种压迫类型，V2疼痛的比值比都接近1。这些发现表明，神经血管压迫（NVC）的位置与其引起的损伤和疼痛分布之间存在关联，这证明了三叉神经根组织特定区域位置这一观点以及压迫在三叉神经痛临床表现中的作用。

9.2.4 神经血管压迫（NVC）的压迫程度

血管的压迫程度或多或少。Sindou将压迫程度分类为仅与神经根接触、排挤神经根、通过凹槽和局灶性脱髓鞘使神经根变形（Sindou等，2007年）。将这些情况分别称为Ⅰ级（图9.9）、Ⅰ级（图9.10）和Ⅲ级（图9.11和图9.12）压迫，见表9.1。在Ⅲ级压迫中，手术显微镜下可以看到局灶性脱髓鞘，表现为压迫部位的灰色区域图9.13）。

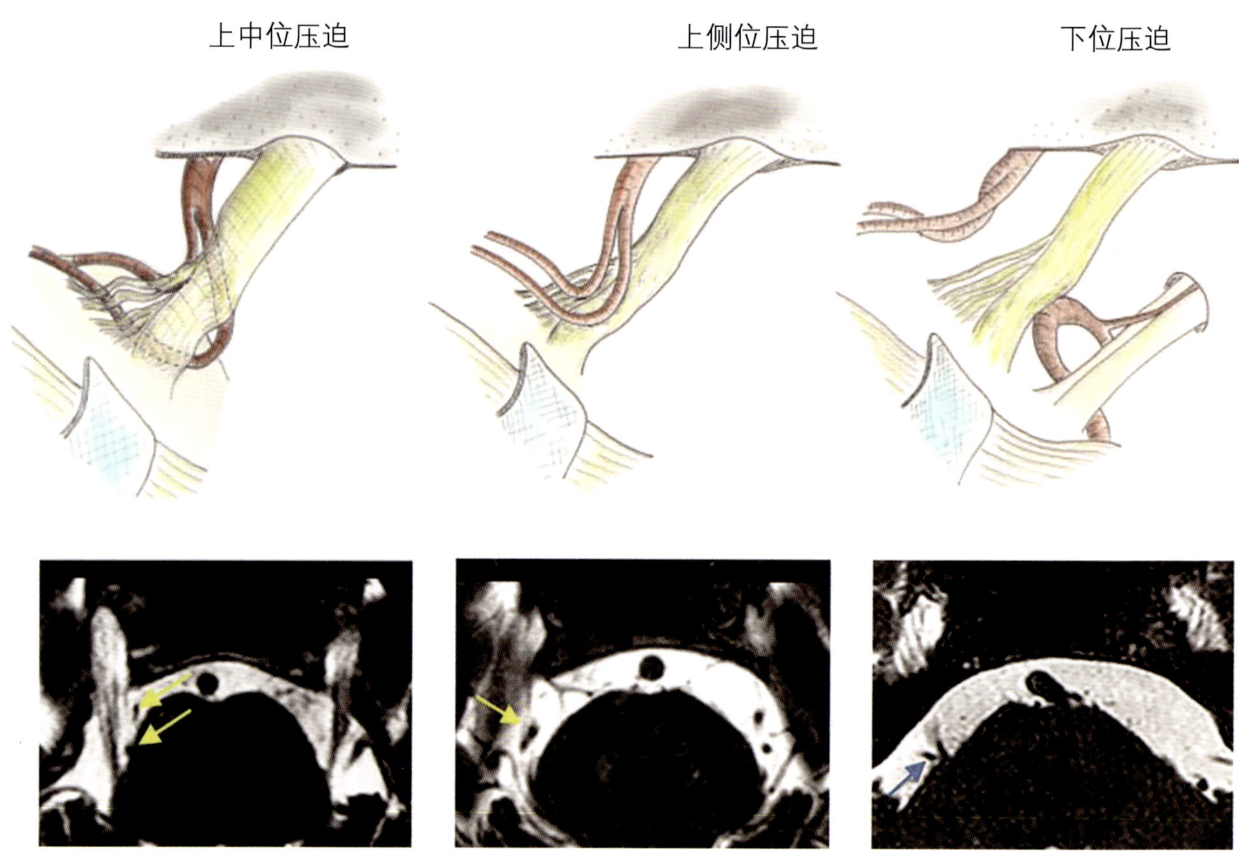

图9.8 神经根部周围神经血管压迫的位置。根据神经根周围情况，进行微血管减压术（MVD）的三叉神经痛患者（356例接受手术的患者）的神经血管压迫（NVC）分布情况（Sindou等，2002）。T2序列磁共振成像（MRI）上的神经血管压迫（NVC）示例（出于教学原因，所有图示均在右侧显示）。大部分318例（89.3%）患者的压迫来自上方，其中220例（61%）为超内侧方向压迫，98例（27.5%）为超外侧方向压迫；还有38例患者（10.7%）的压迫来自下方

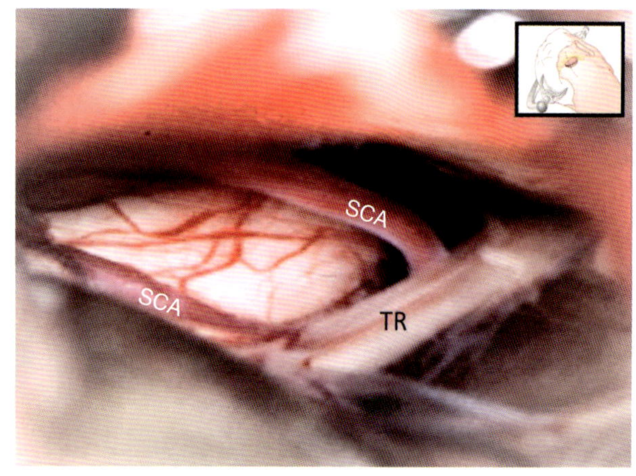

图9.9 Ⅰ级：仅与神经根接触。Ⅰ级压迫，神经池中小脑上动脉（SCA）的神经血管压迫。注意三叉神经根（TR）整体萎缩。患者右侧神经痛

在我们的病例中，神经血管压迫（CVN）的Ⅰ级占19%，Ⅱ级占38%，Ⅲ级占43%（Sindou等，2007；Leal等，2010）。

如Kaplan-Meir结果统计研究所示，压迫程度对预后有极其重要的作用（P=0.0001）（图9.14）。对于高级别压迫，Ⅲ级和Ⅱ级的随访在15年时长期疼痛缓解的概率分别为85%和73%，而Ⅰ级（即血管仅与神经根接触）仅为65%（Sindou等，2007，2008）。

9.2.5 后颅窝（或颅内）的其他异常

在典型三叉神经痛患者中已经描述了后颅窝（或颅内）的其他异常，这些异常可能是出现神

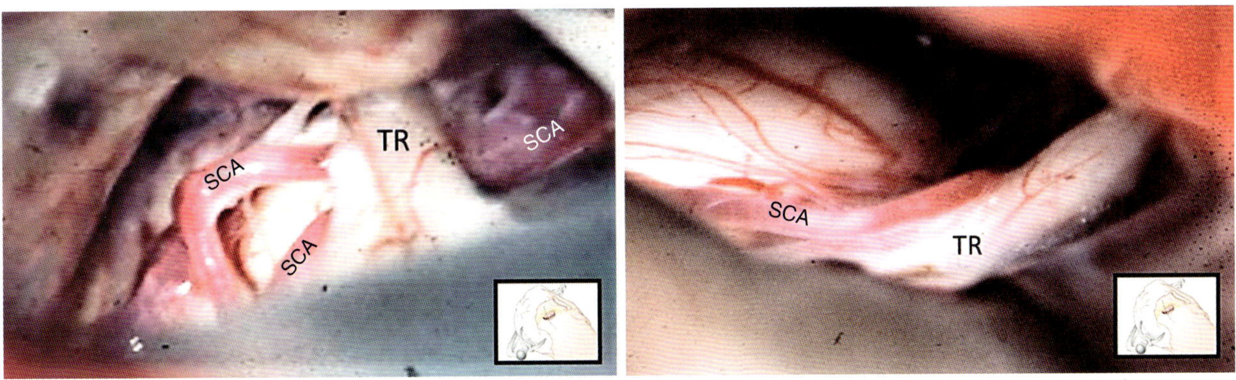

图9.10　Ⅱ级：神经根移位和/或变形。左图：三叉神经根（TR）入髓区超内侧小脑上动脉（SCA）及其两个分支的神经血管压迫，Ⅱ级压迫，患者右侧神经痛。右图：上外侧位置小脑上动脉（SCA）向下挤压神经根中部导致的神经血管压迫，Ⅱ级压迫，患者右侧神经痛

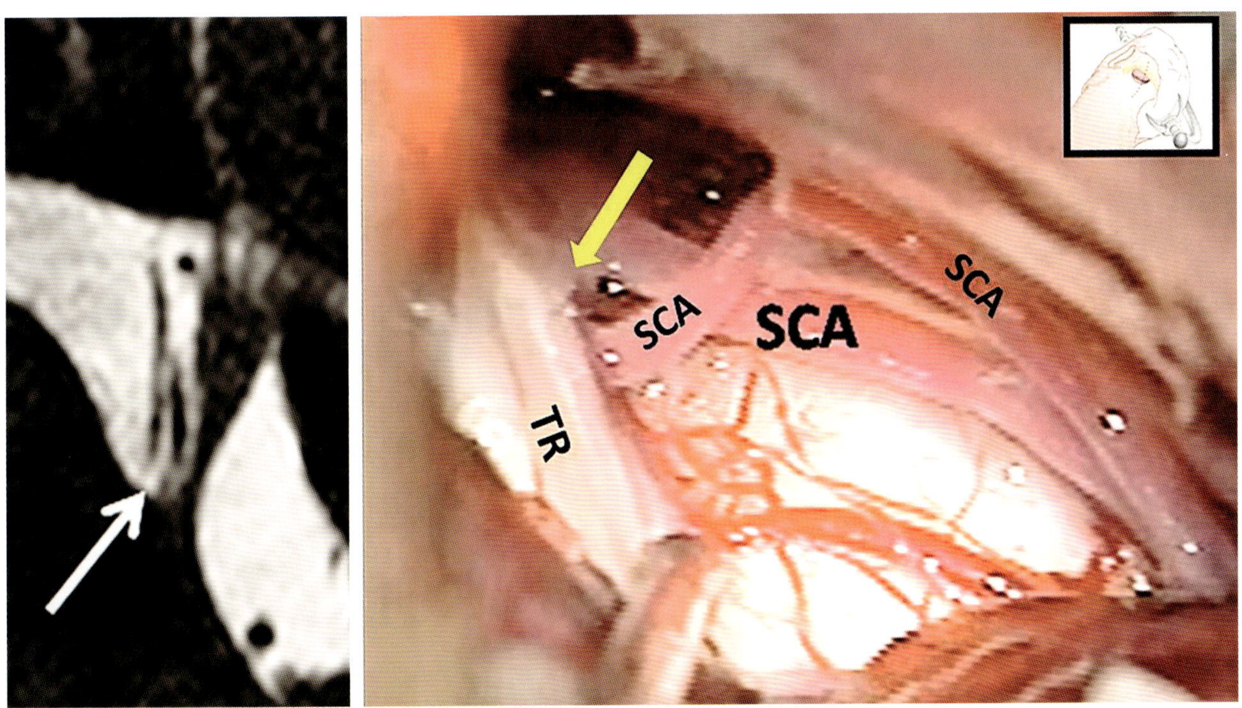

图9.11　Ⅲ级：神经根部凹陷/局灶性萎缩。小脑上动脉（SCA）及其两个分支嵌入三叉神经根（TR）入髓区及神经根中部导致的神经血管压迫，Ⅲ级压迫，患者左侧神经痛。注意磁共振成像（MRI）的良好可预测性

经痛的原因，例如后颅窝的小型神经被压迫在小脑脑桥角神经池内（Parise等，2010，2013）。此外，手术经常可以观察到（12.6%）三叉神经根在穿出上岩嵴时发生倾斜（Brinzeu等，2018b）。这种情况在患有小脑萎缩的患者中尤其常见，像是严重的下垂现象。其他研究中也描述了神经根本身的异常（Sindou等，2002，2007），例如神经的严重整体萎缩（42%）或神经周围蛛网膜的局部增厚（18.2%）。当遇到这些可能导致神经痛的解剖异常时，未能考虑这些情况可能会导致一些减压手术的失败。

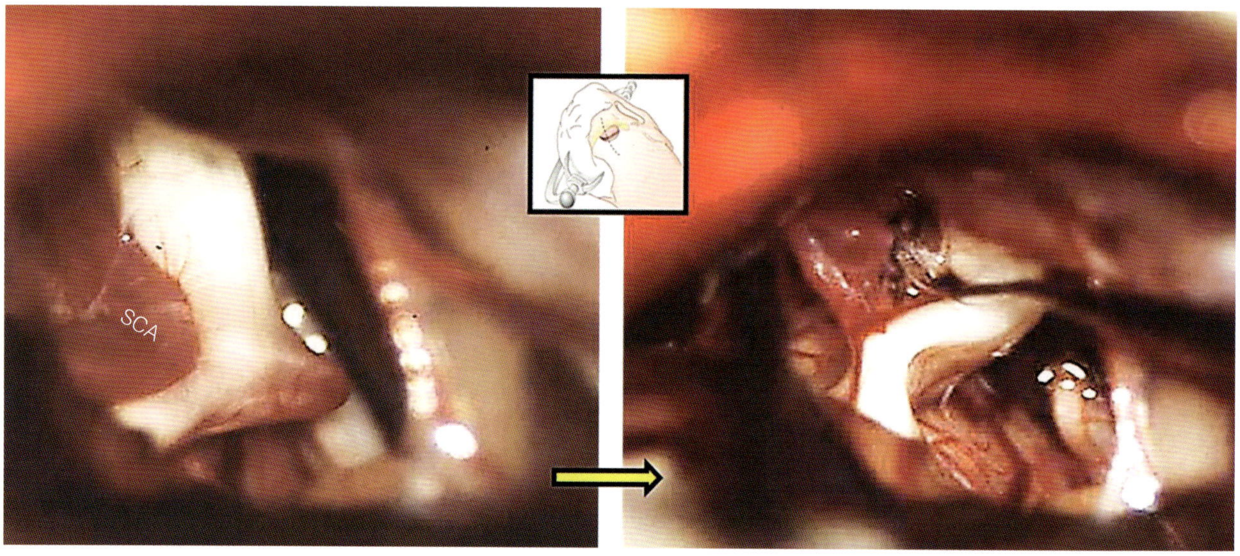

图9.12 极严重的Ⅲ级压迫：贯穿神经根。由于延长的小脑上动脉（SCA）回路穿过神经根引起的神经血管压迫，Ⅲ级，45岁女性患者，右侧神经痛

表9.1 手术和术前影像学检查中压迫血管的神经根压迫严重程度

不同级别压迫的手术和影像学描述	
手术描述[a]	影像学描述[b]
0 神经血管之间无接触	**0** 神经血管之间无接触
Ⅰ简单接触，神经根无明显变化	Ⅰ接触：缺少插入脑脊液图层
Ⅱ神经根位移/变形	Ⅱ神经根偏移
Ⅲ神经根凹陷/嵌入/局灶脱髓鞘	Ⅲ神经根凹陷
在分级系统中，静脉的分级与动脉量级相同	

[a]根据Sindou等（2007）

[b]根据Leal等（2010）

9.3 神经血管压迫（NVC）挤压神经根的疼痛机制

按照定义，典型的三叉神经（TN）痛与神经血管压迫（NVC）有关，神经痛是由邻近血管的慢性挤压和连续脉动产生。血管的动因至少会导致神经根部因脉动而产生的简单接触（Ⅰ级），如果程度更为严重，则会引起其移位或变形（Ⅱ级），更严重甚至会导致局部萎缩和脱髓鞘的凹陷（Ⅲ级）。局灶性脱髓鞘所产生的长期挤压会诱发异位流入，然后经由纤维之间的短路（神经元间接触）通过受损鞘膜输送（Gardner，1962）。随后，在异位流入情况下，受刺激的中心会使脑干三叉神经极度活跃（Rappaport和Devor，1994；Devor等，2002a），这种情况在上脑结构水平上也可能长期存在（Parise等，2014）。这些慢性病变是导致神经元极度活跃的原因，能够解释这种神经痛的癫痫样性质和抗惊厥药的药理学有效性。

对微血管减压的依赖基于这些解剖学观察和

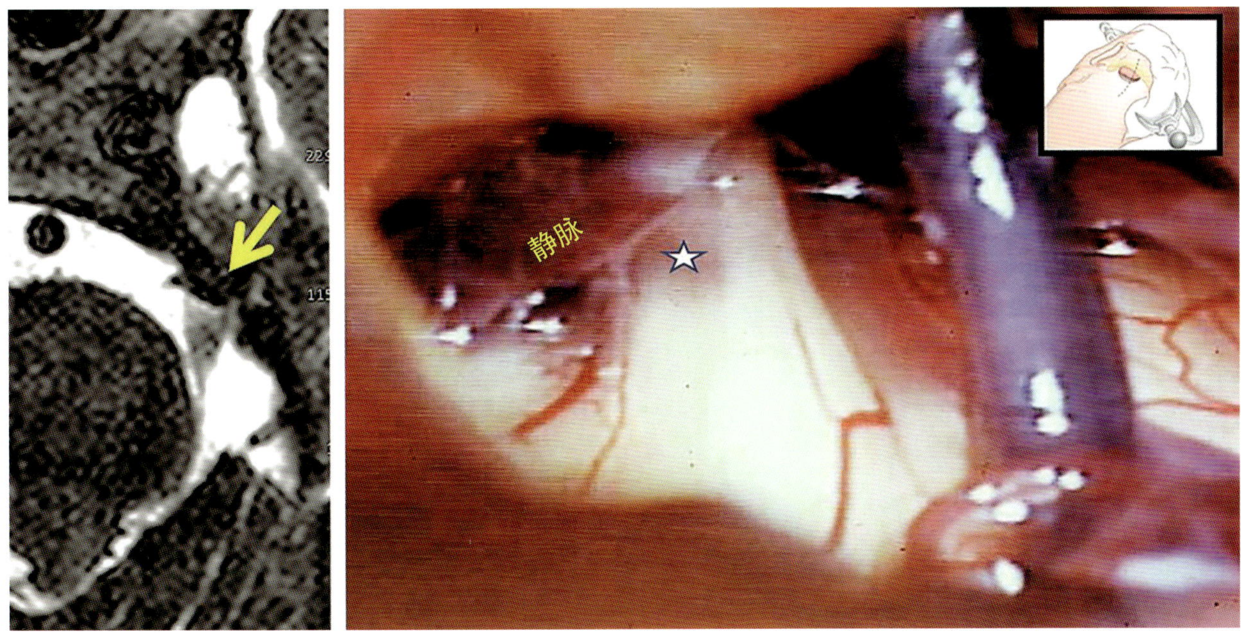

图9.13　Ⅲ级，纯静脉压迫导致根部局灶性脱髓鞘。T2-MRI显示下横静脉对神经根的严重交叉压迫。注意神经根下侧明显的局灶性脱髓鞘，与静脉压迫（白色☆）有关。42岁女性，典型左侧神经痛

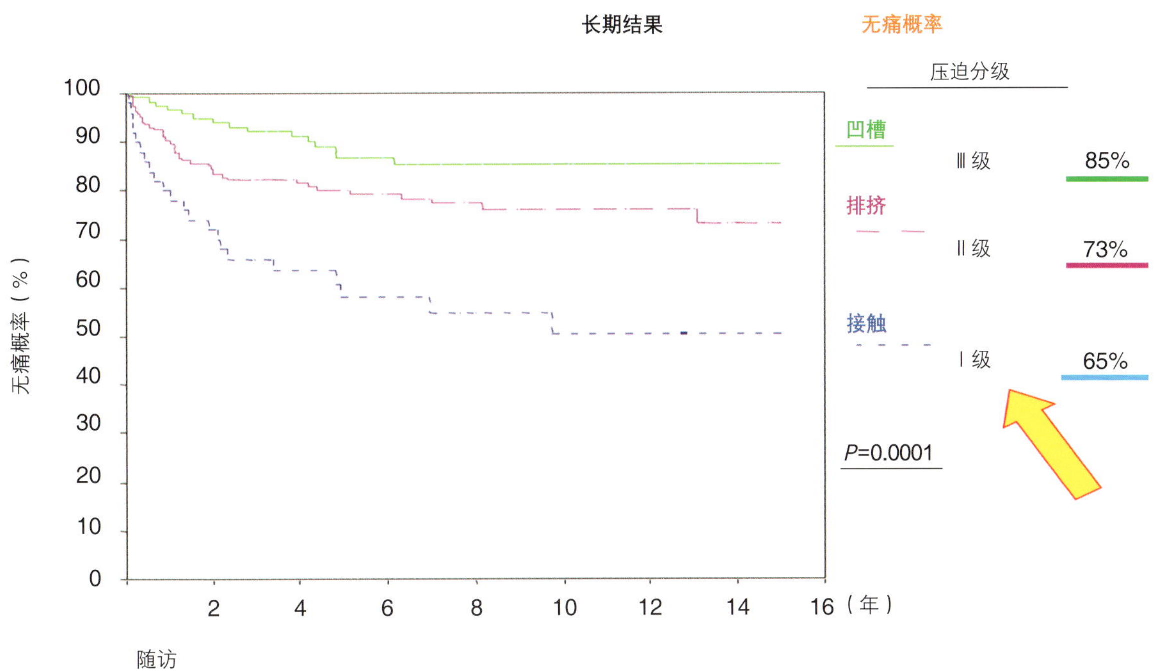

图9.14　根据神经血管压迫挤压程度的长期结果概率。Kaplan-Meier统计分析显示，在手术中发现Ⅰ级（即简单接触）压迫程度的患者组中疼痛缓解百分比较低（Sindou等，2007）

病理生理学考虑，以及目前根据可靠受挤压血管成像演示所做出的决定。

9.4 三叉神经痛微血管减压术（MVD）的主要技术风险

在进行此手术时遵守一些技术原则，可以最大限度地减少许多并发症的发生。

9.4.1 侵入时听力损失的风险：如何避免

侵入三叉神经根部时避免听力损失的更安全方法是采取幕下-小脑上途径。手术期间BAEP记录清楚表明，小脑半球的外侧到内侧回缩会导致耳蜗（和前庭）神经（图19.5）过度拉伸以及迷路动脉操作的高风险（Sindou等，1992；Polo等，2004）（图9.16）。通过锁孔颅骨的有限入路不仅可以防止脑脊液（CSF）过度耗竭和桥接岩静脉撕脱，还可以防止面部-耳蜗-前庭神经复合体的广泛暴露。开颅术和硬脑膜开口应转动在横窦（图9.17）和小脑幕下的蛛网膜轨迹下方（图9.18）。

然而，幕下-小脑上入路的缺点是使滑车神经暴露于直接手术损伤。因此，建议通过切开脑脚周窝蛛网膜来暴露小脑上动脉（SCA）及其分支，不是在滑车神经本身的层次，而是在中脑-小脑裂中尽可能低的层次。这样做的话，“无疑”可以确保神经后蛛网膜免于受到器械的创伤，尤其是吸盘的残酷误吸。

9.4.2 放弃静脉的风险：如何避免静脉梗死

静脉是典型的通过幕下-小脑上途径接触三叉神经的常见危险障碍。在这种入路中，岩上静脉系统（SPVS）是一个处于危险中的结构（Dumot和Sindou 2018），因此神经外科医生会面临牺牲或不牺牲一条或几条静脉的困境（图9.19）。一些外科医生宁愿几乎系统地全部或至少部分牺牲浅表岩上静脉系统（SPVS）以改善通路，也不会去冒从上岩窦中将岩上静脉主干剥离的风险，这

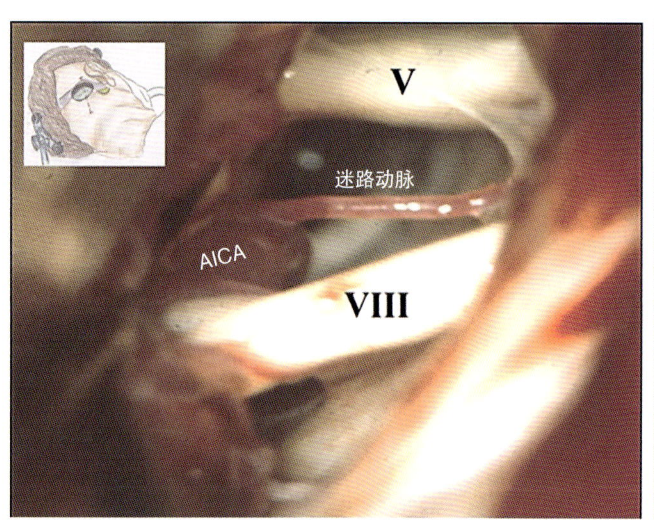

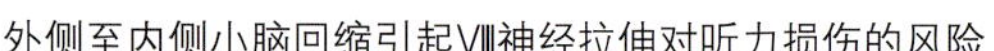
外侧至内侧小脑回缩引起Ⅷ神经拉伸对听力损伤的风险

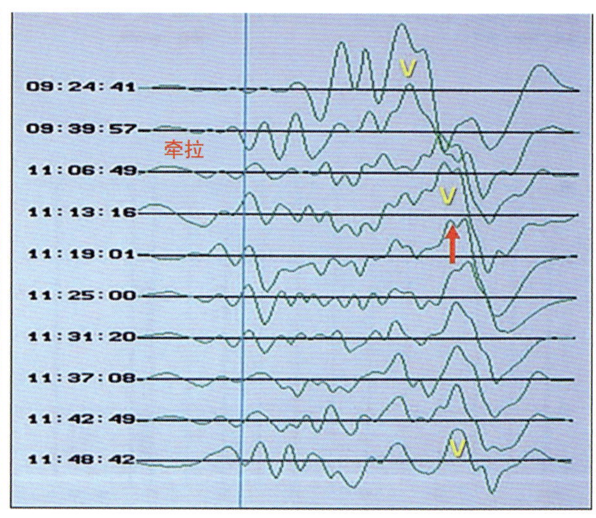

牵拉后V峰潜伏期增加

图9.15 如手术照片所示，微血管减压手术最常见的神经系统风险是出现听力和/或前庭紊乱。主要原理是耳蜗-前庭神经（Ⅷ）的拉伸，外侧至内侧小脑回缩的动作特别可能发生这种情况。结果是术中脑干听觉诱发电位（BAEP）记录中显示的峰值Ⅲ和Ⅴ的潜伏期增加）。峰值Ⅴ的潜伏期增加1ms构成了外科医生的早期预警信号（Sindou等，1992；Polo等，2004）。AICA：小脑前下动脉

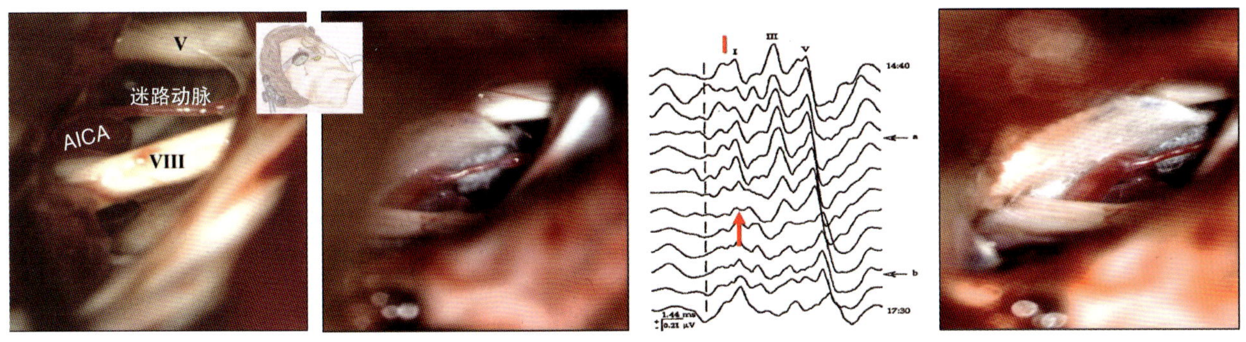

图9.16　如手术图片所详，在操作下迷路动脉（Lab. art.）或小脑前下动脉（AICA）发生血管痉挛时，听力功能可能处于危险之中。耳蜗缺血的警告信号是减少峰值 I 的振幅，如BAEP记录所示。可通过使用罂粟碱溶液冲洗（只有几滴，因为罂粟碱的pH为酸性）在几秒钟内逆转痉挛，如左侧手术图片所示（Sindou等，1992；Polo等，2004）

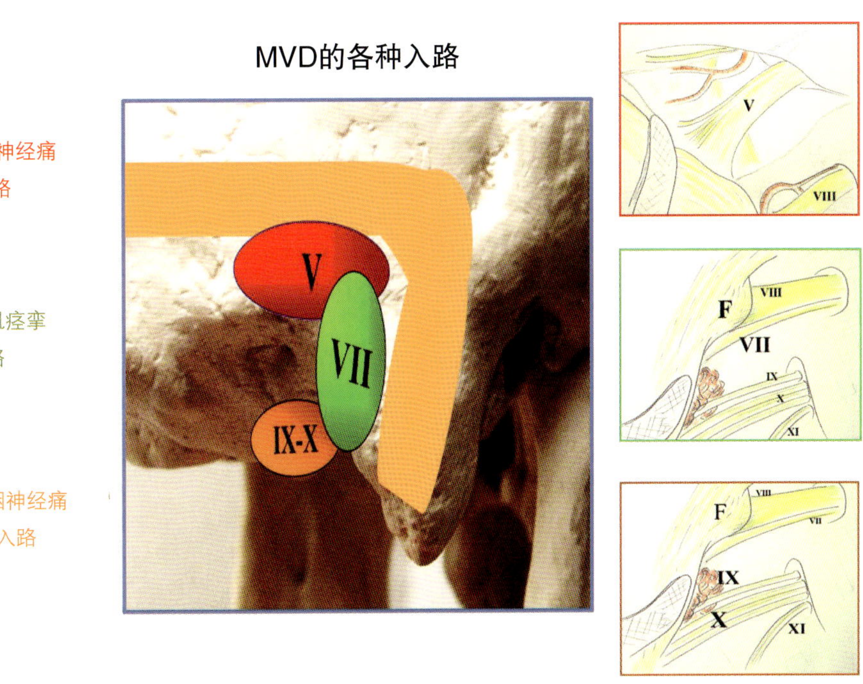

图9.17　为了避免耳蜗–前庭神经拉伸，从而减少相应紊乱的发生，桥小脑角各颅神经微血管减压的推荐入路。根据脑干听觉诱发电位记录（Sindou等，1992）

种剥离可能会造成剧烈出血。还有一些医生则主张尽可能慎重对待静脉系统（Dumot和Sindou，2018）。

从36篇报告微血管减压后静脉并发症的文章中进行文献检索，确定静脉梗死确诊率为1.6%（Sindou和Dumot，2020）。回顾我们的688例患者，有0.32%有小脑梗死，需要手术减压；有0.58%需要采用药物治疗小脑肿胀（Sindou和Dumot，2020）。据报道，脑脚幻觉、听力或步态障碍等并发症与岩上静脉（SPV）的坏死有关（Sindou和Dumot，2020）。静脉流坏死引起的并发症可能会被低估，因为大多数是短暂的或不太容易与静脉原因联系起来。此外，从图像上可以看出，小脑过度回缩和静脉梗死所造成挫伤之间

微血管减压治疗三叉神经痛

幕下-小脑上入路避免**牵拉CN Ⅷ**

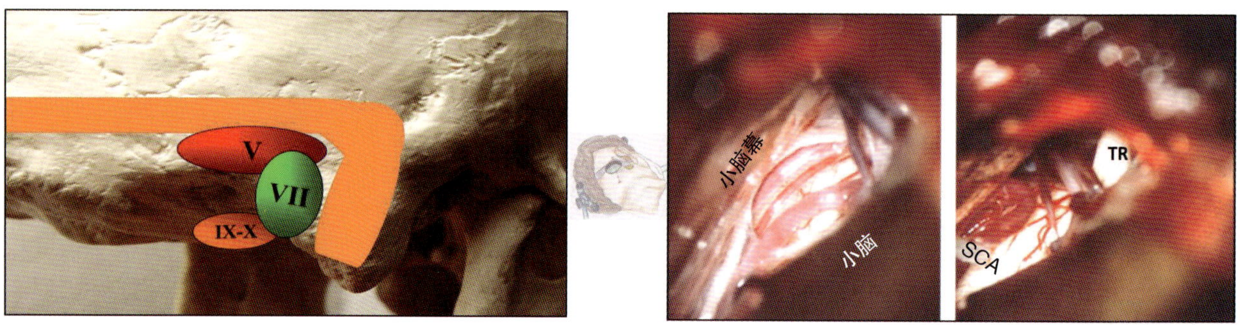

图9.18 接触三叉神经根（TR）的优选方法是通过幕下-小脑上入路。手术视图说明了使用转位法（即没有任何物质与神经根接触）来对小脑上动脉（SCA）的压迫减压。注：保留岩上静脉系统

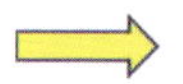

保护岩上静脉系统的重要性，
避免小脑肿胀/梗死

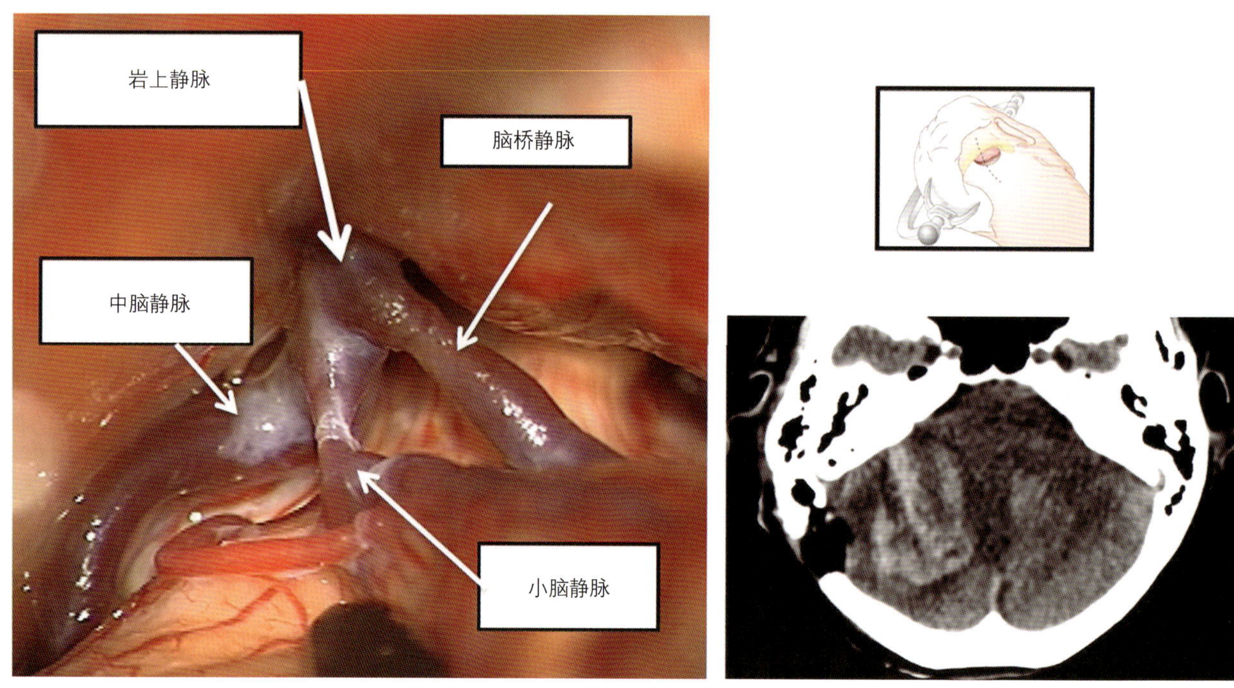

图9.19 慎重对待岩上静脉系统的重要性。CT扫描显示右小脑半球术后静脉梗死与接触三叉神经根时放弃了岩上静脉有关；岩上静脉系统及其支流的手术观点（已相当成熟）说明了牺牲这种排流系统是多么危险

的区别有时会令人难以辨别，尤其是因为可能存在共同责任（Sindou和Dumot，2020）。对于放弃静脉有害后果的预测并不可靠，因此建议尝试慎重对待静脉。为了在入路时做到这一点，应通过岩上静脉（SPV）之间的窗口到达三叉神经根，注意不要撕脱它们，如图4.7所示。

对326名连续接受微血管减压（MVD）治疗原发性三叉神经痛的患者的个人病例研究表明，

静脉神经血管压迫（NVC）的发生率相对较高（38%），或是静脉与神经根关系密切（Sindou等，2002）。不仅在三叉神经根入髓区（TREZ）有静脉挤压（16.9%），而且在中池部分（39.7%）和Meckel腔（33.1%）。受挤压静脉要么是属于浅表岩上静脉系统（SPVS）的静脉（其中大部分是岩上静脉的脑桥富集静脉），要么是来自深上岩静脉系统（dSPVS）的静脉（大多数是与孔相邻的横向交叉挤压静脉）。只有在成功远离静脉的情况下，才能够对静脉进行保护。这意味着三叉神经根部完全摆脱所有蛛网膜粘连。否则，必须进行凝血和分裂。

9.4.3 与减压相关的风险：如何避免新的挤压

不插入任何材料以及没有神经根部操作的简单减压是最理想的（图9.20）。然而，为了预防受压迫血管的再次错位——不使受压迫血管持久地保持分离是不谨慎的——引入包括合成假体在内的材料可能是有用的。一项研究对接触神经根部（=插入）和不接触神经根部（=移位）的假体（在研究中为特氟龙材料）进行了比较，支持在没有植入物与神经根接触的情况下进行手术（*P*=0.05）（Sindou等，2008）（图9.21）。这种手术在小脑上动脉较为容易，因为其具有松弛和罕见的穿孔分支，而在小脑前下动脉则会困难一些，因为小脑前下动脉中通常具有重要的脑干穿支，并且还有从神经池部分出发的迷路动脉。

理论上，当植入物不与神经根部接触时，长期治愈率明显更优，微血管减压手术（MVD）起到了“纯粹”的减压效果，而不是一些关键出版物中的传导阻滞样机制（Adams 1989）。

9.5 手术步骤

- 在气管通气的全身麻醉下，将患者放置为侧卧位，头部适度抬高，略微屈曲并向对侧旋转15°，并用三脚支架固定（图9.22）。同侧肩部用胶带粘住，向尾部和后部拉动。将乳突后区域的头发剃光。乳突和项上线是乳突后颅骨切除术的标志，通过食指触诊来识别。斜切5cm长的皮肤切口，内侧1cm将颈椎线和乳突后缘形成的角度平分。使用电灼术分开下面的皮下组织和肌肉。如果遇到枕动脉，则将用两个结扎丝线将其分开。清除乳突的后侧软组织。首先使用止血纱布擦拭骨内的乳突导静脉，然后用蜡擦拭。

图9.20 提高微血管减压疗效的先决条件

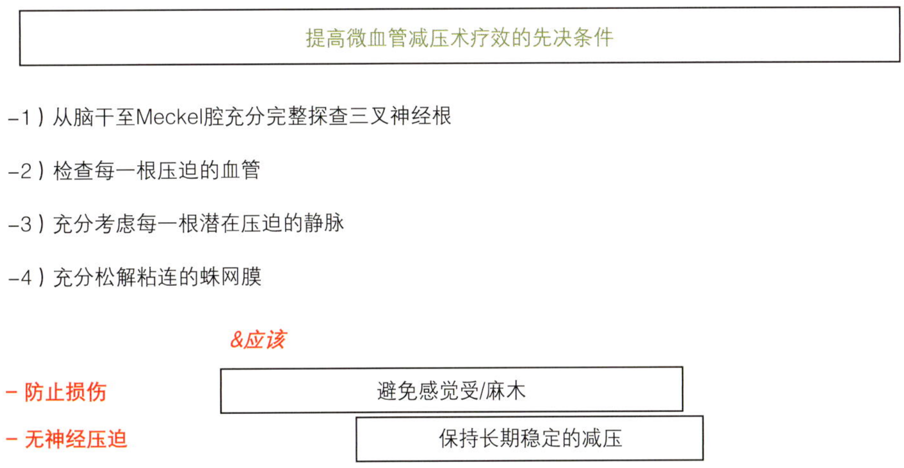

提高微血管减压术疗效的先决条件

-1）从脑干至Meckel腔充分完整探查三叉神经根

-2）检查每一根压迫的血管

-3）充分考虑每一根潜在压迫的静脉

-4）充分松解粘连的蛛网膜

&应该

– 防止损伤　　避免感觉受/麻木

– 无神经压迫　　保持长期稳定的减压

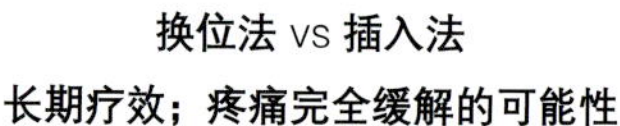

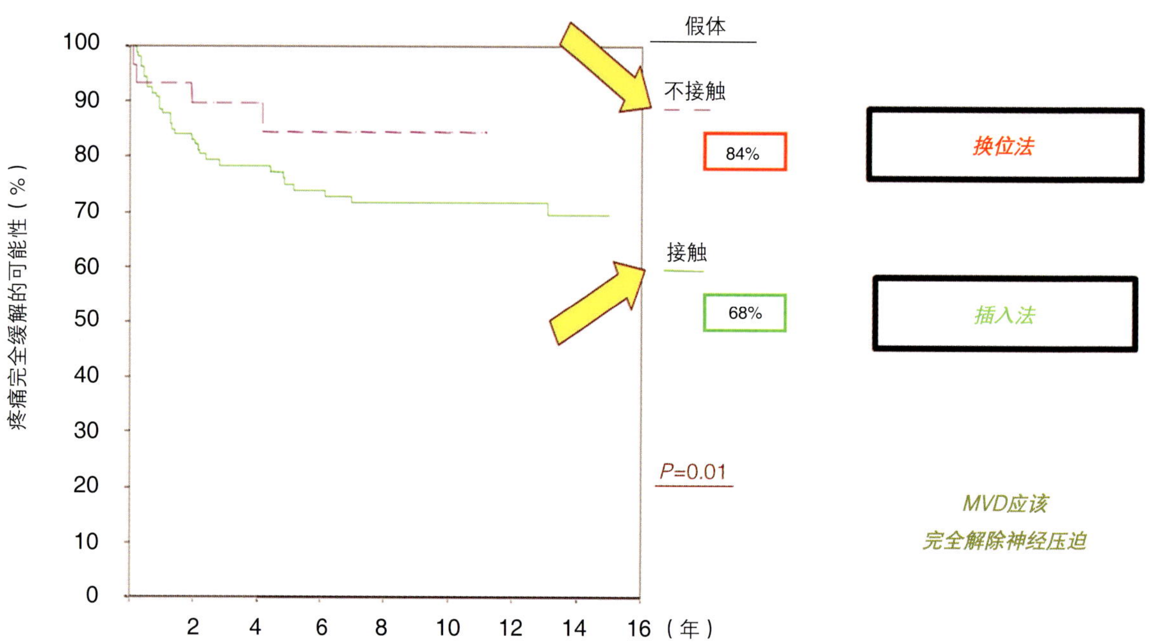

图9.21 微血管减压（MVD）应该是不会产生新挤压的。微血管减压（MVD）的目标是将受压迫的血管与被挤压的三叉神经根分开。这可以通过静脉换位或在神经根部和静脉之间插入材料来实现。Kaplan-Meier统计分析表明，当可以执行换位法时，更有可能获得较好的长期结果（P=0.01）（Sindou等，2008）

- 只需要几个特定的仪器（图9.23和图9.24）。
- 乳突后开颅术是通过在乳突底部的正后方和颈椎线下方削出一个钻孔来进行的，然后用Kerisson骨钳扩大孔，以便首先暴露横窦，然后暴露乙状窦的后缘（图9.25）。钻孔不能朝向乳突外侧，因为这会危及乙状窦，乙状窦的外壁通常被减少为黏附在骨骼上的薄内皮层。如果发生创伤和出血，由于其易碎质地，将无法缝合；包扎止血可能导致其闭塞；用一小块腱膜遮盖通常可以使窦保持通畅。相反，在侧窦的横部分进行骨切除是相对安全的，因为它的外壁比乙状窦更坚固，对骨的黏附程度更低。
- 切除的颅骨呈椭圆形，平均为宽2cm×高1.5cm，但根据病例及其解剖学奇异性而有所不同，因为微血管减压（MVD本质上应该是“定制手术”。如果乳突组织正常开放，则可以贴一块皮下组织（例如脂肪加腱膜）来遮盖乳突组织。使用蜡来封堵组织会导致（通常是延迟的）浆液性中耳炎。然后通过做两个皮瓣打开硬脑膜，一个沿横窦伸缩的上部瓣，一个沿乙状窦的外侧瓣。将装有薄刀片（Sugita-Fukushima型）的Yasargil型自留牵开器放置在小脑上表面，不要比岩上静脉水平更靠前，以便通过幕下-小脑上入路到达三叉神经根。
- 显微镜定位时，其视觉轴平行于上岩窦。覆盖脑脚背外侧的蛛网膜打开，平行于幕切迹且位于滑车神经下方1～2mm。一只手使用微型吸盘来以吸引和固定蛛网膜，另一只手使用锋利的微型剪刀。必须注意不要损伤细而脆弱的滑车神经，尤其是过度抽吸时（图9.26）。
- 然后解剖岩上干及其3个主要支流：（背侧）中脑静脉、（上方）小脑静脉和（外侧）脑桥静

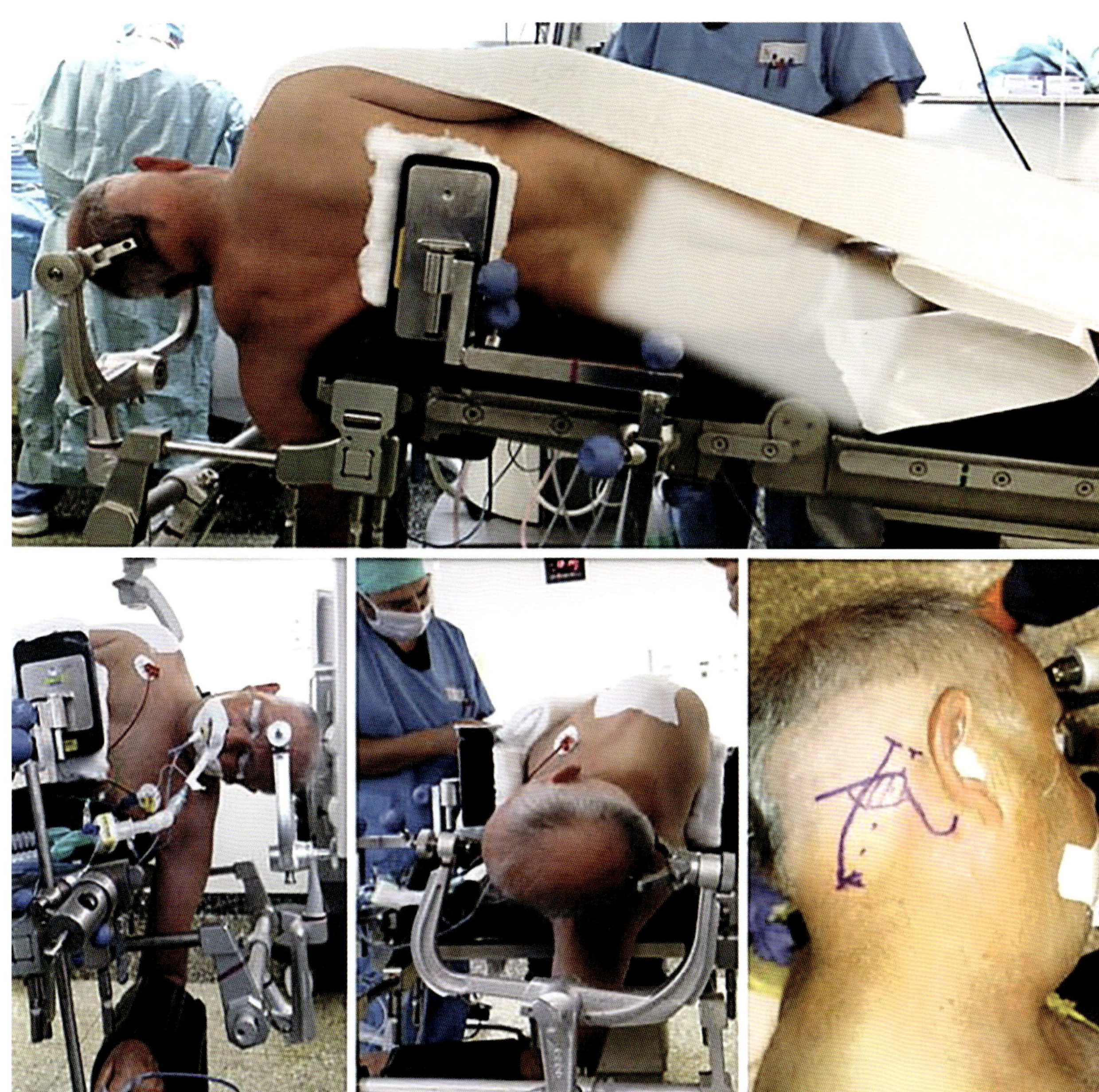

图9.22　器械。因神经血管压迫导致典型右侧三叉神经痛患者的微血管减压。患者采用侧卧位，肩部有（中等）牵引力。手术台（仅轻微）倾斜以降低头静脉压并避免脑脊液过度渗漏。注意，头部对侧旋转15°，和颅骨切除术的标志（阴影区域）低于枕嵴/横窦，并且在乳突/乙状窦的后方。皮肤切口位于颈项线和乳突后缘形成的角的平分线内侧1cm处

脉，将其从环形蛛网膜上剥离。这会使小脑向下回缩，但不会撕裂上静脉干，也不会拉伸耳蜗-前庭神经复合体。岩上干从岩上窦上撕脱会导致大量出血。然后将蛛网膜向后和向下第Ⅶ和第Ⅷ对颅神经打开；对这些神经周围的蛛网膜进行有限的解剖将降低听力并发症的可能性。然后放置牵开器尖端使小脑和小脑脑桥裂暴露，以便可以通过岩脉确定的各种三角形检查整个神经根，从脑桥到Meckel腔，并识别所有可能的神经血管压迫（NVC）。然后通过分隔软膜蛛网膜细丝（=脊索）来自由解剖神经根。蛛网膜增厚并严重黏附在三叉神经根上的情况并不少见；解剖应尽可能无创伤。

- 最常出现神经血管压迫（NVC）的血管是邻近

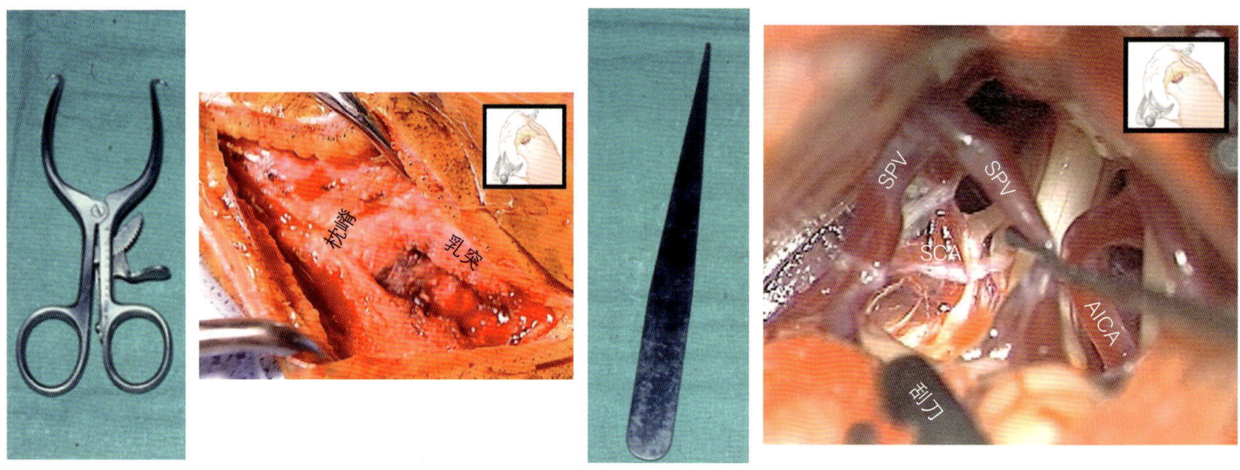

图9.23 入路器械。自牵开器暴露枕嵴和乳突（左图）；小脑半球末端狭窄使用的Sugita–Fukushima型刮刀，用于打开中脑和小脑桥脑裂（右图）

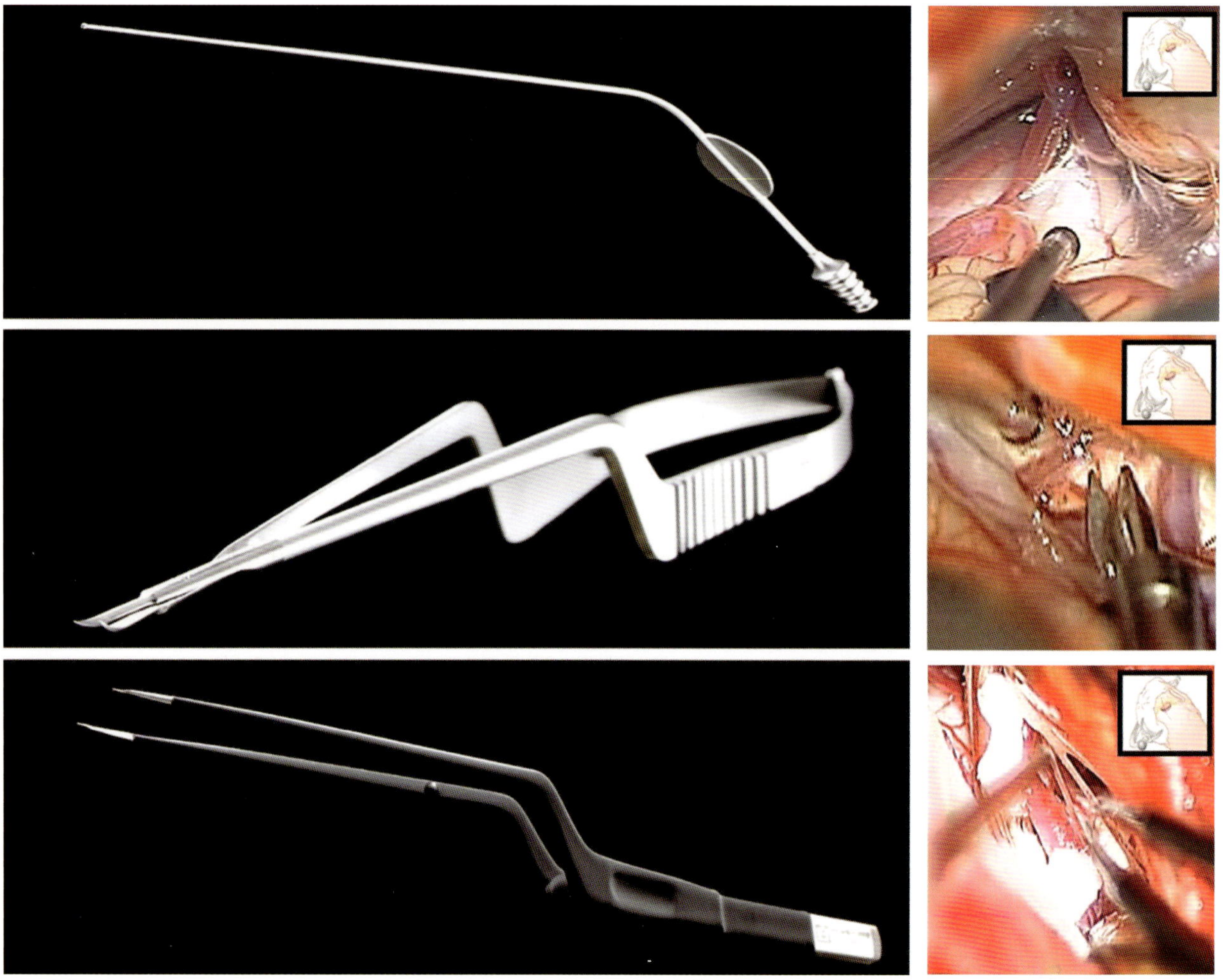

图9.24 显微外科器械。从上到下：带球尖端的吸管，可用于脑脊液抽吸，也可用作徒手钻孔牵开器和剖析探头；带有精细和弯曲尖端的微型剪刀，用于尖锐解剖；双极镊子，带有超细弧形尖端，便于精细解剖和有效限制凝血

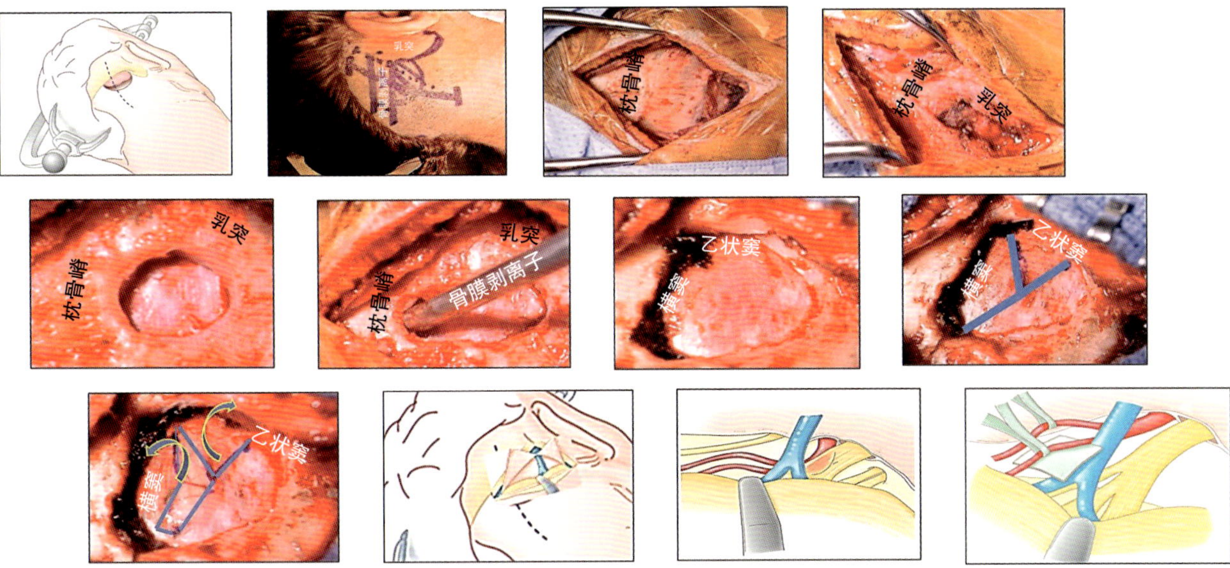

图9.25　开颅三叉神经微血管减压的步骤（右侧为图示）。上排：横窦（= 枕嵴）和乙状窦（= 乳突后缘）的皮肤标志。中排：颅骨切除术（直径2～3cm），使用Kerisson咬骨钳暴露横窦（可安全地从骨中切割）；硬脑膜瓣切口的标志：一个反映在横窦上，另一个反映在乙状窦上（注意其壁的脆弱性）。下排：幕下-小脑上通向三叉神经根部进行减压的入路

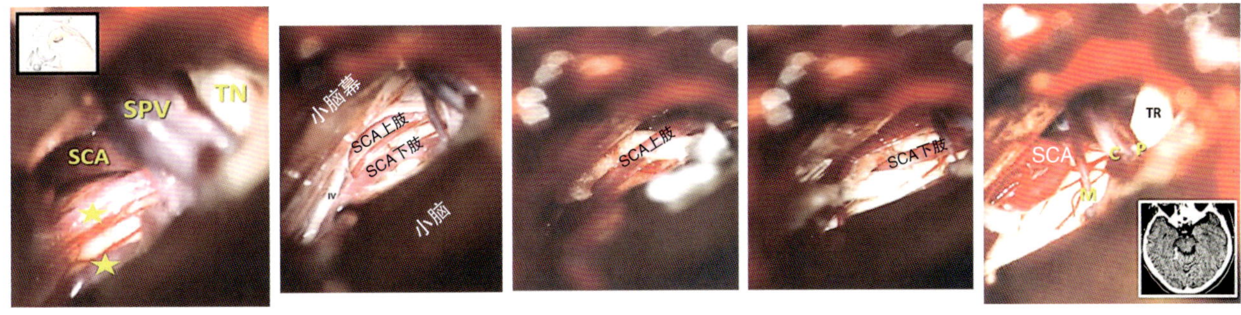

图9.26　三叉神经微血管减压的幕下-小脑上入路步骤（右侧为图示）。从左到右：通过幕下-小脑上入路暴露三叉神经（TN）。注意，岩上静脉系统（SPV）隐藏了TN和小脑上动脉（SCA）的两个分支（☆）之间的神经血管压迫。蛛网膜切口位于滑车神经（IV）下方，暴露了SCA的上支和下支。每个SCA分支上使用由特氟龙纤维制成的悬带（宽2mm，长3cm）。拉动悬带将SCA分支与三叉神经根（TR）分离。最后，减压是通过将SCA从TR处移开来进行的。请注意，SPV的3个支流（中脑、小脑、脑桥）需要慎重处理；术后CT显示特氟龙悬带将SCA固定就位

的小脑动脉（89.7%），大部分为上脑上动脉（SCA），有少量小脑前下动脉（AICA），只有极少数是椎基底动脉（VBA）。受压迫血管也可能是岩上系统的静脉，或是与动脉（29.1%）产生压迫，或是单纯的静脉挤压（8.9%）。挤压通常位于三叉神经根入髓区。事实上，它们可以位于神经根的任何位置上，不仅在入髓区（52.3%的病例），还有可能在神经根池部分（54.3%），在麦尔克氏腔的神经根出口（9.8%）处也并不罕见（Dumot和Sindou，2015）。

- 在治疗三叉神经根部的微血管减压术（MVD）中使用内镜进行检查似乎并没有带来重大帮助，但在治疗面部和耳蜗前庭神经微血管减压术（MVD）中却很有帮助。重要的是设计特定的钻孔入路，孔不能太窄，并且能够适应术前的MRI探索。
- 微血管减压术（MVD）的原理从本质上来说是

保守的，包括通过小心地分离神经和血管，将神经根从血管压迫中解放出来，并用“干预”或优选的“换位”方法，使其保持距离。

- 动脉的危险在于可能会拉伸或扭结，尤其是在换位过程中。如果在避免过度牵引主干或分支方面不加以留意，可能会发生穿孔撕脱。对血管的处理通常会产生“机械性”血管痉挛反应，可能会导致严重的缺血后果，我们有2例患者（0.1%）就发生了这样的情况。因此，在整个的血管处理过程中，使用生理盐水进行温和冲洗，如果发生血管痉挛反应，应使用（由于其pH为酸性，仅使用少量）罂粟碱溶液液滴（1mL在10mL盐水中），这是维持动脉流动的重要措施。
- 岩静脉撕脱可能导致大量出血，污染神经池空间。如果发生出血，应将小块止血纱布贴在撕裂处来尝试保持静脉通畅。必须避免使用会压缩和/或阻塞静脉的紧凑填料，否则可能会导致充血性水肿或小脑和脑干出血性梗死。
- 减压完成后，要求麻醉师在颈部双颈静脉进行持续的数字加压来确认静脉止血，如果无法做到这一点，则使用呼吸机进行Valsalva操作。使用含有（几滴）罂粟碱的生理盐水冲洗血管来再次确保动脉止血，以逆转由于手术操作引起的所有可能的痉挛。
- 硬脑膜用单针缝合。为了实现水密闭合，如有必要，从皮下筋膜（如果不可取则使用大腿筋膜）取一块腱膜固定在硬脑膜外部。事实上，“钻孔”入路使硬脑膜的密封闭合（在张力下）变得困难。我们不建议使用纤维蛋白胶，因为它吸收迅速，会导致脑脊液渗漏延迟。
- 在颅骨切除术期间打开乳突组织时，额外的脂肪组织附着在乳突组织上。建议不要将蜡注入开放的组织中，因为它可能会迁移到中耳并引起慢性浆液性中耳炎伴耳痛，或导致肉芽肿和继发感染。如果乳突组织未打开，最好将骨屑放回颅骨切除的缺损上。最后，肌肉层、皮下层和皮肤层用中断缝合线闭合。最后，使用加压敷料以避免假性脑膜膨出，并在打开乳突组织时降低脑脊液瘘或通过咽鼓管流涕的风险。

9.6 根据不同类型责任血管的MVD手术技术

9.6.1 小脑上动脉（SCA）

SCA是最常见的责任血管，通常从前外侧到后内侧走行，围绕脑干并在三叉神经根入脑桥区（TREZ）上方一定距离处分为两支（或数支），走行至小脑及小脑脚，对小脑内和上外侧面及小脑脚背外侧供血。如果SCA出现延长改变时，它会从前内侧或上外侧压迫TREZ。因为SCA的分支/侧支较长，因此移位SCA通常较容易（图9.27左图）。

具体操作方式为：①将SCA及其分支从三叉神经上充分松解并游离，并将其向上移位至小脑幕下方；②利用Teflon纤维制作3cm长、2mm宽的悬吊线，将悬吊线从责任动脉绕过并尽可能的向小脑幕方向牵拉移位责任血管；③将悬吊线的两端嵌入到小脑上与天幕下间的脑池；④将方形Teflon/Dacron棉放置到岩上静脉上，作为支撑确保血管移位效果，尽可能避免置入的Teflon棉碰触三叉神经。

9.6.2 小脑前下动脉（AICA）

AICA向脑干发出的穿支动脉一般较短，且AICA经常发出迷路动脉，这些解剖结构特点限制了AICA的充分移位。当小脑前下动脉是责任血管时，AICA会形成向上的血管袢压迫三叉神经感觉根TREZ。一般情况下，AICA责任血管袢很难安全的向下方充分移位。使用球形或片状Teflon棉通过架桥方式隔离责任血管和神经（图9.27右图）。

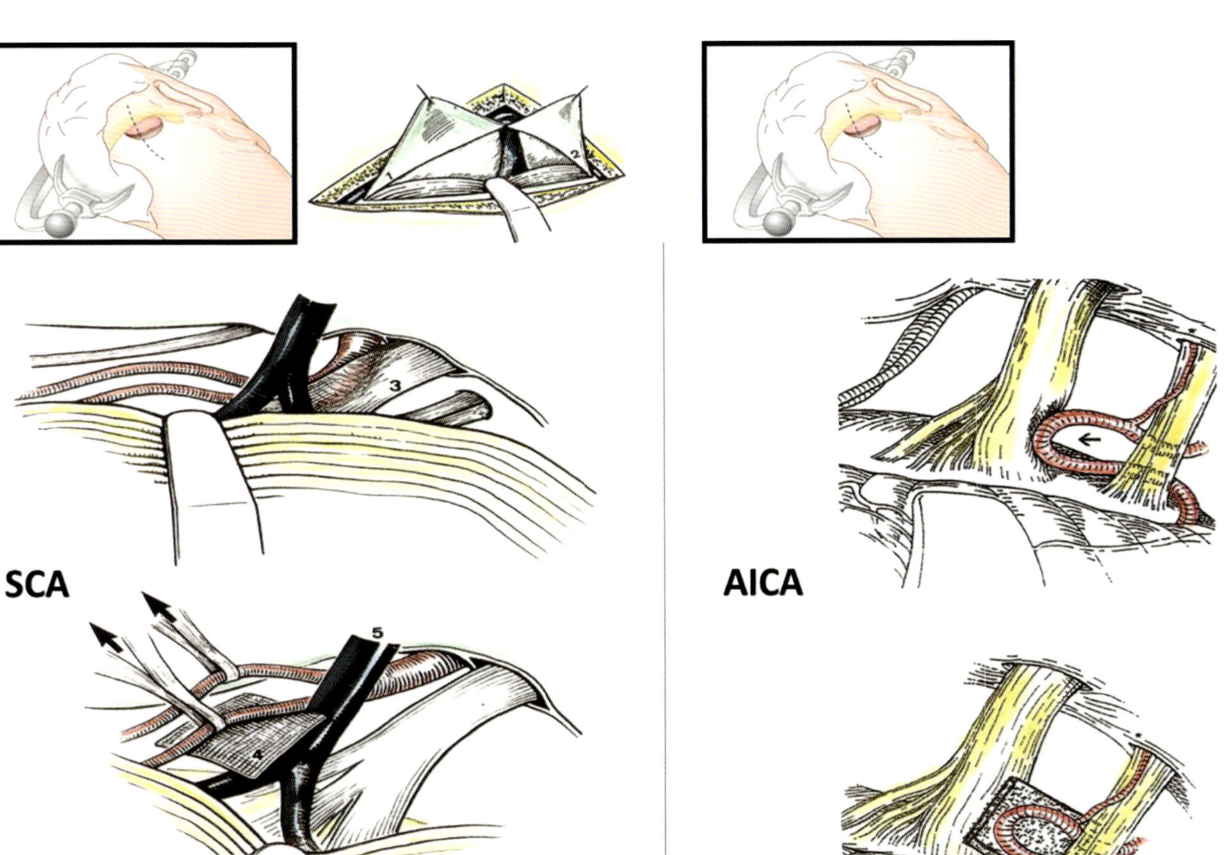

图9.27　应用“无神经新压迫技术”进行小脑上动脉（SCA）和小脑前下动脉（AICA）微血管减压手术。左图：SCA的MVD治疗右侧三叉神经痛：最上图：T形剪开硬膜后，硬膜瓣分别向横窦（1）和乙状窦（2）牵拉，进行天幕下-小脑上入路；中间图：（3）SCA自上方压迫三叉神经根；最下图：通过条状Teflon棉悬吊并移位SCA及两分支，用片状Teflon棉（4）加强移位效果，注意片状Teflon棉并未接触三叉神经根部，注意对岩上静脉（5）的保护。右图：AICA的MVD治疗右侧三叉神经痛：上图：AICA压迫三叉神经TREZ区；下图：利用架桥技术，将片状Teflon棉隔离AICA责任血管

9.6.3　椎基底动脉（VBA）

对于延长扩张的VBA导致的三叉神经痛，较为理想的方法是充分移位VBA。可使用张力较大的材料，如Goretex制作悬吊线，将VBA固定到周围硬膜上。如果VBA明显扩张且动脉硬化明显，则无法完成有效神经减压，为保证手术效果，可进行三叉神经近脑桥部感觉根部分切断（图9.28）。

关键点

将责任血管充分移位，责任血管和三叉神经不放任何材料是确保MVD手术疗效，减少复发的重要手术操作要点。

9.6.4　减压术中使用的血管神经隔离材料

关于MVD手术中使用的血管神经隔离材料，目前尚无统一标准。

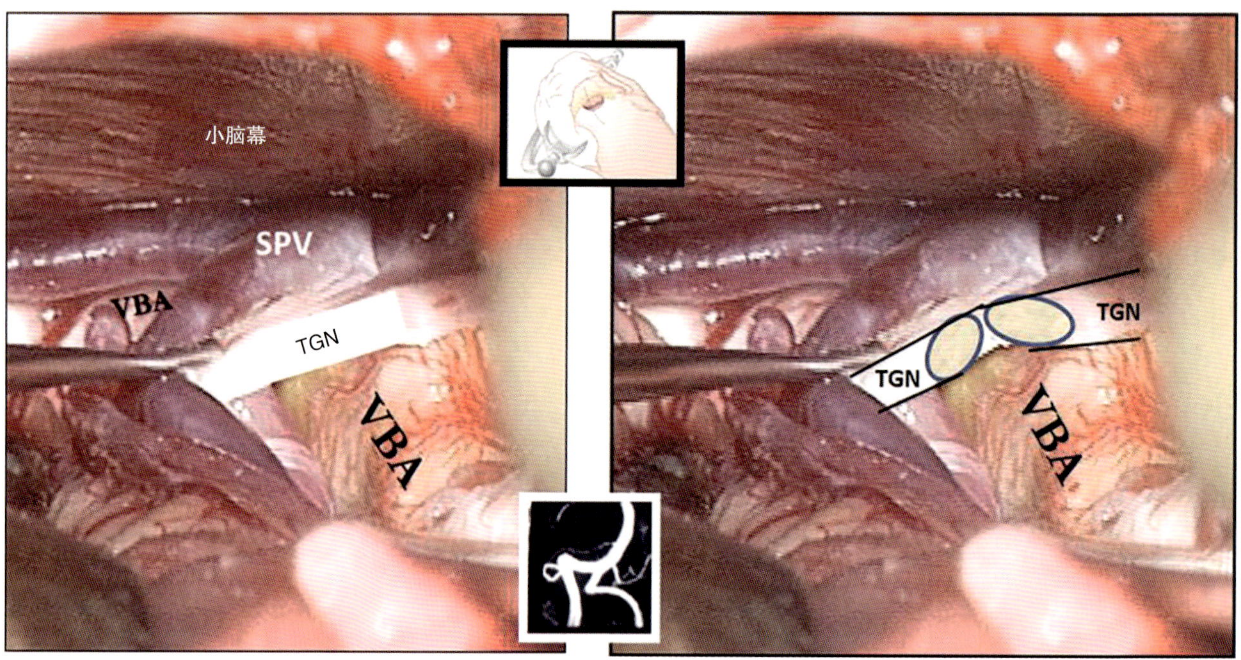

图9.28 椎基底动脉（VBA）延长扩张压迫三叉神经（TGN）（右侧三叉神经痛）。左图：TGN被前下方巨大且动脉粥样硬化明显的VBA牵拉压迫；右图：由于无法进行有效减压，对TGN脑池段感觉根进行部分切断，切断范围为TGN的下外侧2/3。SPV：岩上静脉

- 在绝大多数MVD手术中，无法仅凭完全剪开和松解桥小脑角池的蛛网膜，为责任血管和三叉神经提供游离空间，达到治疗三叉神经痛的目的。
- 将植入物单纯放置于血管与神经之间或通过悬吊方式移位责任血管（移位技术），防止责任动脉压迫三叉神经。因动脉存在“形态记忆”，防止移位动脉恢复原先位置，是三叉神经MVD手术的要点之一。
- 植入自体肌肉或腱膜容易导致局部继发纤维化和粘连，目前已不作为MVD术中血管神经隔离材料使用。脂肪组织可能具有较好的局部组织相容性，但目前MVD很少使用。
- 有很多临床试验研究MVD不同植入材料的效果；
- 可吸收明胶（Gelfoam*，辉瑞公司）、编织纤维素（Surgicel*，强生公司）以及纤维蛋白胶数天之后就被机体吸收，因此不能作为MVD血管神经隔离材料使用；
- Ivalon海绵（Unipoint Industries，Hight Point，北卡罗来纳州），主要在美国地区使用，有研究发现其可能存在对邻近的神经结构的侵蚀性，并容易导致新的神经压迫；
- PTFE-聚四氟乙烯（PTFE-Teflon），丝状或编织状是目前最常用的血管神经隔离物，而聚酯达克龙（Dacron）已很少使用。代表性图片参照图9.29。

尽管MVD缺乏置入材料的高级别实验研究，但目前丝状Teflon®是MVD术中使用的最主要置入材料。回顾以往文献（Sindou和Mercier，2018）：TEFLON-PTFE®即聚四氟乙烯，最早作为生物植入物，用于治疗声带麻痹，已经在医学领域使用了近40年。MVD使用的Teflon棉和心脏补片是相同的产品。研究发现Teflon®毡是一种组织相容性较好的置入材料（Li和Sun，2016），但也有研究持相反观点，发现其可以诱发炎症反应或炎性肉芽肿（Cho等，1994；Megerian

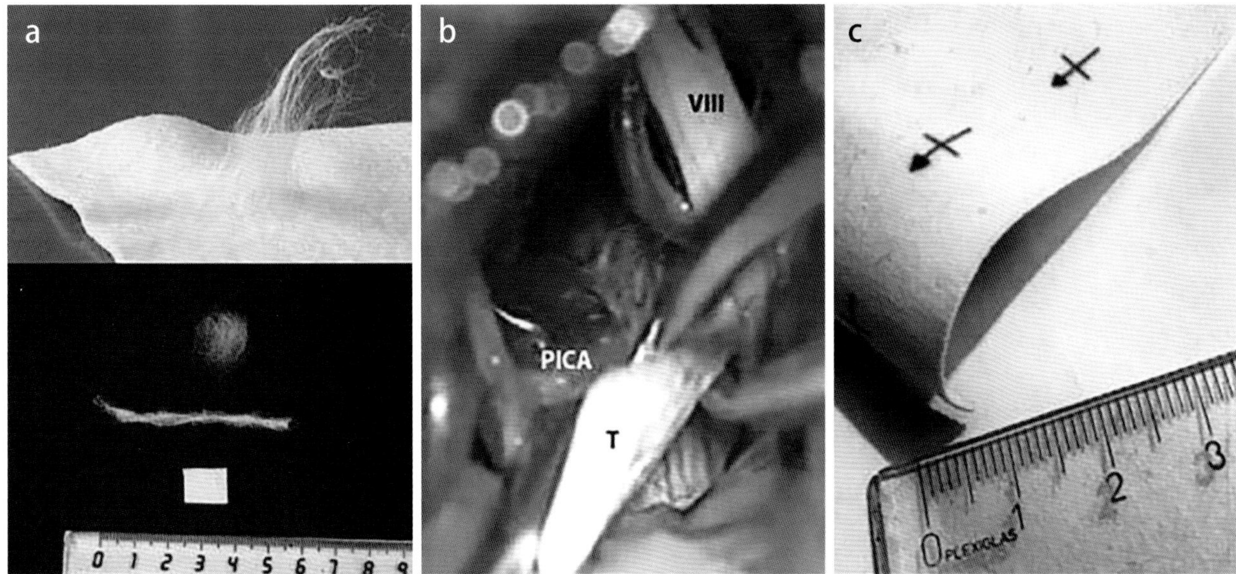

图9.29 血管神经隔离减压材料。**a.** 通过撕取丝状聚四氟乙烯Teflon®纤维（上图），制作成球状或带状Teflon棉片（下图）。因较易导致血管神经粘连，不推荐使用整块的Teflon棉片（15mm × 8mm）。**b.** 使用架桥技术，置入半硬质材料隔离责任血管PICA，治疗面肌痉挛。Edwards Outflow Tract编织Teflon棉片是半硬质置入材料。图中所示将材料置于PICA和面神经REZ区，使PICA远离面神经REZ区。之间以保持其与面部REZ以及前庭蜗神经丛之间的距离。Teflon棉片（10mm × 15mm）一端置于脑桥腹外侧，另一端放置于绒球背侧，从而发挥架桥作用，避免置入材料放置于责任血管和REZ之间。**c.** Sauvage® 聚酯纤维达克龙®比前述的两种材料更为柔软

等，1995；Fujimaki等，1996；Rath等，1996；Liao等，1997；Premsagar等，1997；Kureshi和Wilkins，1998；Bobek和Sagher，1999；Chen等，2000；Matsushima等，2000；Vitali等，2007）。当Teflon®毡因为本身丝状特征，其作为整块使用时很容易导致与周围血管神经组织的粘连。关于MVD二次手术文献和我们的临床经验，均支持这个研究结果。为减少该不良炎性反应的发生，从毡状Teflon棉上通过镊子或止血钳撕成丝状棉，仅凭拇指和食指很难有效撕成丝状。将这些丝状棉沾生理盐水后，制作成需要的形状，如球状、椭圆状、花生状等，也可以将这些丝状棉搓合成束带状（宽 ± 2mm，长2 ~ 4cm）。这些束带状Teflon棉主要作为悬吊责任血管，维持移位血管不在压迫REZ区。

我们除了优先使用丝状Teflon®棉材料外，还使用另外两种织状产品作为嵌入式材料使用：

- 当需要相对坚硬支撑材料时，可使用“Edwards Outflow Tract织状PTFE”。
- 当需要相对柔软片状材料时，可选择“Sauvage织状聚乙烯DACRON®”。

上述两种材料都由BARD Peripheral Vascular Inc公司生产（1625 West 3rd street, Tempe, AZ 85281, USA, www.bardpv.com）。

为维持移位血管位置，避免任何材料置于责任血管和REZ区，可使用悬吊（图9.30）或桥接技术（图9.31）。可以通过放置片状Teflon棉作为支架，加固血管移位效果（图9.32）。

体内的异物会导致巨细胞炎症反应而形成肉芽肿。据文献报道，目前应用最为广泛的Teflon棉，在MVD使用中其炎性肉芽肿的发生率为1.7% ~ 3.0%。炎性肉芽肿预计是13% ~ 50%的复发三叉神经痛中的主要因素。我们通过复发三叉神经再次MVD手术中总结的经验是置入的Teflon棉只有与神经根部接触时，才会发生严重的粘连。因此，不难看出，MVD手术最佳的方式是

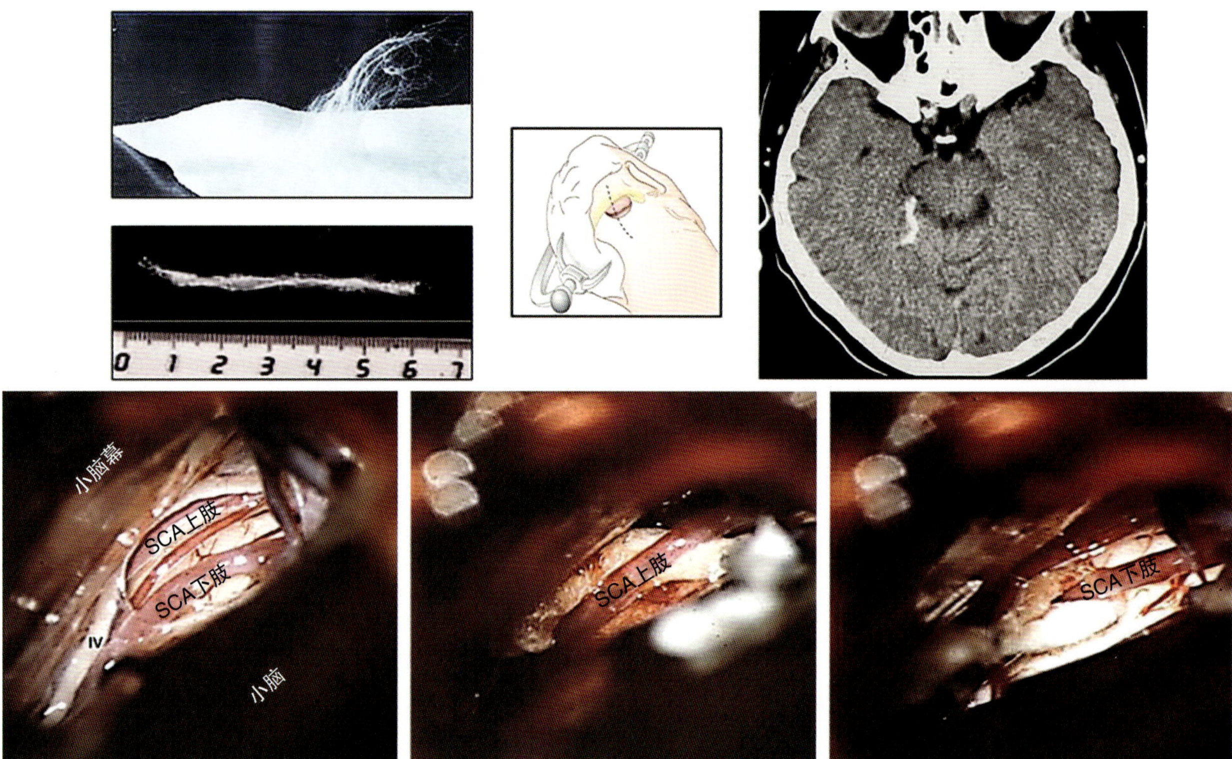

图9.30　三叉神经微血管减压术中使用移位技术治疗右侧三叉神经痛。通过撕下来的丝状Teflon制作成吊带，将小脑上动脉（SCA）的两个分支（上支和下支），向天幕侧牵拉移位。该术中照片为天幕下小脑上入路。术后头部CT示：天幕下Teflon棉吊带维持移位血管位置良好

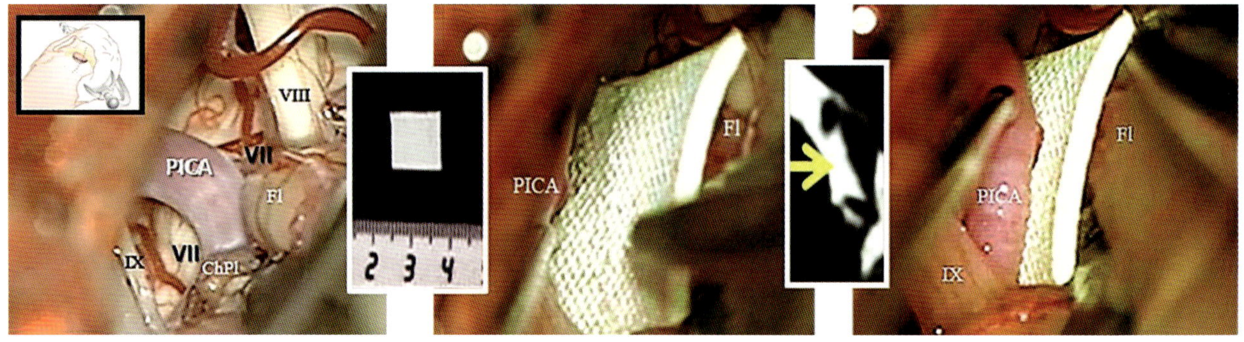

图9.31　微血管减压的桥接技术。患者因小脑后下动脉（PICA）压迫面神经REZ区，导致原发性左侧面肌痉挛。采用架桥技术，使用编织状半硬质Teflon棉垫片，植入PICA和面神经REZ之间，垫片前端放置在脑干腹侧，垫片后端放置在绒球处。从而架空了原来的血管神经压迫位置。图中可见从第四脑室外侧孔走行出来的脉络丛和下面的舌咽神经

血管的充分移位，尽可能不要在责任血管和神经间，尤其是REZ区放置任何人工材料（Sindou等，2007）。

关键点

维持移位血管的植入材料，尽可能不要与REZ区和三叉神经接触。

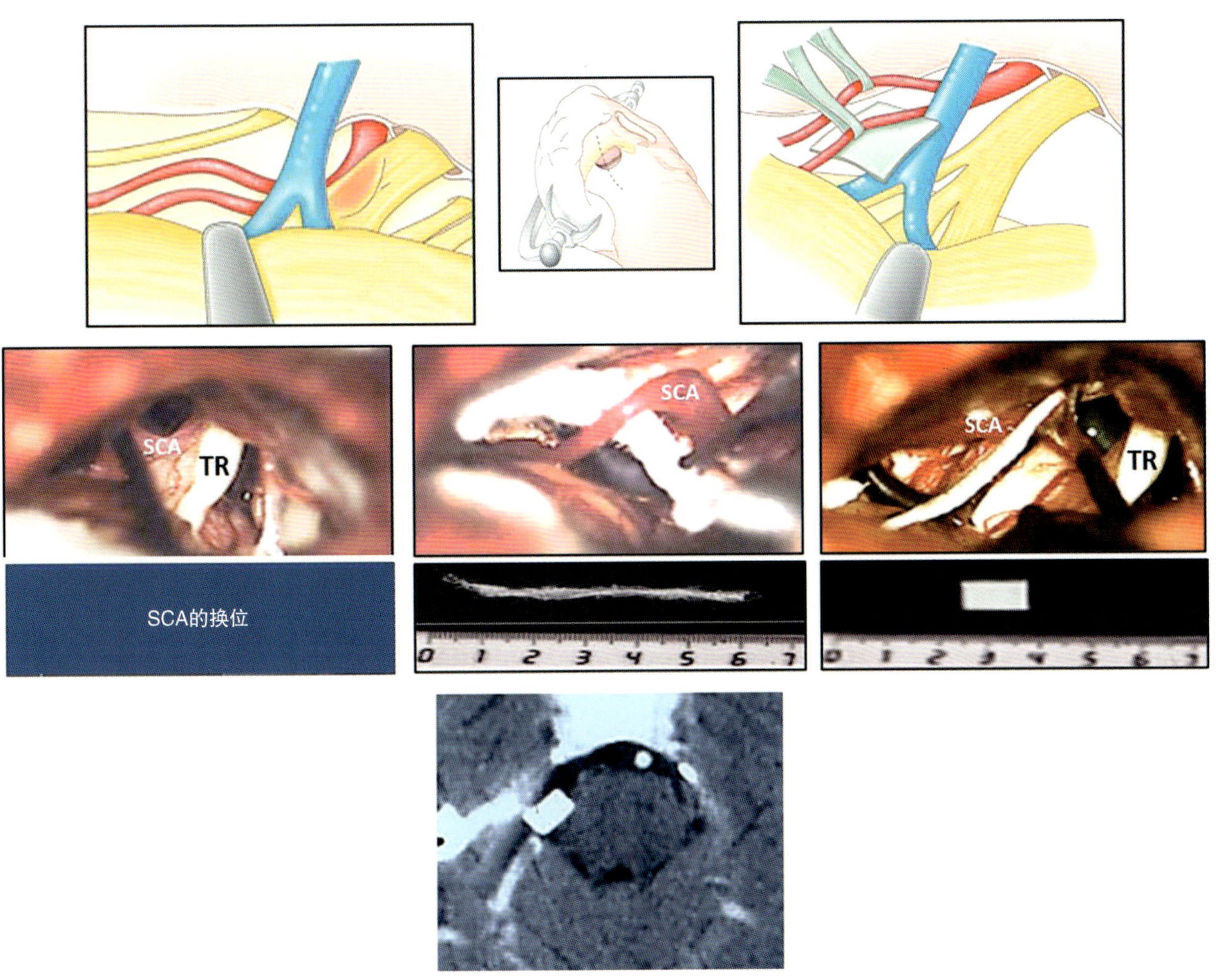

图9.32 MVD中血管移位技术。同时使用吊带和垫片来固定移位的责任血管。图中所示为小脑上动脉（SCA）导致的右侧经典三叉神经痛（原发性三叉神经痛）。第一步是将从聚四氟乙烯（PTFE）聚四氟乙烯Teflon棉上撕取的Teflon丝制成的吊带穿过SCA。然后，在动脉和岩上静脉间放置半硬质聚四氟乙烯特氟龙织状垫片，作为支撑加固移位效果，目的是尽可能不要在压迫位置处的血管神经间放置任何置入材料。术后CT扫描示置入的吊带和垫片

9.6.5 静脉神经压迫（NVC）

我们的研究发现：约38%的原发性三叉神经痛是由静脉导致的（Dumot和Sindou，2015），其中单纯静脉压迫占8.9%（图9.33），同时伴有动脉压迫占29.1%（图9.34）。该研究数据所示的静脉压迫导致三叉神经痛的比例较以往研究略有不同。除非静脉明显压迫三叉神经，出现明显的压痕和脱髓鞘改变，有些时候术中较难明确判断静脉是否为责任血管。可能的责任静脉要么属于浅部岩上静脉系统（sSPVS），大多数时责任静脉是sSPVS属支脑桥静脉或其分支；要么属于深部岩上静脉系统（dSPVS），大多数时是位于Meckel腔处的横向静脉。

处理这些责任静脉的原则是：如果静脉可以自三叉神经完全游离，那该静脉可以保留，如果不行，则需要电凝并切断责任静脉。在完全不牺牲静脉，静脉减压的成功率为63.2%（Dumot等，2017）。

我们总结了两种类型的静脉性NVC（Dumot和Sindou，2015）。第一种是动静脉混合型，迂曲延长的责任动脉将神经根推向附近的静脉，神经根被卡压在静脉上而形成明显的压痕（图9.34）。在这种情况下，通常移位责任动脉即可

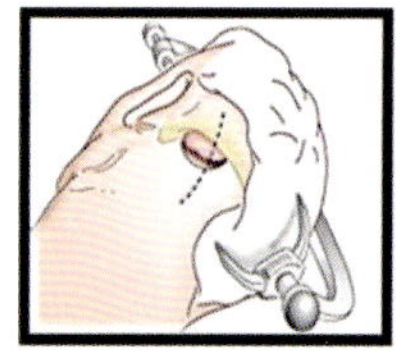
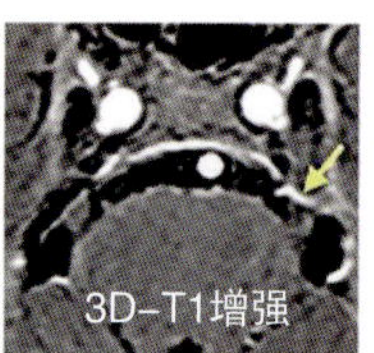

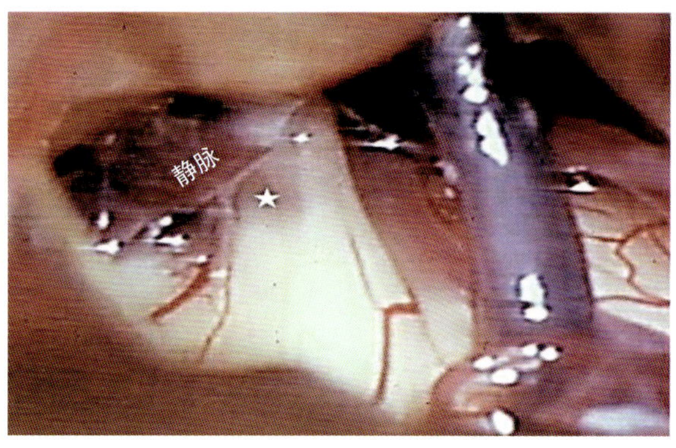

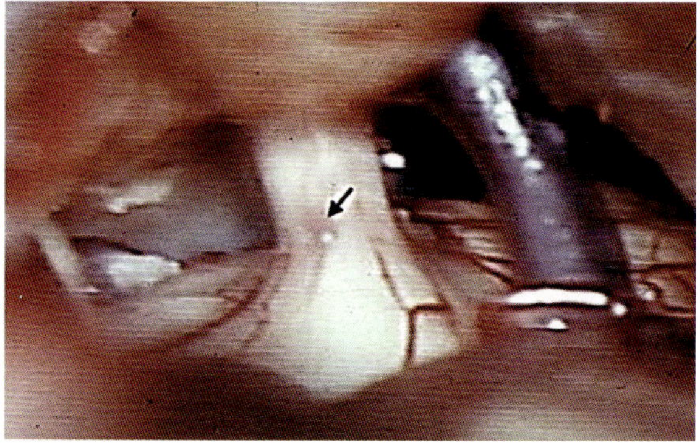

图9.33 静脉压迫三叉神经。单纯静脉压迫所导致的左侧经典三叉神经痛，术前轴位头强化MRI可见静脉于三叉神经裂孔处横跨三叉神经。责任血管是深部岩上静脉系统的属支脑桥下横静脉（左侧图片术中所见）。静脉压迫处可见明显的局部脱髓鞘改变（左图所示白色☆标记的神经根部灰色部分）。通过电凝并切断该属支，来达到充分减压目的。电凝和切断该静脉属支后，看见局部脱髓鞘改变明显（黑色箭头）

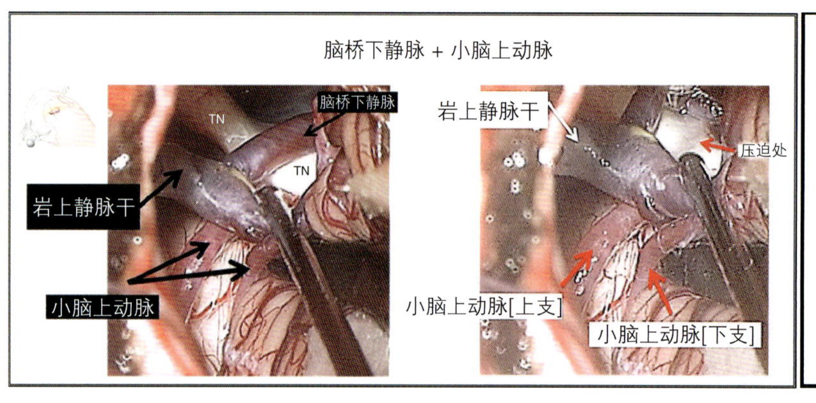

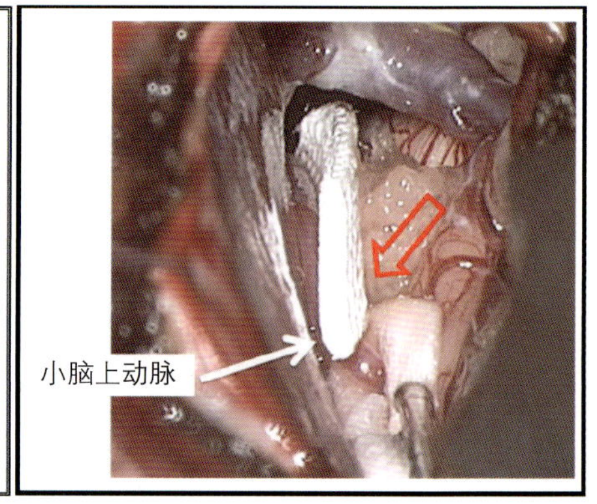

图9.34 动静脉混合神经血管压迫导致三叉神经痛的手术步骤。左图：暴露右侧三叉神经及周围血管结构。三叉神经受到背侧的脑桥下静脉和腹侧的小脑上动脉（SCA）及其两个分支的共同压迫，SCA向后下方推挤三叉神经至脑桥静脉。中图：通过显微解剖并松解游离责任静脉，可见三叉神经上明显的静脉压痕及脱髓鞘改变，局部呈灰色（红色箭头）。右侧：通过移位SCA及其分支，并放置半硬质Teflon片，维持责任动脉移位后位置

达到减压效果和治疗目的。第二种是单纯静脉压迫型，多见于Meckel腔处的dSPVS的属支下横静脉的压迫（图9.33）。在这种情况下，最常见的处理办法是电凝并切断该责任静脉。

当静脉与神经走行平行时，很难判断该静脉是否为责任血管。可以保留该静脉，并将其从神经上充分游离，放置垫棉防止其复位。通常难以准确判断静脉是否可以牺牲不会出现静脉性梗死等后果，因此如果可能，需要尽可能保留粗大的静脉属支。

9.7 MVD手术疗效

9.7.1 疼痛缓解情况

我们分析了大宗的临床研究数据和Meta分析结果，在表9.2中总结了不同研究结果。不同研

表9.2　微血管减压术后预后（文献综述）

MVD								
患者数量（人）	随访平均时间（年）	术后早期疼痛缓解率	术后晚期疼痛缓解率	副作用（感觉减退）（+/++）	副作用（三叉神经运动减退）	并发症（感觉迟钝）	并发症（颅神经麻痹）	并发症（永久严重致残率）
246	5.1	—	83%					
178	5.2	94%	84%					1.10%
109	4.8	—	76%					
133	5	—	84%					0.70%
1155	6	98%	70%	（++）16.5%	0%	1.60%	3%	0.30%
135	1.4	—	83%				3%	
281	10	92	86%					
146	5.7	96%	89%			1.40%		1.30%
146	3.2	85%	89%					
225	10	76%	63%			1.40%	5.30%	0.80%
1188	5	98%	80%					
114	2	—	82%					
156	10	93%	74%					
220	5.3	89%	84%				2%	
362	8	86%	80%	（+）10%；（++）4%			1.90%	0.30%
119	3.3	91%	81%					
266	7	98%	71%					
156	9.7	88%	82%					
154	5.6	84%	72%					
226	6	85%	83%					

纳入综述文献标准：样本例数（MVD）>100例，临床随访至少有1年，详细记录了术后和随访结束时的面部疼痛缓解情况；综述的研究中关于并发症/不良反应的记录详细程度存在一定差异

究涉及的疼痛缓解程度及存在时间的标准差异较大，因此结果很难相互比较。

在我们的系列研究中（Sindou等，2002，2006，2007，2008；Dumot等，2017），如果患者没有疼痛或仅有间断疼痛且无须治疗，即分别为BNI Ⅰ级或Ⅱ级。我们对356例患者进行了Kaplan-Meir统计分析，1年治愈率为81.2%，15年治愈率为73.4%（图9.35）。无论临床表现是典型还是不典型，长期疗效都相似（Sindou等，2006）（图9.36）；但是，术前的疼痛需要一定的时间才能消失。术后效果与血管压迫神经程度密切相关。Ⅰ级血管神经压迫的患者15年的疼痛缓解率只有65%，而Ⅱ级和Ⅲ级血管神经压迫的患者，15年的治愈率分别高达75%和85%（Sindou等，2007）（图9.37）。

近期发表的一篇涵盖17项涉及5124例患者的综述，MVD预后我们上述的研究结果基本一致（Sindou和Brinzeu，2018）。80%～98%的患者（平均91.8%）的术后疼痛即刻缓解，62%～89%的患者（平均76.6%）在随访结束时（根据系列研究的不同，随访时间为5～11年，平均7年）疼痛得到持续完全缓解。

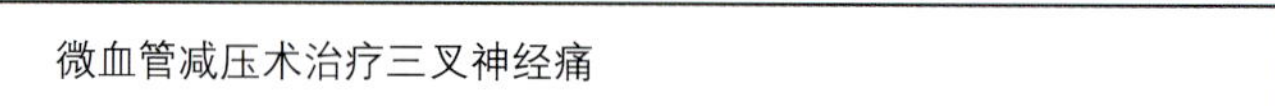

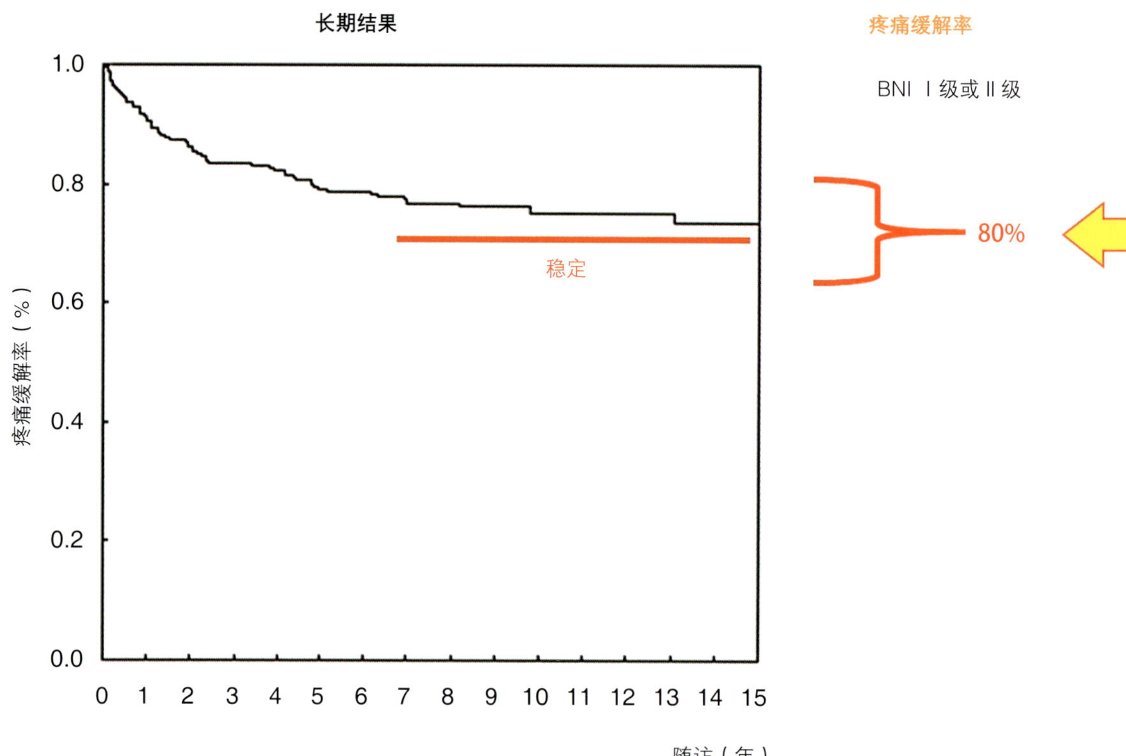

图9.35 接受微血管减压术（MVD）治疗的经典三叉神经痛患者长期（15年）疼痛缓解（BNI Ⅰ级或Ⅱ级）的概率为80%。数据来自1800例接受作者治疗的微血管减压术的患者。研究采用Kaplan–Meier统计分析。需注意随访2年后，疼痛缓解率相对稳定（Sindou等，2007）

Barker对Jannetta的一项大宗MVD数据进行研究分析，其中包括了1185例患者，随访时间长达20年（中位数6.2年），82%的患者疼痛术后立即得到了很好的缓解，70%的患者在接受治疗10年后仍能保持这种疼痛缓解效果（Barker等，1997）。

欧洲神经病学学会对21个已发表的系列研究进行了回顾分析，这些系列研究重新分组了5149例患者，平均随访时间为3～10.9年。其中初始疼痛缓解率、随访时无痛率和复发率分别为80%～98.2%、62%～89%和4%～38%，计算得出的平均初始疼痛缓解率、随访时无痛率和复发率分别为93.7%、84%和21.2%（Bendtsen等，2019）。

2007年我们对可能影响MVD预后的因素进行了分析研究（Sindou等，2007）。预后的影响因素总结如下：

1. 与神经痛症状无关因素：疼痛侧别、范围和程度与预后无关。如果患者存在的背景痛不是由于先前毁损手术导致的，则存在不典型临床表现的患者（Burchiel Ⅱ型）与典型症状患者（Burchiel Ⅰ型）预后相同（Sindou等，2006）。
2. 与解剖及血管压迫神经程度相关因素：责任动脉、责任静脉（静脉为非平行接触而为交叉压

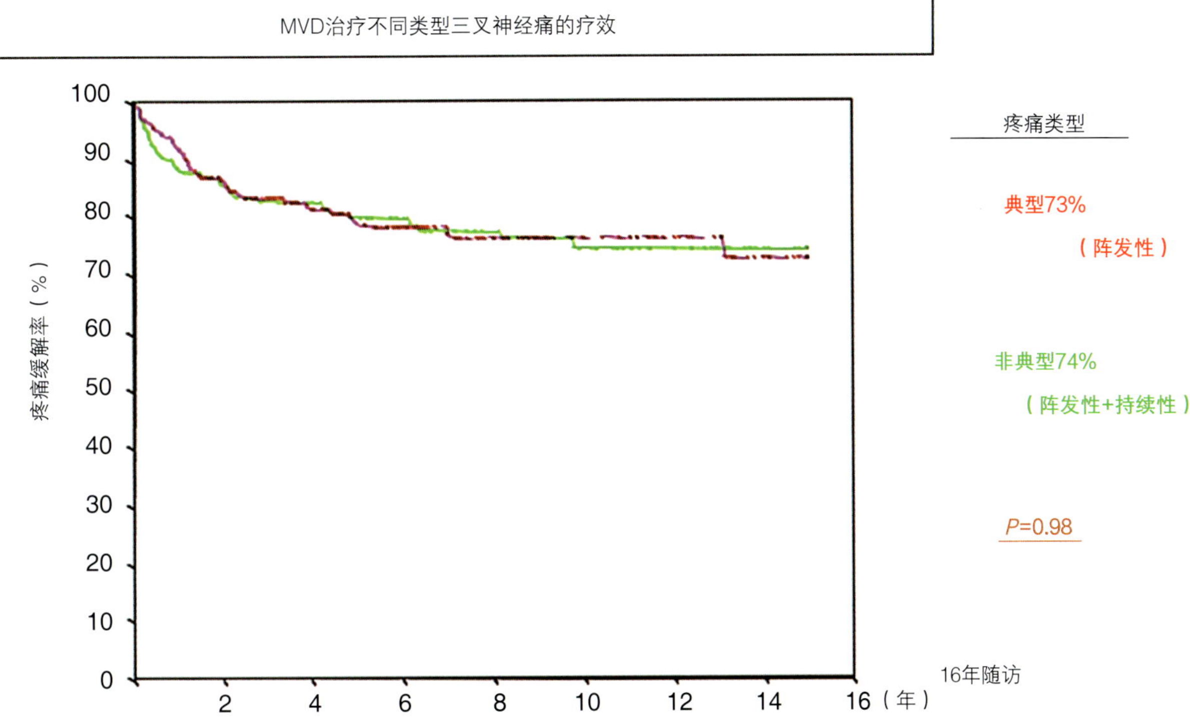

图9.36　典型三叉神经痛患者根据临床表现：典型（即单纯突发性疼痛）或非典型（即阵发性疼痛伴有持续性背景痛）不同，长期随访下（15年），MVD对缓解疼痛的治疗效果（BNI Ⅰ级或Ⅱ级）。两种临床表现患者疼痛缓解无统计学差异（P=0.98），但在非典型表现的三叉神经痛患者中，持续性疼痛的消失往往需要数月至数年（Sindou，2007）

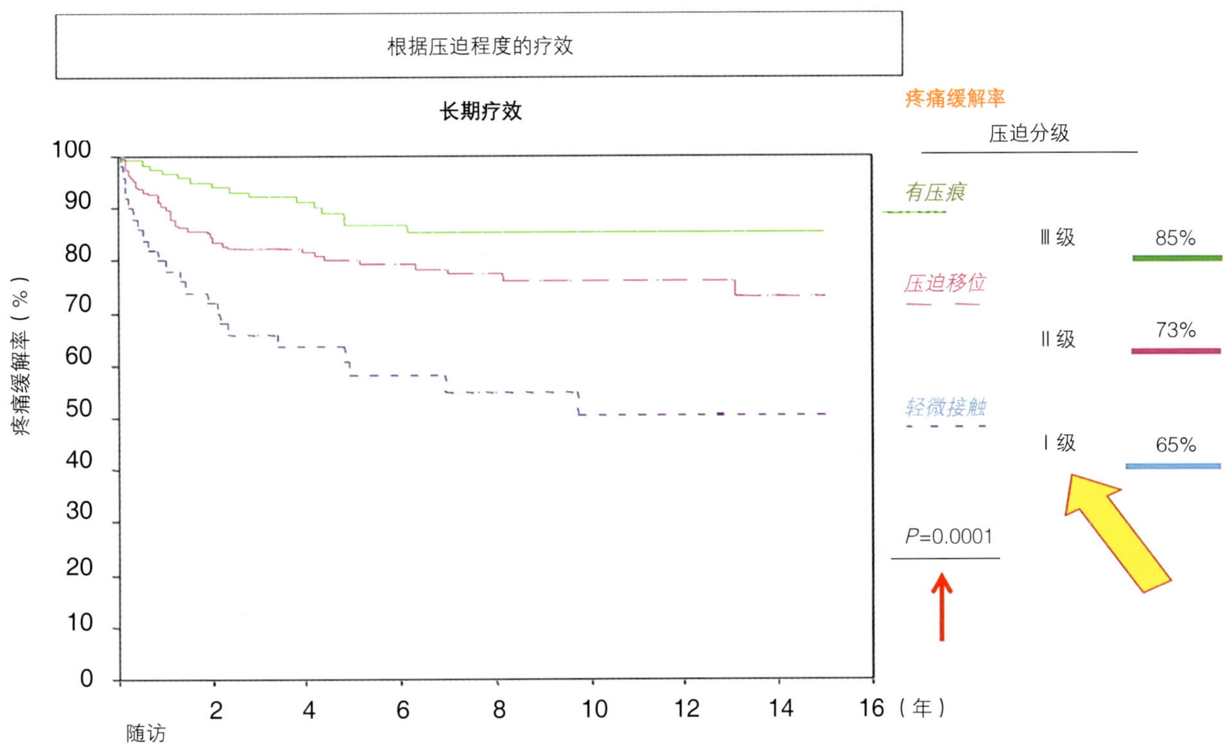

图9.37　根据手术时评估的责任动脉对神经的压迫程度，长期（15年）随访下MVD后疼痛缓解率（BNI Ⅰ级或Ⅱ级）的差异。在压迫等级为Ⅰ（即轻微接触）的患者组中，疼痛缓解率仅为65%。这提示这些患者中，可能存在导致三叉神经痛的其他因素（Sindou等，2007）

迫神经）、神经压迫位置均对预后影响无显著统计学差异。然而，血管压迫神经的严重程度与预后显著相关。压迫程度越严重，术后效果越好（P=0.0001）（Sindou等，2007）。局部存在严重蛛网膜炎症，是术后效果预后不良的预测因素（P=0.002）（Dumot等，2017；Mazzucchi等，2019）（图9.38）。三叉神经是否存在萎缩与预后无相关性（P=0.36）（Sindou等，2007）（图9.39）。

3. 与患者流行病学相关因素：性别、手术时年龄（图9.40）、高血压病史、三叉神经痛病程时间均与预后无相关性。

有文献报道：出现面部疼痛的年龄越早、女性、术前病程时间、静脉压迫是三叉神经痛MVD后复发的重要因素。但通过我们的数据分析，并未能得出相同的结论。

9.7.2 静脉压迫的疑云

三叉神经周围静脉众多，有些情况下很难判定静脉是否为责任血管。静脉压迫是否以导致三叉神经痛存在一定争议。我们的经验是静脉压迫导致三叉神经痛的可能性比想象的要高，在我们一项涉及326例经典三叉神经痛患者的临床

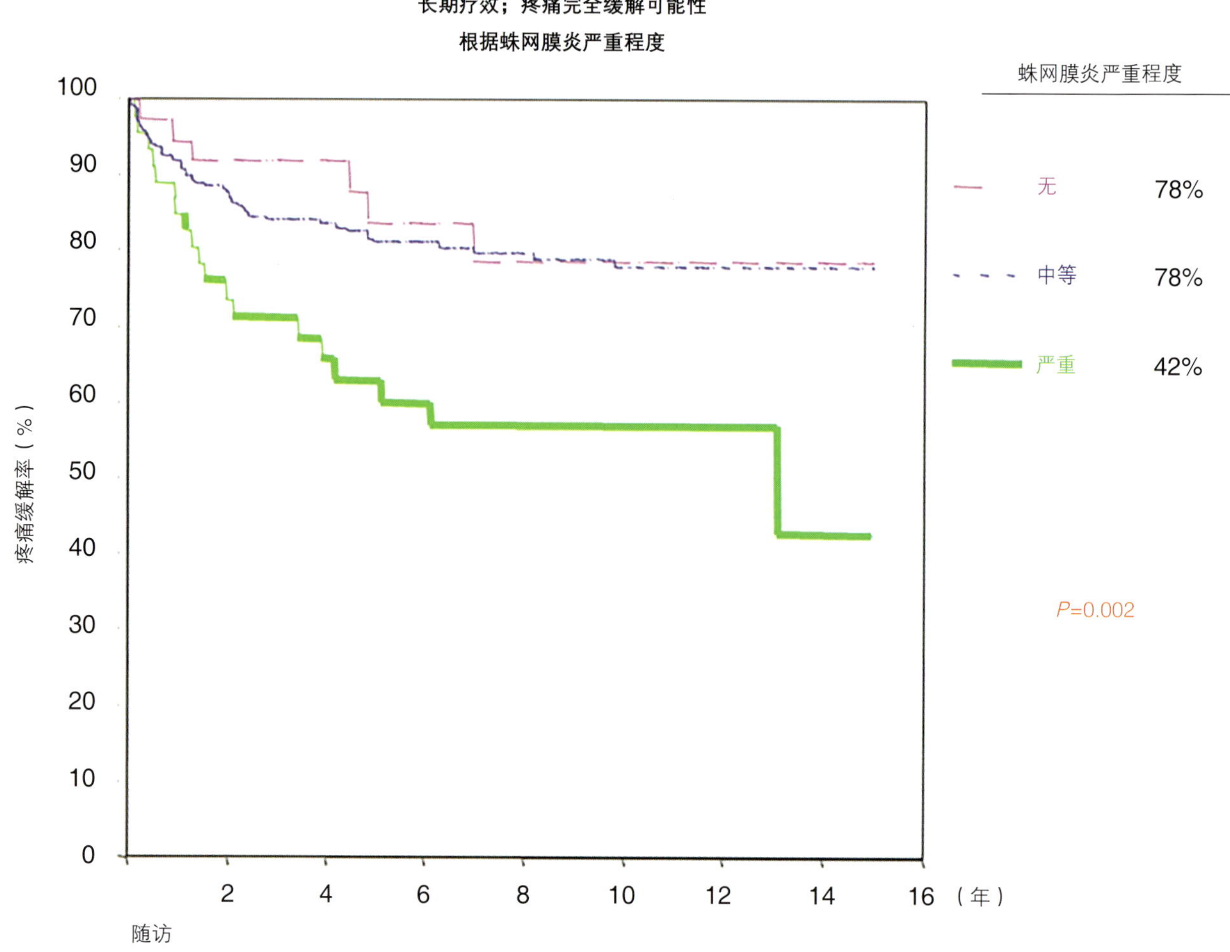

图9.38 根据术中判断是否存在与动脉压迫相关的蛛网膜炎，分析长期随访下（15年）MVD后典型三叉神经痛患者疼痛缓解（BNI Ⅰ级或Ⅱ级）的差异。蛛网膜炎表现为蛛网膜局部增厚并与根部粘连，通过随访发现这是MVD预后不良的重要因素（P=0.002）（Sindou等，2007）

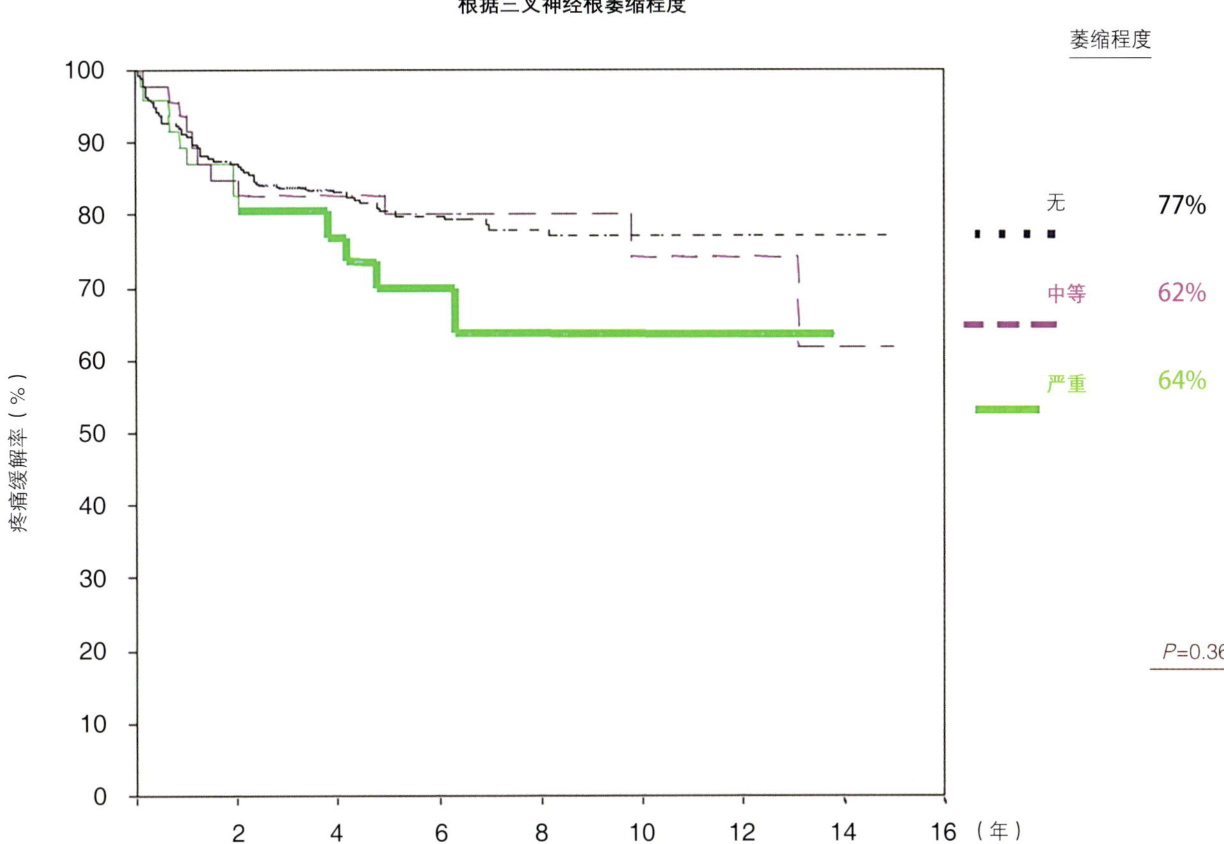

图9.39　根据是否存在三叉神经根的萎缩，分析长期随访下（15年）MVD后典型三叉神经痛患者疼痛缓解（BNI Ⅰ级或Ⅱ级）的差异。尽管三叉神经根严重萎缩组的疼痛缓解概率较低，但差异不具有统计学意义（*P*=0.36）（Sindou等，2007）

研究中，38%患者有静脉压迫所致，其中静脉作为最主要的责任血管占比高达17.5%（Dumot和Sindou，2015）；29%的患者为动静脉混合压迫，9%则为单纯静脉压迫。

如图9.34所示，在混合型血管神经压迫中，动脉常将神经根推向静脉，静脉一侧出现脱髓鞘改变。如图9.33所示，在单纯静脉血管神经压迫中，通常是三叉神经裂孔处的下横静脉呈交叉压迫三叉神经。

需要十分谨慎判断静脉是否为责任血管，从我们的经验看，主要判断标准为静脉与神经交叉，并产生明确压迫，尤其是可以明确辨识压痕和局部脱髓鞘变化。与神经伴行或平行的静脉，通常很难成为责任血管。

在我们的系列研究中，针对静脉性压迫三叉神经痛MVD的预后进行了Kaplan-Meir统计学分析（Dumot等，2017）。静脉性压迫和动脉性压迫预后基本相同，静脉压迫程度越严重，术后预后越好，局部蛛网膜炎越严重，术后预后越差。详细结果可参照图9.41～图9.45。

9.7.3　并发症

三叉神经痛MVD死亡率文献报道为0～1.2%（总体约0.3%），在我们的研究中为0.3%。死亡率主要与小脑或脑干梗死有关，包括动脉性和静

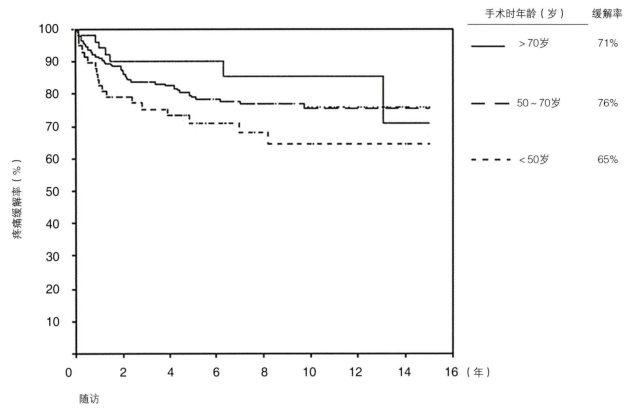

长期疗效；疼痛完全缓解可能性
根据年龄

手术时年龄（岁）	缓解率
＞70岁	71%
50～70岁	76%
＜50岁	65%

疼痛缓解率（%）
100 90 80 70 60 50 40 30 20 10
0 2 4 6 8 10 12 14 16（年）
随访

图9.40 手术时年龄对MVD长期疗效影响的分析。50岁以下组的疼痛缓解率较低，70岁以上的老年患者疼痛缓解率较高。然而这些差异并没有达到统计学意义（Sindou等，2007）

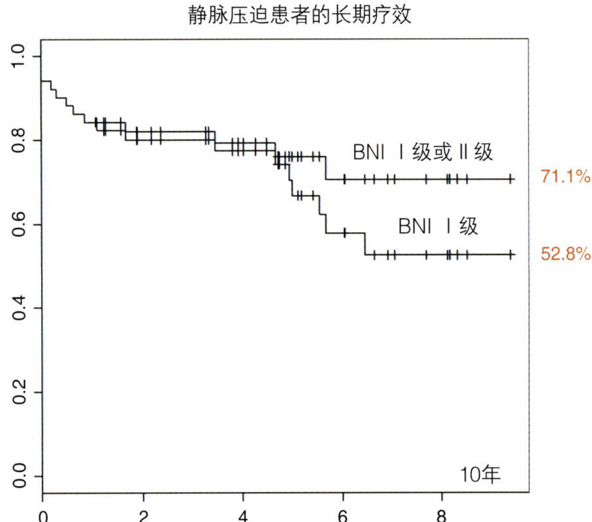

图9.41 静脉压迫患者MVD术后疼痛缓解的随访分析。在纳入研究的55例患者，10年的随访观察中，在术后8年71.1%的患者疼痛缓解（BNI Ⅰ级或Ⅱ级），其中52.8%的患者疼痛缓解达到BNI Ⅰ级（Dumot等，2017）

脉性梗死。主要是桥小脑角区动脉的操作和静脉的牺牲导致的动脉或静脉性梗死。

据文献报道，永久性听力损失比例为0.8%～4.5%（平均1.2%），在我们的系列研究中为1.5%。

严重面瘫的发生率为0.5%～1.5%（平均0.9%），在我们的系列研究中发生率为1.1%。文献报道的永久性滑车神经麻痹平均发生率为1.1%（在我们的系列研究中为0.5%）。

脑脊液渗漏（主要表现为假性脑膜膨出和脑脊液鼻漏）的发生率为2%～17%。在我们的系列研究中，可能由于我们在水密性缝合硬膜后，在硬膜外放置脂肪组织，我们的脑脊液漏的发生率仅为3%。

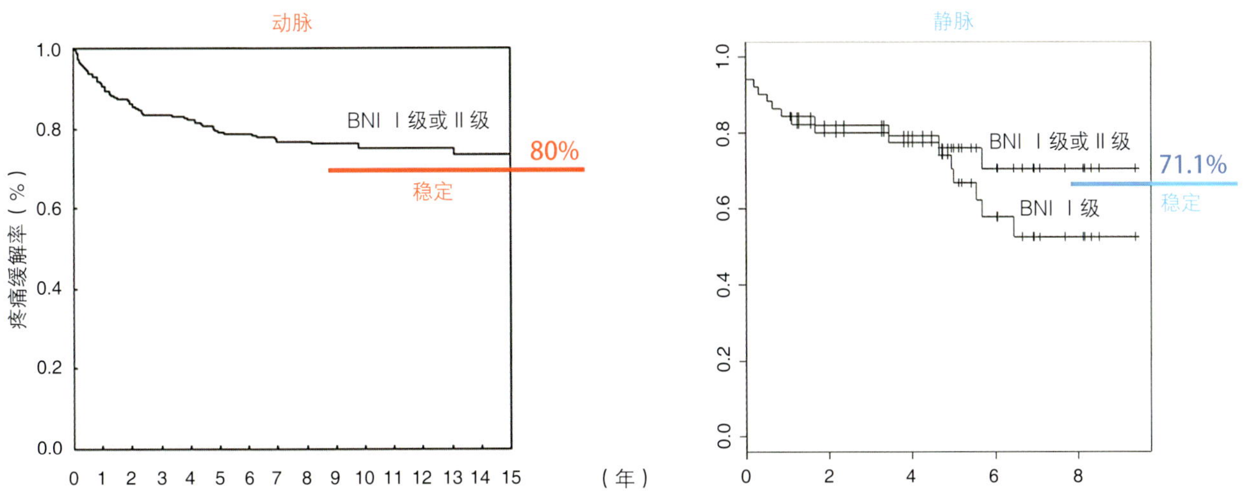

图9.42　比较责任血管压迫类型（动脉或静脉）对MVD术后疼痛缓解的影响。在术后8年，静脉NVC组（71.1%）疼痛缓解率（BNI Ⅰ级或Ⅱ级）与动脉NVC组（80%）相近（Dumot等，2017）

图9.43　比较责任静脉压迫类型（单纯静脉、动静脉混合型）对MVD术后疼痛缓解的影响。动静脉混合型（*n*=29）患者组和单纯静脉型（*n*=25）MVD后疼痛缓解率（BNI Ⅰ级或Ⅱ级）的比较。研究显示，两组之间没有明显的统计学差异（*P*=0.62）（Dumot等，2017）

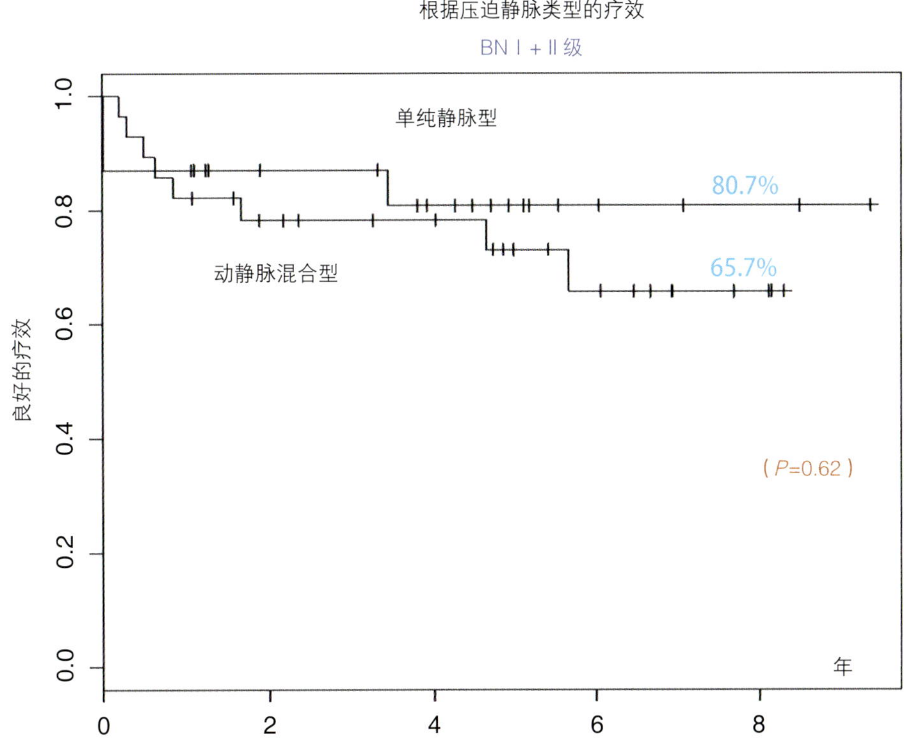

图9.44 根据手术时评估的责任静脉对三叉神经的压迫程度对MVD疼痛缓解（BNI Ⅰ级或Ⅱ级）的比较。Ⅲ级压迫（即严重压迫）的疼痛缓解率为80.1%，而Ⅰ级［即血管仅与根部接触（*P*=0.001）］的仅为40.3%（Dumot等，2017）。注：这些结果与动脉压迫神经程度对疼痛缓解的影响十分相近

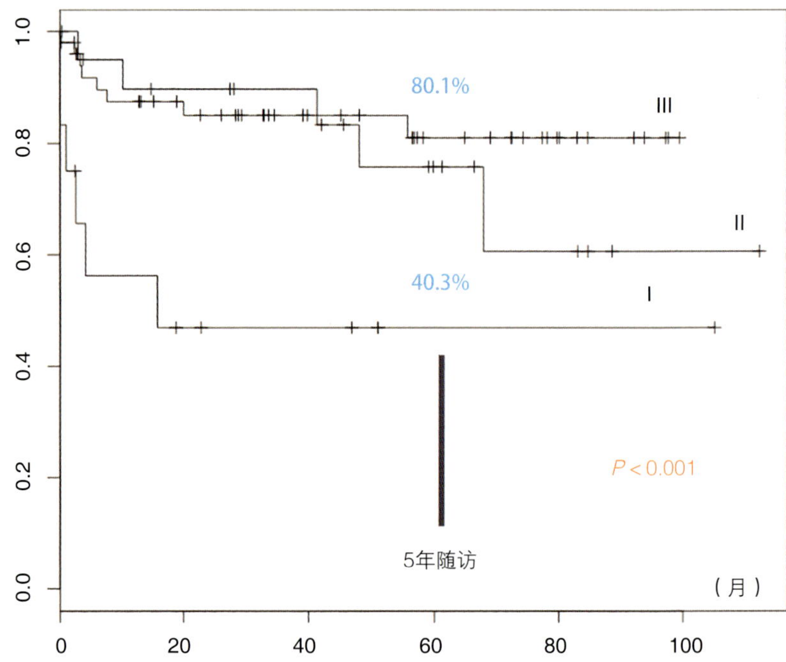

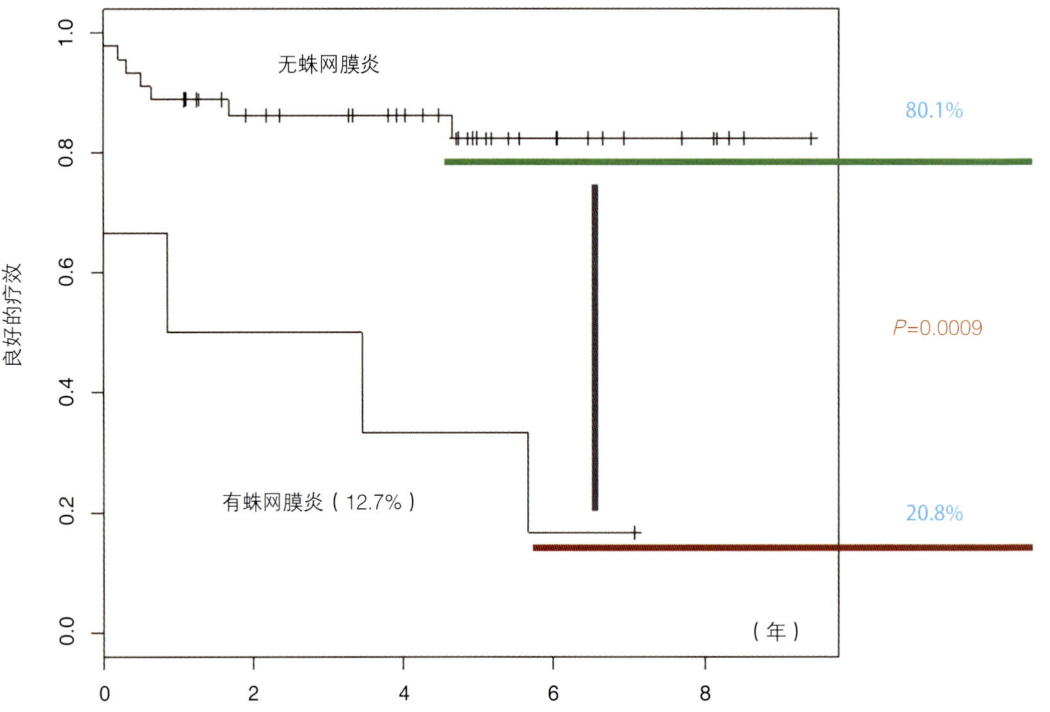

图9.45 是否存在与静脉压迫相关的局灶性蛛网膜炎对MVD术后疼痛缓解（BNI Ⅰ级或Ⅱ级）的影响。在没有蛛网膜炎的情况下，疼痛缓解率较高（80.1%），而在存在蛛网膜炎的情况下，疼痛缓解率较低（20.89%）（*P*=0.0009）（Dumot等，2017）。注：存在明显的蛛网膜炎是一个MVD术后预后不良的重要因素，这与在与蛛网膜炎相关的动脉压迫研究中观察到的情况相近

三叉神经感觉障碍在单纯微血管减压手术中不常见，文献报道面部感觉减退的发生率为2%～5%（在我们的系列研究中为轻度的面部感觉减退为4%）。

表9.3总结了一些文献报道的术后并发症。

表9.3 MVD手术相关并发症

- *死亡率*：2/1800（由于脑干/小脑脑梗死（动脉/静脉）=0.11%（1.1‰）
- *步态障碍*（严重和永久性）：6/1800=0.33%（3.3‰）
- *颅神经麻痹* 听力丧失（永久性）：39/1800=2.1%（21‰）
  面瘫（永久性）：11/1800=0.62%（6.2‰）
  滑车神经麻痹：10/1800=0.55%（5.5‰）
  一过性：7/1800=0.38%（3.8‰）
  永久性：3/1800=0.17%（1.7‰）
- *三叉神经分布区麻木（影响生活，永久性）：54/1800=3.00%（30‰）*

数据来自1800例经典三叉神经痛接受MVD的手术患者

9.7.4 结论与展望

1. 依据40年的治疗经验，我们得出以下结论。

   血管减压术对三叉神经痛的治疗临床效果满意，神经痛可以得到长期有效的缓解，尤其是当责任血管对三叉神经根造成严重压迫时，疼痛缓解效果尤为明显。

   在非典型三叉神经痛中，血管减压手术不仅可以有效缓解阵发性疼痛，而且也同样可以有效缓解持续性背景痛。背景痛可能存在一定的神经病理性疼痛成分，通常会延迟缓解。

   静脉与动脉一样也可以是责任血管，静脉需要与神经交叉走行并形成压迫，静脉压迫约严重，成为责任血管的可能性越大。与三叉神经平行走行的静脉不是责任血管。

   需要对三叉神经从入脑干端（TREZ）到三叉神经裂孔端进行全程松解和减压。血管神经压迫位置可以是TREZ也可以是三叉神经脑池段，约1/3的患者存在多个压迫点。

   微血管减压手术的精髓是“无损伤”，而非减压后的神经损害。减压手术也不要造成新的神经压迫，手术技术主张采用血管移位法。

   随着影像技术的进步，术前多模态影像辨识责任血管和局部神经血管关系尤为重要。建议应用高分辨率MRI（尤其是3.0T MRI）以三叉神经为中心进行扫描，可以明确辨识严重的神经压迫（BNI Ⅱ级和Ⅲ级），但对BNI Ⅰ级的压迫辨识程度不高。

   未来可能通过神经示踪DTI影像技术发现神经局部改变，辨识责任血管及神经压迫位置。
2. 我们的研究结果与MVD手术的先驱者Jannetta和其团队的研究结论一致（Jannetta，1967；Barker等，1997）（图9.46）。
3. 微血管减压术（MVD）是目前公认的治疗药物难治性（经典）三叉神经痛最佳的治疗方法，可以说是治疗的金标准。然而，正如Burchiel

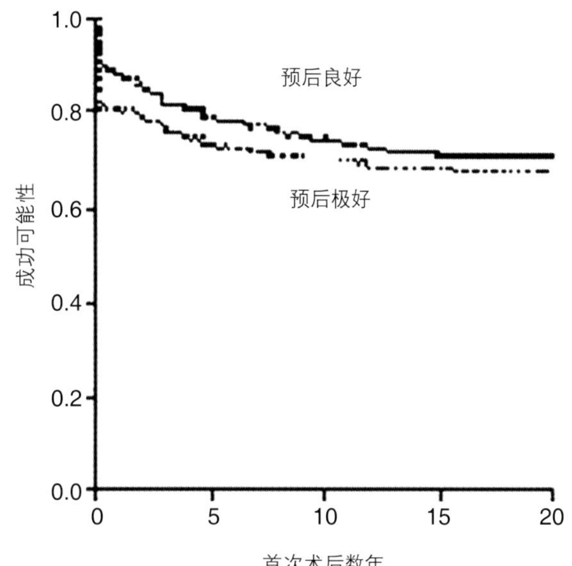

图9.46 Jannetta MVD临床研究队列的疗效分析：Kaplan-Meier统计分析术后随访20年的疼痛缓解率（Barker，1997）。BNI Ⅰ级：预后极好，BNI Ⅱ级：预后良好

的社论文章（Burchiel，2016）中指出的那样，并非所有三叉神经痛都能通过MVD方法满意解决，需要为患者选择适合的治疗方法，并需要认真思考血管压迫在特定患者中的致病机理。

关键点

上述这两种三叉神经毁损类手术依然在三叉神经痛手术治疗中保留一席之地，特别是常应用于一些肿瘤导致的难治性继发性三叉神经痛，或因延长扩张的椎基底动脉直接压迫三叉神经，无法实施脉移位和有效微血管减压中使用。

9.8 其他开放性显微外科手术

微血管减压（MVD）是非破坏神经的微创神经外科手术，目前是治疗经典三叉神经痛的首选治疗方式，尤其是对术前高分辨率MRI显示三叉神经根受压明显（即Ⅱ级或Ⅲ级）的患者，临床治疗效果最好。对于那些术中未发现明确血管压迫的三叉神经痛患者，则可行神经梳理术或针对不同疼痛范围的脑桥旁三叉神经感觉根部分切断术。

在其他一些继发性三叉神经痛或三叉神经病理性疼痛的治疗中，如肿瘤导致的继发性三叉神经痛，如果针对继发病因无法有效缓解疼痛下，可采取脑桥旁三叉神经感觉根部分切断术。如果手术入路通过中颅窝，也可采取三叉神经节后神经切断术。

这两种手术方法已在全球范围内广泛应用了几十年，对一些特殊类型的三叉神经可以达到较为理想的疼痛缓解效果，但两种神经毁损方式都在不同程度下带来一定的副作用，如不同程度的面部麻木，甚至个别患者出现了痛性感觉缺失。

9.8.1 颞下三叉神经节后神经切断术

Horsley早在1891年（Horsley，1891a，b）首次尝试了通过颞下硬膜内入路三叉神经节和/或三叉神经根切除术。Spiller和Frazier于1925年对该手术方式进行了改良，实现了在保留三叉神经V1和运动支的同时，进行三叉神经节后感觉根部分切断术（Frazier，1925）。此后，该手术方式被命名为颞下三叉神经节后根神经切断术。神经切断术可以在硬膜内进行，如术中照片所示（图9.47），也可以在相对创伤较小的硬膜外进行。

9.8.2 脑桥旁三叉神经根切断术

1925年Dandy提出了后颅窝入路进行脑桥旁三叉神经根切断术（Dandy，1925）。该手术主要通过乙状窦后入路部分切除脑桥旁三叉神经感觉根。三叉神经在脑桥旁主要有三大分支组成，按照形态学描述为：主体支（Pars Major，PM）即感觉支、中间支（Pars Intermediaris，PI）、小支（Pars Minor，pm）即运动支。切除PM（感觉支）下外侧2/3可以导致V2、V3皮肤感觉分布区的痛觉消失/感觉减退，保留角膜反射和V1分布区皮肤感觉不受影响（图9.48）。

关键点

如今，这两种手术在神经外科治疗手段中占据一席之地，尤其在某些难治性继发性三叉神经痛中，特别是肿瘤病例中观察到的。对于由于巨大的成角扩张椎基底动脉压迫所致的三叉神经痛，当保守性减压手术无法有效进行时，神经根切术也许是解决方案。

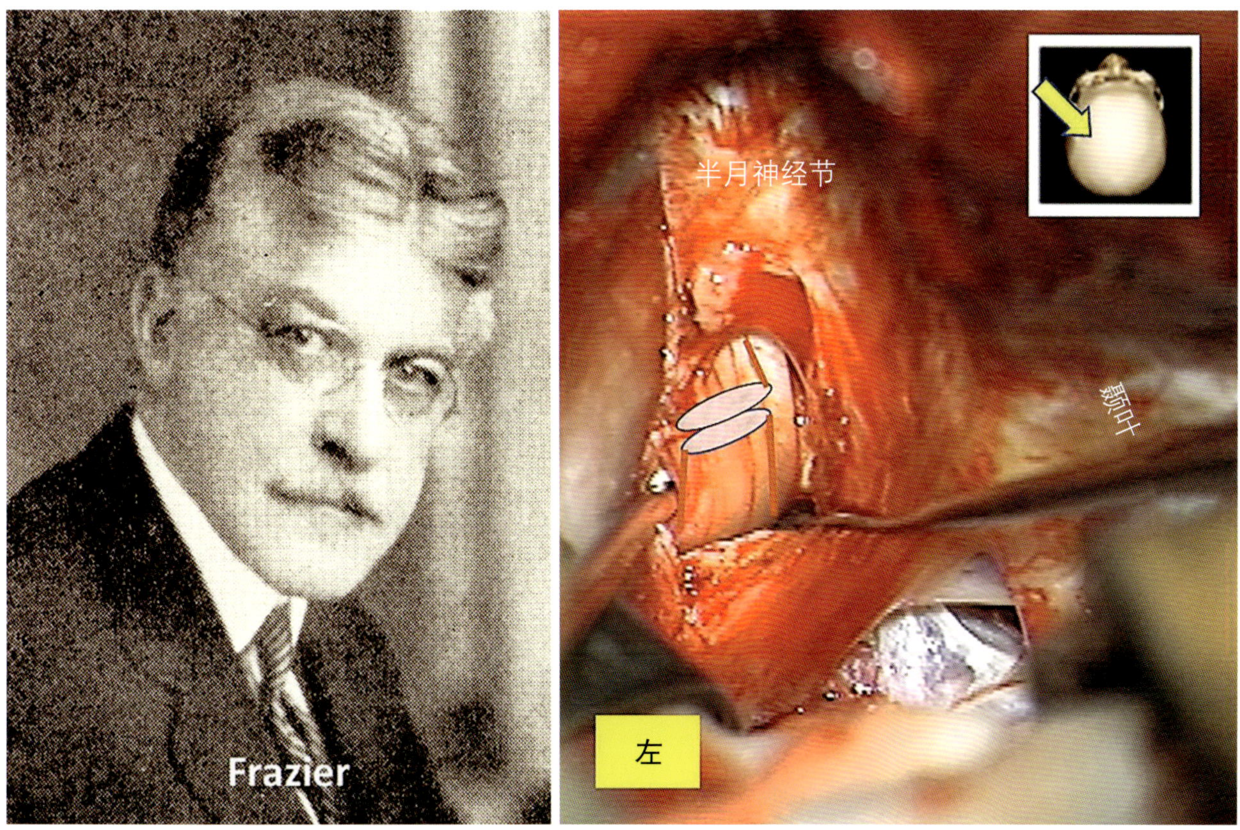

图9.47　Charles Frazier首先提出的颞下入路半月神经节（G. Ggl.）后根神经切断术。神经切断术可在硬膜内（如照片所示）或硬膜外（创伤相对下）进行。图中所示为左侧颞下硬膜内入路，在三叉神经走行在岩骨嵴处，打开Meckel腔。图片示切断外侧4/5神经。这种切断方式可以保留运动神经根和V1神经根，从而避免角膜溃疡的发生

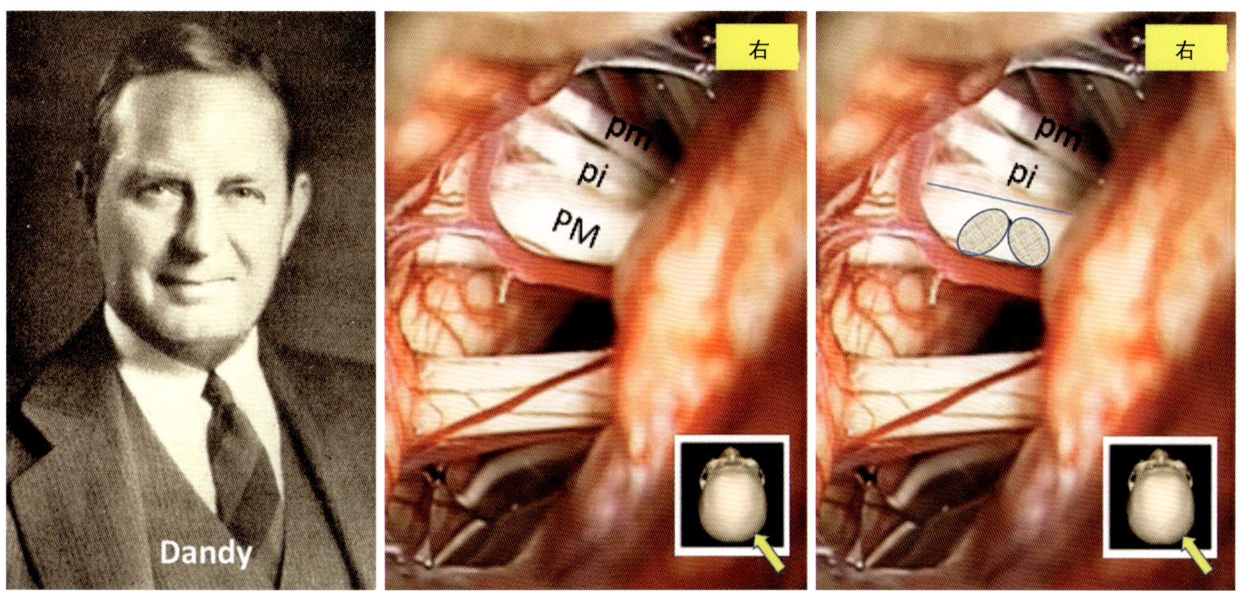

图9.48　Walter Dandy提出了通过乙状窦后入路进行脑桥旁根切断术。图中所示右侧TREZ及其3个组成部分：运动神经根（pm）、中间部（pi）、感觉神经根（PM）。右图示切除PM的部分（下外侧），达到治疗V2、V3疼痛而保留V1感觉的目的

9.8.3 三叉神经内梳理/松解术

神经内梳理/松解术（Combing/Internal Neurolysis）是将部分或全部三叉神经根自脑桥到三叉神经裂孔处，沿着神经纵轴分离成小束。

文献报道面部麻木发生率为15%~100%，在一项比较完善的临床研究中麻木发生率为96%（Ko等，2015），这与其他毁损性手术后面部麻木发生率相近（如经皮球囊压迫术术后面部麻木发生率为90.0%~98.1%（Stomal-Słowińska等，2011；Du等，2015），经皮射频热凝术后面部麻木发生率为84.7%~97.4%（Son等，2011；Tang等，2015）。但是长时间随访观察发现：绝大多数神经梳理术后面部麻木感减轻甚至消失，或对生活质量无任何影响（Ko等，2015），但有4%的患者出现了痛性感觉缺失。在平均随访期为3.6年中，72%的患者疼痛缓解满意（Manzoni和Torelli，2005）。

该神经梳理术可以作为微血管减压手术中，若为寻找到明确责任血管时的手术备选方案。

第10章　经皮穿刺损毁术治疗三叉神经痛

并非所有的原发性三叉神经痛都适合采用（传统的）微血管减压术，尤其是那些被认为是特发性的三叉神经痛。因此，如果不能完全治愈疼痛，损伤方法可能有助于降低疼痛程度。其目的是抑制神经痛通过三叉神经纤维的传导传递到脑干。由于现代介入成像技术可以安全地定位颅底卵圆孔，通过麻醉手段调节患者的意识水平，以及最近开发的手术改进，使得该方法具有一定选择价值。

10.1　外科疗法的演变简介

技术的发展都需要经过数十年的长期改进才能变得更有效、更安全，开放性手术和经皮穿刺技术都是如此。

最早针对三叉神经痛提出的手术疗法是半月（Gasserian）神经节切除术。该手术由Wears于1885年提出，不久后由Rose（Rose，1890）率先付诸实践，随后由Hartley（Hartley，1893）、Horsley（Horsley，1891a，b）和Cushing（Cushing，1900）实施。但由于经常出现角膜炎和麻醉后疼痛，这种手术很快就被放弃了。1901年，Frazier在Spiller的推动下，开发了硬膜外颞下视网膜神经切除术（Spiller和Frazier 1901）。1920年，Dandy通过枕下侧小脑入路引入了“Juxtapontine根切术”（Dandy，1925）。该切口仅限于大鱼际旁，尤其是在缩小到其下侧2/3的情况下，能够在不完全麻醉面部（尤其是角膜）的情况下获得镇痛效果。1938年，Sjoqvist实施了三叉神经束切断术，在延髓水平切断脊髓三叉神经降支，该神经束是面部热痛感觉纤维的载体（Sjoqvist 1938；Olivecrona 1942；Kunc 1959）。随后，Kunc（Kunc，1964，1977；Kunc，1978）对这一干预措施进行了改进和推广。

1952年，Taarnhoj假设三叉神经痛可能是由于三叉神经洞硬脑膜的纤维硬化导致半月神经节收缩，提出了通过打开硬膜顶来减压神经节（Taarnhoj，1952，1982）。这项技术具有保守的理论意义，但后来由于术后频繁复发而被放弃。不久之后，Shelden在1955年解释了Taarnhoj方法由于神经节和邻近神经纤维的手术创伤而立即产生的良好效果，提出了通过直接入路锤击神经节的方法（Shelden等，1955）。从而衍生出Mullan最近的球囊压迫方法（Mullan和Lichtor，1983）。

同时，为了减轻直接入路介入的风险，根据Taptas（1911）早在1906年提出的半月神经节酒精化“旧”方法的原理开发了经皮技术，Harris（1912a，b，1940）通过侧入路进行，然后Hartel（1912）通过卵圆孔入路进行。为了替代酒精，Jaeger于1957年提出在神经节部位注射热水（Jaeger 1959），Jefferson于1963年提出注射

M. Sindou, A. Brinzeu, *Trigeminal Neuralgias: A Neurosurgical Illustrated Guide*,
https://doi.org/10.1007/978-3-031-25113-9_10

苯酚（甘油浓度为1/20）（Jefferson，1963）；手术是在全身麻醉下进行的，并使用立体定向经皮入路进入神经节，电极穿过卵圆孔（Kirschner，1933）。Thiry使用较低强度的电流以避免触觉敏感性的完全丧失，随后Schürmann又相继改进了这项技术（Thiry和Hotermans，1974），随后Schürmann使用神经镇痛取代了全身麻醉，以控制清醒患者的电凝效果（Schürmann等，1972）。

20世纪70年代初，Sweet将这一技术重新命名为“三叉神经节和神经根的可控微分热凝术”，并将其进行推广（Sweet和Wepsic，1974）。该方法使用射频发生器作为热源，使用热敏电阻测量电极尖端的温度，并仅在干预的疼痛步骤中使用短程全身麻醉或神经镇痛，以便患者配合。这种方法能够在不完全麻醉的情况下，在仅在疼痛部位获得镇痛效果，这要归功于目标水平纤维的体感皮层定位。在透视控制下进行的经皮技术框架内，Hakanson于1981年推出了通过卵圆孔向Meckel腔的三叉神经贮水池注射甘油的半月神经节神经消融术（Håkanson，1978年），Mullan于1979年推出了使用Fogarty探头的充气球囊作为压迫工具的半月神经节压迫术（Mullan和Lichtor，1983年）。

此外，在20世纪50年代，Leksell将立体定向伽马刀放射外科技术应用于治疗三叉神经痛（Leksell，1971年）。但随着高分辨率磁共振成像（MRI）技术的出现，这种方法才逐渐失去优势，因为（MRI）技术使放射线的精确定位成为可能。

随着这些损毁方法的发展，显微外科血管减压的保守方法也相继出现。这种方法是根据Dandy的观察得出的，他观察到因三叉神经痛而在小脑角进行手术的患者经常出现血管冲突，从而实施并行神经根切断术（Dandy，1932）。然而，直到1956年，Gardner（1962）才报道了通过对三叉神经根进行简单减压的治疗方法。随后，Jannetta很快采用了这种方法，并将其与显微外科技术相结合，他首先使用了颞下硬膜外经鼻入路（Jannetta和Rand，1966；Jannetta，1967），然后是乳突后入路（Jannetta，1977），后来，蒙特利尔大学的Hardy建议采用这种方法进行MVD（Provost和Hardy，1970年）。得益于Jannetta，这种方法得到了推广，并被广泛接受为保守治疗也是当今经典三叉神经痛的首选手术方案（Cruccu等，2016年）。

10.2 经皮Hartel入路

Hartel于1912年首次描述了经Transjugal-Transoval途径，用于在三叉神经半月神经节水平注射酒精以治疗三叉神经痛（Hartel，1912年）。随后，此入路被广泛用于具有相同的适应证，通过热凝、球囊压迫或甘油注射对三叉神经系统进行经皮破坏性手术。本入路还被用于插入脑电图电极，以探查颞中枢癫痫患者，从而进行切除手术（Wieser和Yaşargil，1982年）。最近也建议，当影像学无法确定局部占位性病变的性质时，使用这种方法对Meckel腔和/或岩斜区进行经皮活检，然后再做出最终治疗决定（Sindou等，1997，2012）。套管针穿过的解剖区域可以被认为是一个倒置的金字塔，其顶点位于脸颊皮肤点，唇连合外侧3cm处。它的三角形底座位于头骨底部，由以下3个标志画出。上外侧的标记是沿颧骨下缘的眶耳线上的一个切迹点，位于外耳道前方3cm处。上内侧的标志与瞳孔相对应。深位的是卵圆孔（FO）本身（图10.1）。

根据我们团队的描述（Alvernia等，2010），这个倒金字塔可细分为3段（图10.2）。下段（平均13mm长）：包括从金字塔顶点套管进入面颊到接触腮腺导管（PD）的部分。中段（平均29mm长）：包括从腮腺导管到翼外侧肌（LPM）的部分，这部分填充有脂肪组织，包含舌神经、鼓膜下神经、颊神经和下牙槽神经。在这部分，套管可能会遇到上颌动脉（MA）的分支或其主干（如果迂曲）。上段：起始于LPM，止于FO。在这部分中，上颌动脉在LPM后方，可能会与插入的

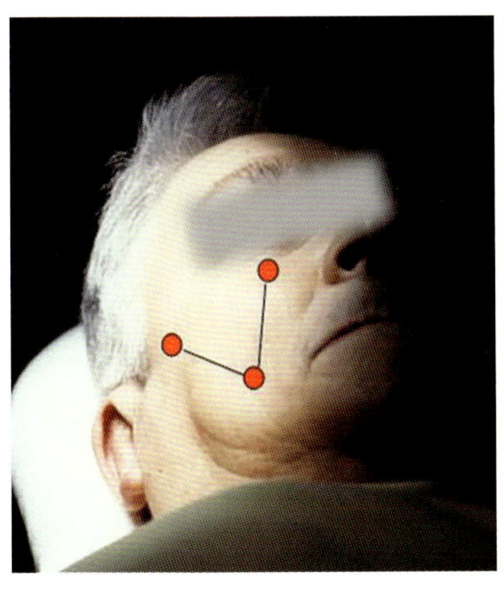
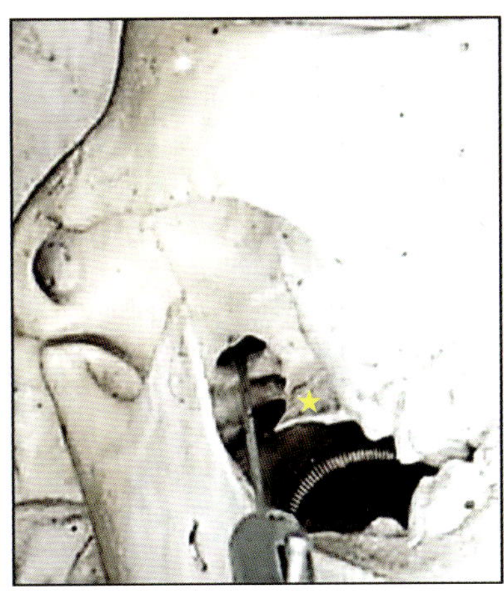
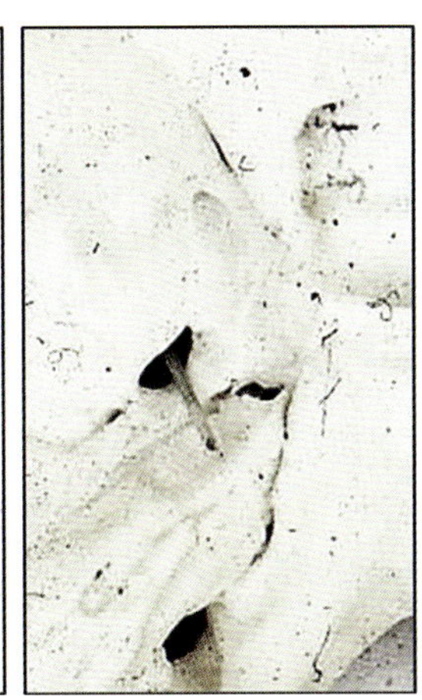

图10.1　三叉神经穴和神经经皮入路的经颈–经腹Hartel入路。左图：皮肤标志：唇突外侧（30±5）mm（距唇突间线中线60mm）。卵圆孔的目标是：在侧视图上，沿颧骨下缘的眶颌线上外耳道前壁（=外耳道）前35mm处；在正视图上，瞳孔内侧缘。深度由X线透视引导。中心：颅外视图中的进针轨迹，依次经颈部和翼颌窝，直至卵圆孔。注意轨迹靠近翼外侧突（黄色★），如果翼外侧突肥大，会成为进入卵圆孔的障碍。右图（颅内视图）：针放置在三叉神经洞水平

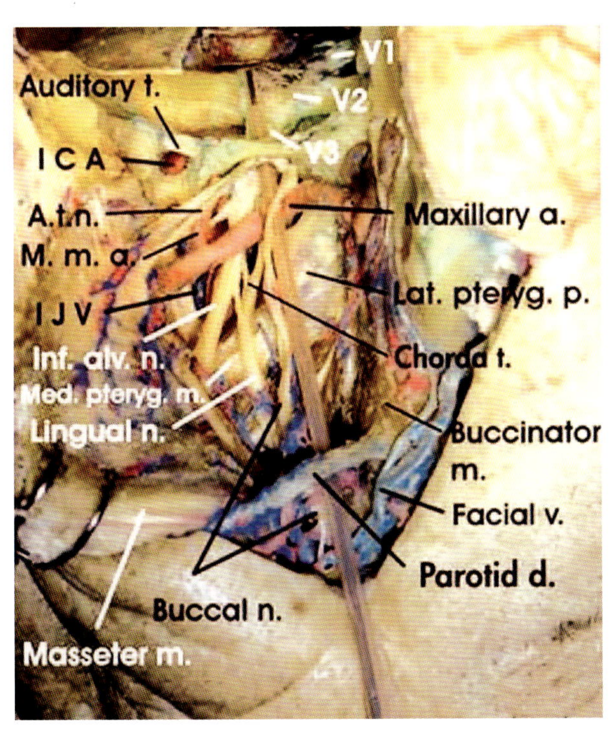

图10.2　经颈–经腹Hartel入路轨迹解剖图。右侧面部视图，颧弓被切除，下颌骨升支被切断，中窝外侧被磨除。此外，为了显示颈内动脉（ICA）的颈内部分和咽鼓管耳道，还进行了部分磨除。Anditory t.，耳道；Buccal n.，咀嚼神经；Buccinator m.，咀嚼肌；Facial v.，面静脉；IJV，内部颈静脉；Inf. alv.n.，下牙槽神经；Chorda t，下鼓膜神经；Lat. Pteryg. p.，翼外侧突；Lingual n.，舌神经；Masseter m.，下颌正中肌；Maxillary a.，上颌动脉；Med.，翼内肌；M.m.a.，中脑膜动脉；A.t.n.，耳颞神经，Parotid d.，腮腺导管；V3，三叉神经下颌支；V2，三叉神经上颌支；V1，三叉神经眼支（Alvernia等，2010）。面临危险的主要结构依次是：腮腺导管（血痔）、上颌动脉（翼颌窝血肿）、咽鼓管听觉管（听力障碍性咽峡炎），尤其是颈内动脉

针头接触。此外，翼静脉丛也可能被穿透。在透视引导下穿过卵圆孔后，套管进入三叉神经腔，与三叉神经系统相连（图10.3）。

在颅底，可能会危及以下结构：位于套管针轨迹后方27mm处的颈内静脉、颈内动脉进入颈静脉石管处（针轴后方25mm处）、如果轨迹偏离正确路径内侧10°，则同样会危及位于裂孔处的颈内动脉、如果轨迹偏离正确路径前内侧9°，则还会危及听小管的膜部分。如果轨迹偏离前内侧方向9°，则听小管的膜部也会偏离。下眼眶，然后是上眼眶，进而是视神经。如果将针头与正确轨迹偏前17°（图10.4）。

重要的是，在决定使用经皮途径之前，有必要通过颅底成像（CT和/或MRI）确保套管路径上

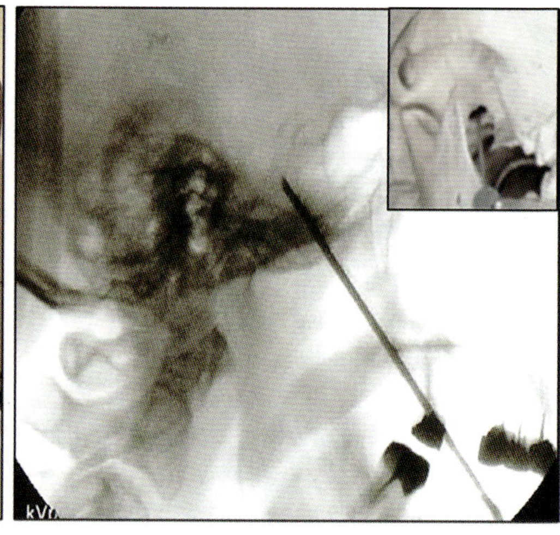

图10.3 在透视下通过经皮Hartel入路进行手术。针尖应瞄准颧骨和上齿状突之间的交汇处

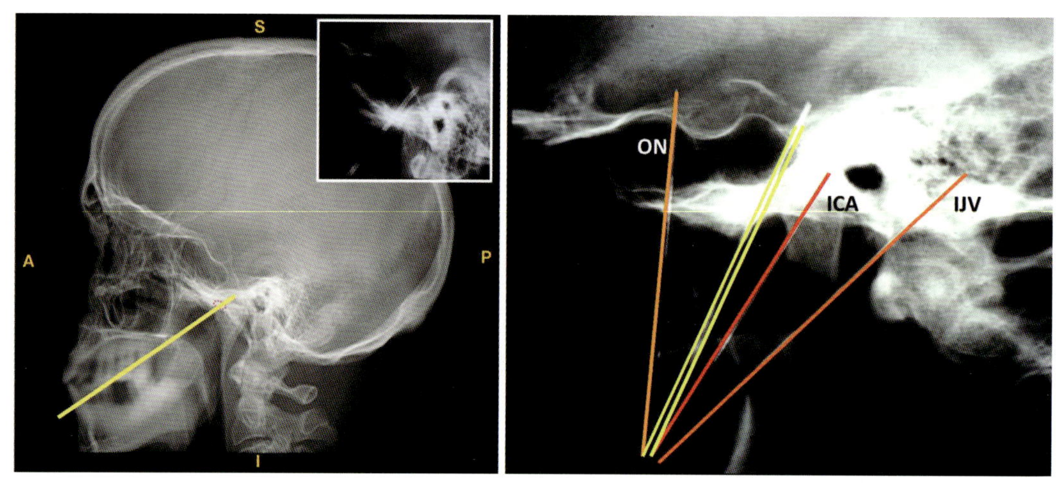

图10.4 使用Hartel方法时必须避免错误、危险的路径。过大的后外侧方向可能会刺穿颈静脉孔处的颈内静脉（IJV）或颈内动脉进入颈静脉管的入口处。过大的内侧方向可能会进入裂孔，伤及颈内动脉（ICA）的C5段。过度的前向可能会通过下眶裂隙穿透眶顶，伤及视神经（ON）。适当的轨迹为黄色

没有危险的动脉结构，如腔内动脉瘤、颈内动脉瘤、和/或颈内动脉瘤、和/或颈内动脉瘤、和/或三叉神经动脉（可能在0.5%的病例中发现）（图10.5）。

外科解剖学知识和细致的影像学检查对了解经皮Hartel入路的潜在风险有很大帮助。错误的路径可能会导致重要的并发症，尤其是在穿刺颈内动脉时。即使路径正确，穿刺针也可能会碰到腮腺导管、上颌动脉、听小管，从而导致以下后果：血性脓肿、颊部和/或翼颌区血肿、浆液性中耳炎等。

对于部分患者，尤其是翼突肥大或患有扁桃体炎的患者，进入和穿刺卵圆孔可能比较困难。在这种情况下，通过神经导航系统引导轨迹，或者在CT控制下对卵圆孔进行导管穿刺，会有所帮助。

在训练有素的医生手中，经皮穿刺技术可以有效治疗难治性三叉神经痛（图10.6）。

10.3 射频热切术

射频热凝技术由William Sweet（1974）于1969年根据两个解剖生理原理开发并推广（图10.7）。将60～70℃的温度持续数秒至数分钟，

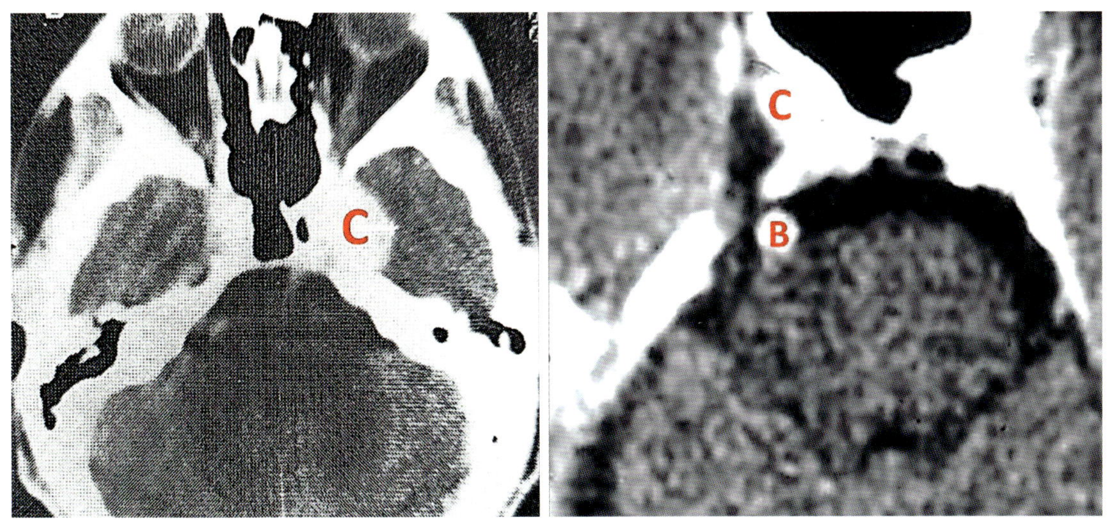

图10.5　经皮Hartel入路：颅内风险。由于套管可能会损伤重要的动脉结构，因此在使用这种方法之前必须进行成像（至少CT ）。左图：CT图像显示左侧颈内动脉（C）的巨大动脉瘤隆起到海绵窦和Meckel腔三叉神经穴。右图：CT图像显示在Meckel腔三叉神经穴的孔水平有一个巨型颈内动脉瘤（B）。注意颈动脉（C）的位置正常，位于Meckel腔的内侧

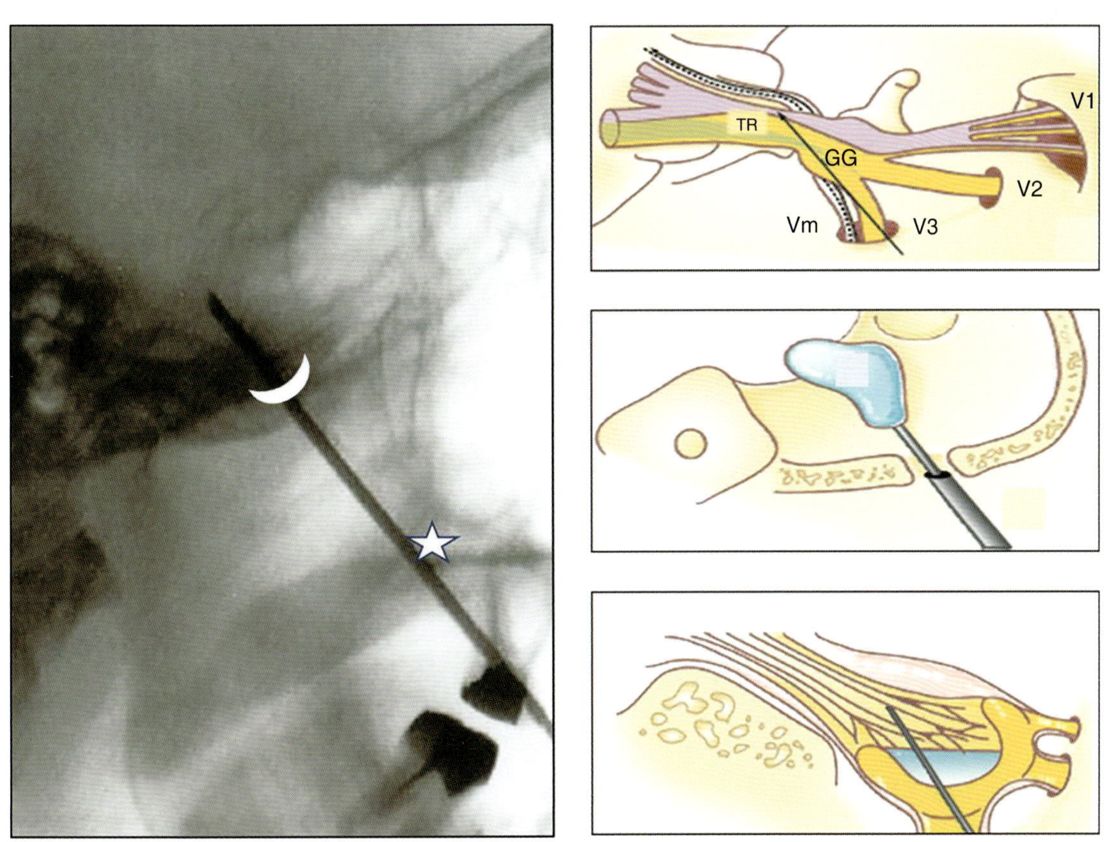

图10.6　使用经皮Hartel经卵圆孔入路进行的各种经皮病变治疗技术。左图：上颌窦（☆）和卵圆孔（半月形）的地标。右图：图示的病变治疗技术从上到下依次为射频热切术、球囊压迫术、甘油注射术

可在不完全麻醉覆盖区域的情况下达到镇痛效果。位于后腰椎位置的感觉纤维的躯体触觉使电极的放置成为可能，从而使热溶解优先针对那些与疼痛区域和触发区相对应的纤维（图10.8）。

射频热切术

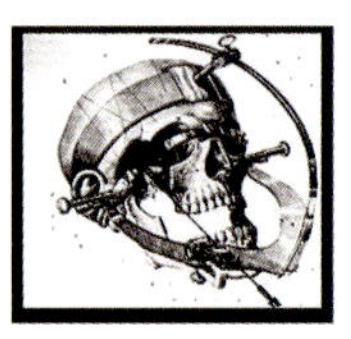

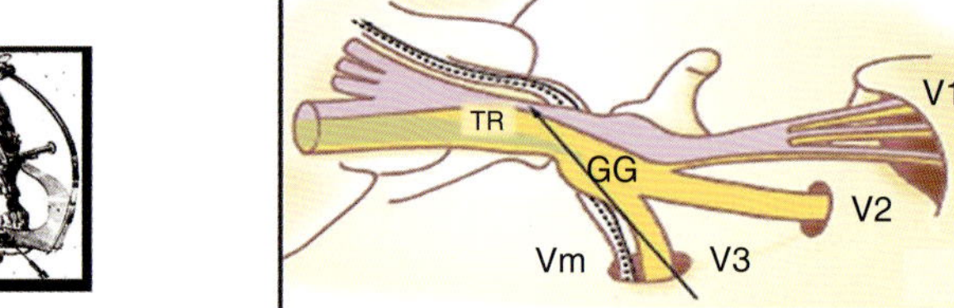

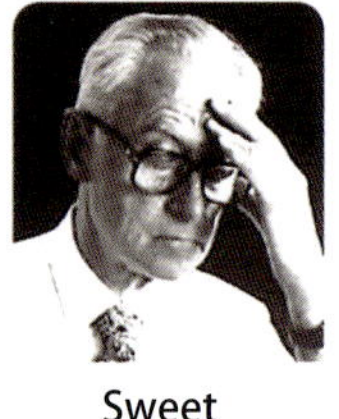

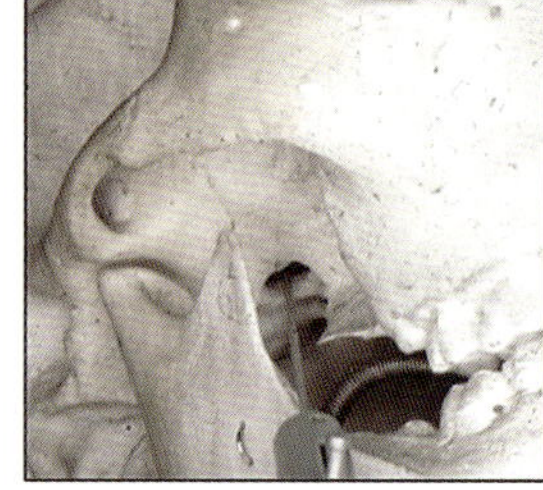

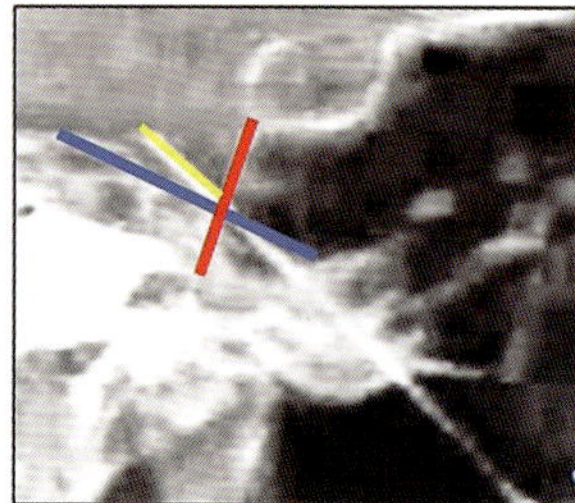

图10.7 射频-热凝程序由William Sweet开发，是对1933年Kirschner提出的在全身麻醉的情况下进行的半月神经节电凝术的改进。Sweet的改进包括使用热电偶-电极来测量传递的温度，以及在透视下进行手术来控制电极位置，并在患者清醒的情况下评估电刺激引起的诱发麻痹。这一点尤为重要，因为病变效果的准确性取决于逆腹膜根部感觉纤维的躯体凋亡（Sweet和Wepsic，1974）

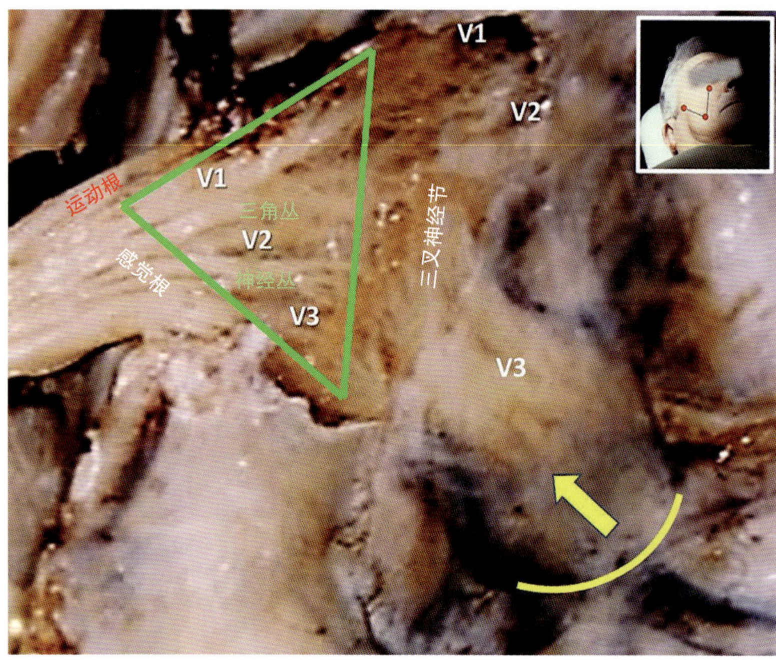

图10.8 射频热切术的解剖学基础是三角丛水平的纤维躯体化。照片显示三叉神经解剖，右侧Meckel腔顶被切除。在穿透卵圆孔（黄色弧形）后，应将未绝缘的电极末端置于后腹位置，即三叉神经节的后方，准确地位于三角丛的水平，在三角丛的水平上，纤维的躯体异位可以很好地划分出来。根据V3、V2和V1的起源，这些神经元的躯体灶可被很好地划分

10.3.1 步骤

患者采取仰卧的舒适体位，并配备安全的麻醉条件、方便的X线控制和简单的手术操作（图10.9）。

按照Hartel经皮方法，将电极通过颊部和卵圆孔导入，然后在X线透视控制下推至耻骨上缘，并进行一次或数次短暂的静脉注射麻醉剂（最初是甲氧苄啶/百服宁，然后是丙胺哌啶/乙丙哌啶，目前是丙泊酚/异丙酚）（图10.10）。

在侧位放射荧光镜下，将有源电极未绝缘的一端放置在瓣顶上嵴水平、瓣膜平面正后方的位置。这些地标与三角神经丛相对应，是进行热剥离的最佳目标（Sindou和Keravel，1979）。在这一水平，V3（下颌支）分部的纤维位于下外侧，V2（上颌支）分部的纤维位于中间位置，V1（眼

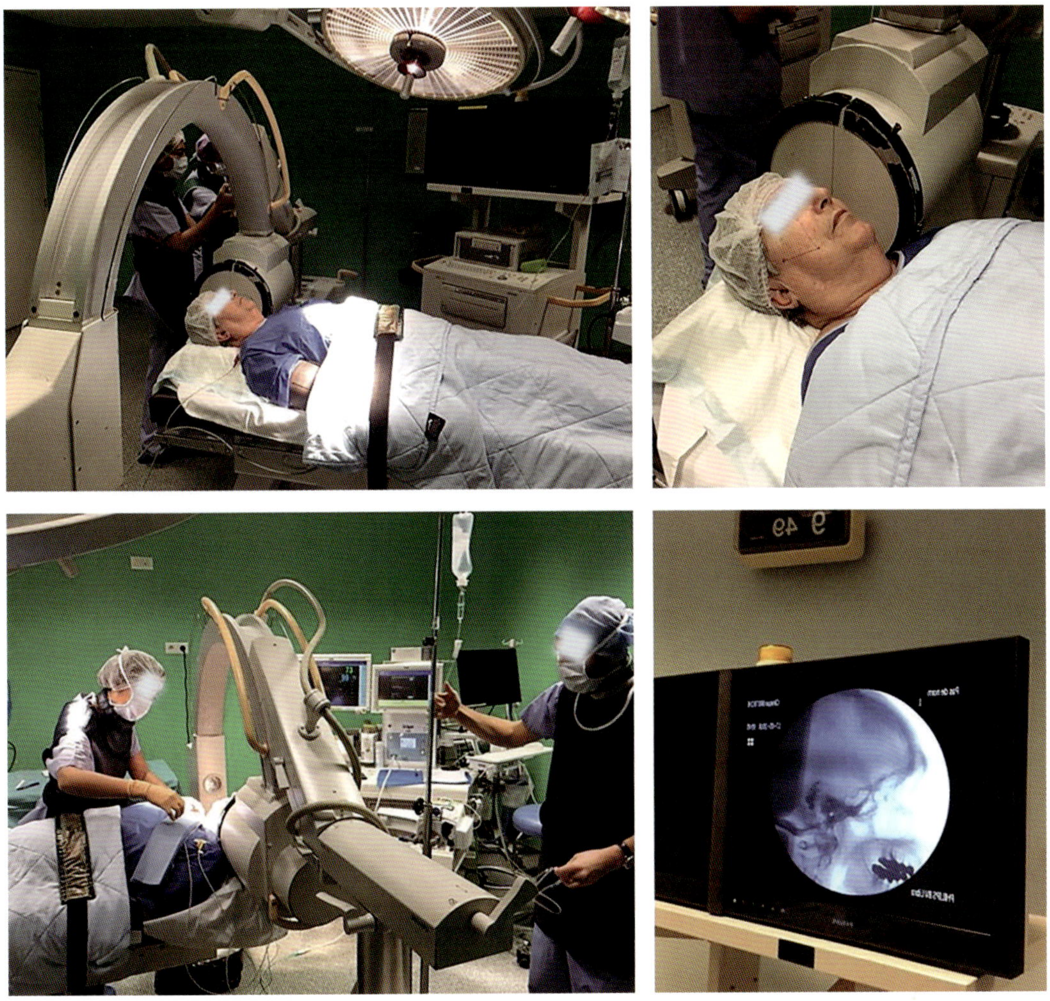

图10.9　患者取仰卧位，并为其配备短效静脉镇静剂。短效静脉镇静剂。患者还配有血压和心电图监测。房间布置这样麻醉师和外科医生就可以很容易地接触到患者的头部。关键是要准确放置透视设备

支）分部的纤维位于上内侧（图10.11）。值得一提的是，参比针电极（阳极）插入前额发际中间或一侧肩膀水平的皮下。

将电极放置在根据放射学评估的适当位置后，在清醒的患者身上使用电流刺激进行生理定位，我们的技术频率为5Hz（Tatli和Sindou，2008）（图10.12）。

电极的最终位置需要调整，直到诱发的麻痹与疼痛区域，尤其是触发区相对应。当首次尝试时获得痹痛的强度阈值大于0.4V时，则使用不同的电极轨迹进行进一步试验，直到找到合适的阈值（较低的阈值，±0.3V）为止。如果刺激引起的咀嚼反应阈值＜0.3V，则尝试将电极移离三叉神经运动纤维。

值得注意的是，在5Hz的频率下，电刺激还会在面神经区域产生肌肉抽搐，约有1/2的患者在临床上可以明显看到（图10.13）。我们将这些诱发的肌肉抽搐命名为面部诱发运动反应（EMR），并将其归因于三叉神经-面部反射（Sindou等，1994）（图10.14）。

通过将眼轮匝肌电极区域与诱发麻痹的位置和术后麻痹的位置相关联，证明了眼轮匝肌电极的定位价值。结果表明，眼轮匝肌的EMR表明电极位于V1纤维中，唇阔肌位于V2纤维中，眼轮匝肌位于V3纤维中。这些临床上可观察到的EMR被假定为三叉神经反折所致。上部区域的EMR类似

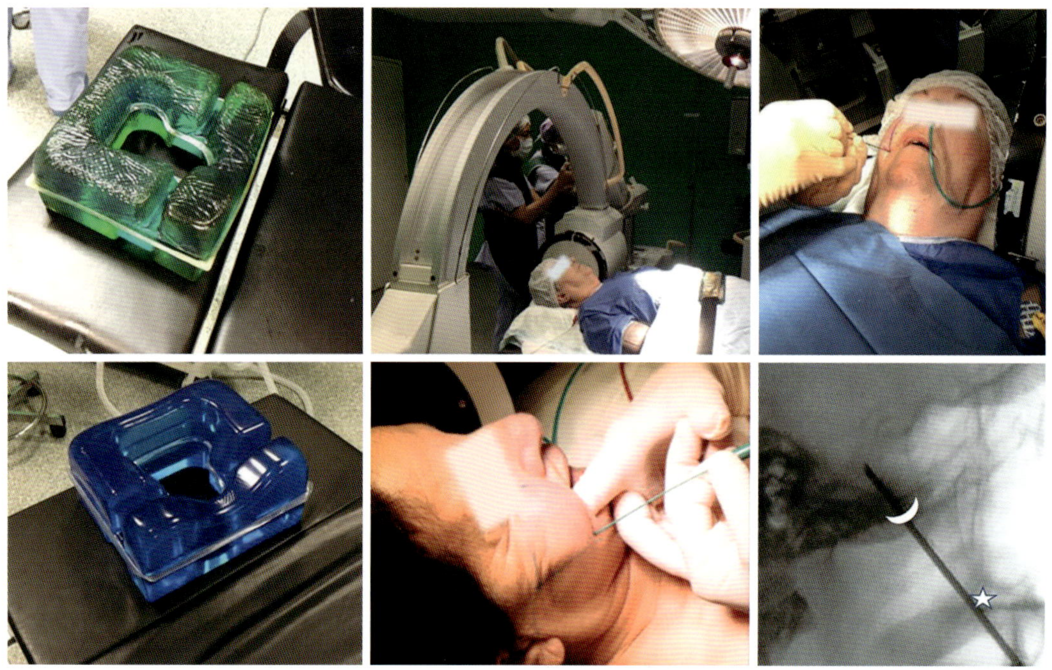

图10.10 在透视控制下对卵圆孔（右）进行穿刺和导管插入需要一个如图所示的舒适稳定的头垫。上行：在患者镇静状态下进行穿刺。注意左鼻孔中的导管，用于吸氧。下行：在患者镇静状态下进行穿刺。注意操作者的食指伸入患者口中，以防在穿刺脸颊时刺穿颊黏膜

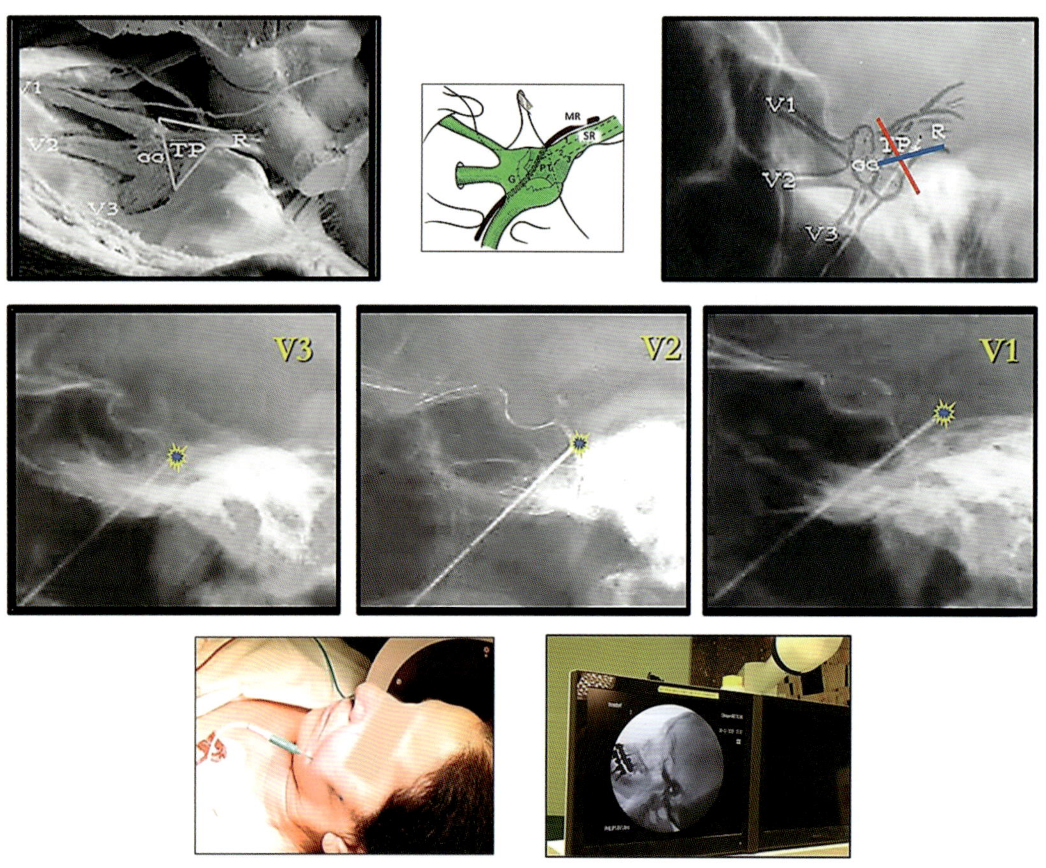

图10.11 透视控制电极位置。上排：神经节（GG）、三角丛（TP）和神经根（R）的地标。MR=运动根，SR=感觉根。中排：三角丛水平的V3、V2、V1部分的X线透视。下排：患者手术进行中

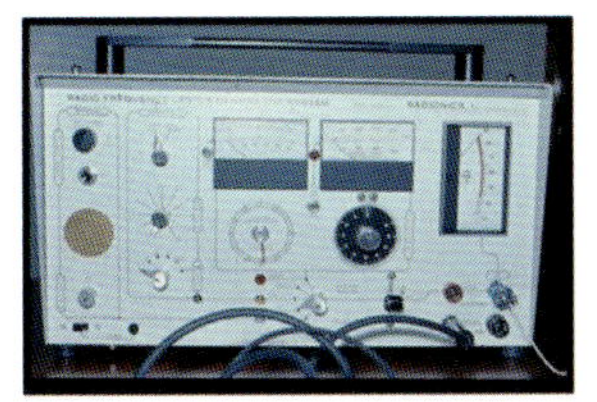

神经电生理检查

电刺激（5c/s）

阈值介于0.2～0.4V　　进行检查

➡ Ⅰ–感觉区域诱发的感觉异常（清醒患者）

➡ Ⅱ–肌肉抽搐（临床观察）

- 1°）咀嚼肌

刺激运动根 ➡ 直接肌肉应答

- 2°）面肌

刺激感觉根 ➡ 三叉–面神经反射

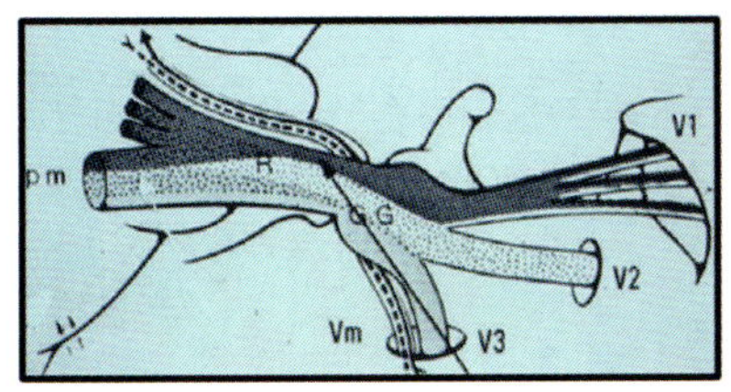

Meet Am Soc Stereotact Funct Neurosurg, Snowbird, Utah, 1999
Stereotact Funct Neurosurg 1999;73:117–121
Stereotactic and Functional Neurosurgery

Neurophysiological Navigation in the Trigeminal Nerve: Use of Masticatory Responses and Facial Motor Responses Evoked by Electrical Stimulation of the Trigeminal Rootlets for RF-Thermorhizotomy Guidance

M.P. Sindou

Department of Neurosurgery, Hôpital Neurologique, University of Lyon, France

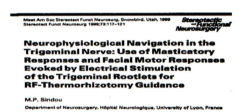

图10.12　通过诱发麻痹对电极位置的神经生理学控制。在清醒的患者身上使用频率为5Hz的电流进行刺激，以确定生理定位。调整电极的位置，直到诱发的痹痛与疼痛区域一致。如果诱发痹痛的强度阈值＞0.4V，则要寻找不同的电极轨迹，直到找到合适的阈值（约0.2V）为止。如果刺激引起的咀嚼反应阈值＜0.3V，则尝试将电极移至远离三叉神经运动纤维的位置

于典型的眨眼反射。根据我们的电生理研究，那些在下部区域观察到的（首次）EMR被假定为在脑干产生的三叉神经–面部反射，类似于上述的眨眼反射。在此基础上，我们将“神经生理学导航”的指导概念纳入了从波士顿MGH的Sweet教授那里学到的方案中（Sindou，1999）。

然后，为了在进行确定损伤前检查电极的准确位置，会增加一个最小的热损伤作为测试。这种热试验在约45～50℃的疼痛阈值下进行，持续3～5s，直到患者抱怨有烧灼感为止。诱发灼痛和短暂低麻的部位与神经痛区域和触发区之间的良好相关性被认为是准确放置电极的另一个指标。否则，应尝试重新定位电极。在最终的神经生理学控制之后，电极的位置将通过头颅侧位X线片进行影像学验证。

接下来，在（一次或多次）短暂的静脉麻醉下进行治疗性热损伤，麻醉剂量要足够轻，以便同时进行角膜反射测试。

在我们的临床实践中，当三叉神经的3个或2个分支全部受累时，我们目前使用直径为0.6mm、尖端超过6mm的无绝缘直电极。通常在55～75℃的温度下进行穿刺。根据每次病变后产生的感觉缺失情况，加热温度以5℃为增量逐渐升高；手术过程中温度不得超过75℃。通常情况下，当电极尖端位于三叉神经系统内时，温度无须超过70℃。小于0.5V的电刺激引起的麻痹和EMR证明电极尖端位于三叉神经系统内部或与之紧密接触。

进行一次或数次热穿刺，直到整个疼痛区域出现明显的麻木感。如果角膜反光消失，则立即停止热穿刺。

对我们来说，热麻痹效果的标准是针刺镇

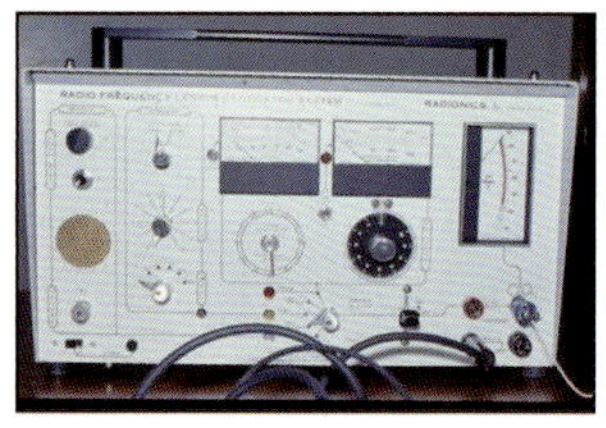
神经电生理检查
电刺激（5c/s）

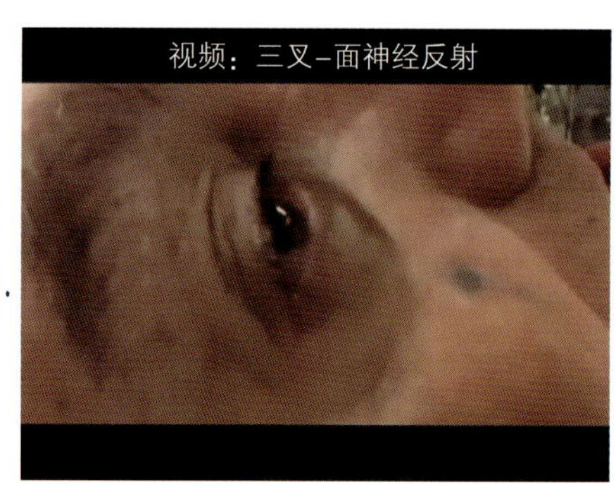
视频：三叉–面神经反射
II –肌肉抽搐（临床观察）
• 1°）咀嚼肌
刺激运动根 直接肌肉应答
• 2°）面肌
刺激感觉根 三叉–面神经反射

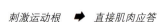

图10.13 通过诱发肌肉反应（EMR）对电极位置进行神经生理学控制。在5Hz的频率下，对神经根的电刺激会在面神经区域产生肌肉抽搐；大约有1/2的患者可以很好地观察到这些抽搐。我们将这些诱发抽搐命名为：面部诱发运动反应（EMR）（Sindou等，1994；Sindou，1999）。我们使用肌电图记录和视频记录来证明这些EMR。通过将这些EMR与诱发麻痹的位置以及术后麻痹的区域相关联，可以确定眼轮匝肌的EMR指示V1的电极位置，唇提肌的EMR指示V2的电极位置，眼轮匝肌的EMR指示V3的电极位置（Sindou等，1994）。由于这些EMR具有很高的定位价值，尤其是在昏昏欲睡和神志不清且不合作的患者中，因此观察这些EMR对手术实践非常有用（Sindou，1999）

痛，但不会完全丧失对铅笔等物品的触觉，也不会改变用类风湿因子测试的角膜反射。镇痛/麻痹应以触发区为中心，并覆盖整个神经区域。

明智的预防措施是在手术结束后立即滴眼人工泪液，必要时还应进行密切的眼科监测。

10.3.2 结果

1. 对583例患者的初步个人系列回顾性分析表明，进行热疗的最佳电极位置在三角丛水平，这不仅能达到最佳的止痛效果（图10.15），还能最大限度地减少副作用和并发症（图10.16）（Sindou和Keravel，1979；Sindou和Tatli，2009）。在这一目标下，70%的患者获得了“极佳”的效果，即抑制神经痛，在针刺试验中具有强烈的镇痛效果，触觉没有完全丧失，并且覆盖了疼痛区域，没有侵入受累的三叉神经分部。“良好”的结果（另外17%的病例）与“良好”的结果相同，但并不完全集中和/或并不完全局限于疼痛区域。如图所示，在这一三角丛靶点，副作用和并发症要比邻近电极位置少得多。有7%的患者出现麻醉失调，3%的患者出现令人痛苦的多色性麻醉；5%的患者出现角膜炎，其中一例演变为角膜溃疡并导致失明（即占整个系列的0.17%）。

在我们全程长达40年的工作活动中，共有3250例患者接受了热凝术，其中97%的患者最初的疼痛得到了缓解；总体而言，复发率为7%，最早接受手术的患者的调查时间长达28年（平均17年）。之所以复发率相对较低，是因为我们的目标是，尽管或多或少（已宣布）存在令人烦恼的麻木感，但仍能产生明显的痛觉减退，仅有一定程度的触觉减退，从而将复发率降至最低。

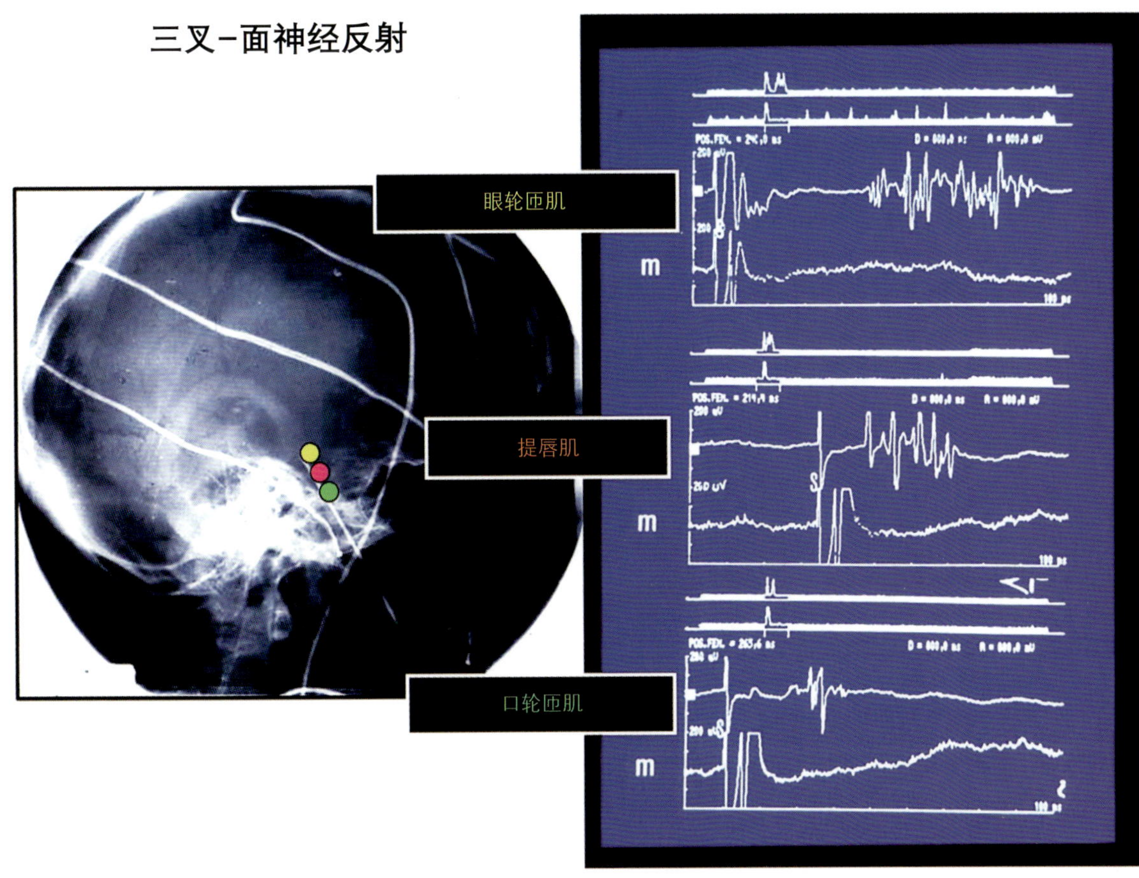

图10.14　三叉神经-面部反射：定位价值：EMG记录显示在射频-热凝切除术中直接刺激三叉神经根时的面部诱发肌肉反应（EMR）。在刺激与三叉神经根V3分部相对应的纤维时，EMR主要出现在眼轮匝肌（绿色）；在刺激V2纤维时，EMR主要出现在唇提肌（红色）；在刺激V1纤维时，EMR主要出现在眼轮匝肌（即直接眨眼反射）（黄色）（Sindou等，1994）。这些反应被解释为脑干水平的三叉神经-面部反射。通过研究与热休克所获得的麻痹区域的相关性，可以将这些临床上可观察到的EMR归因于手术指导的实用定位价值（Sindou，1999）

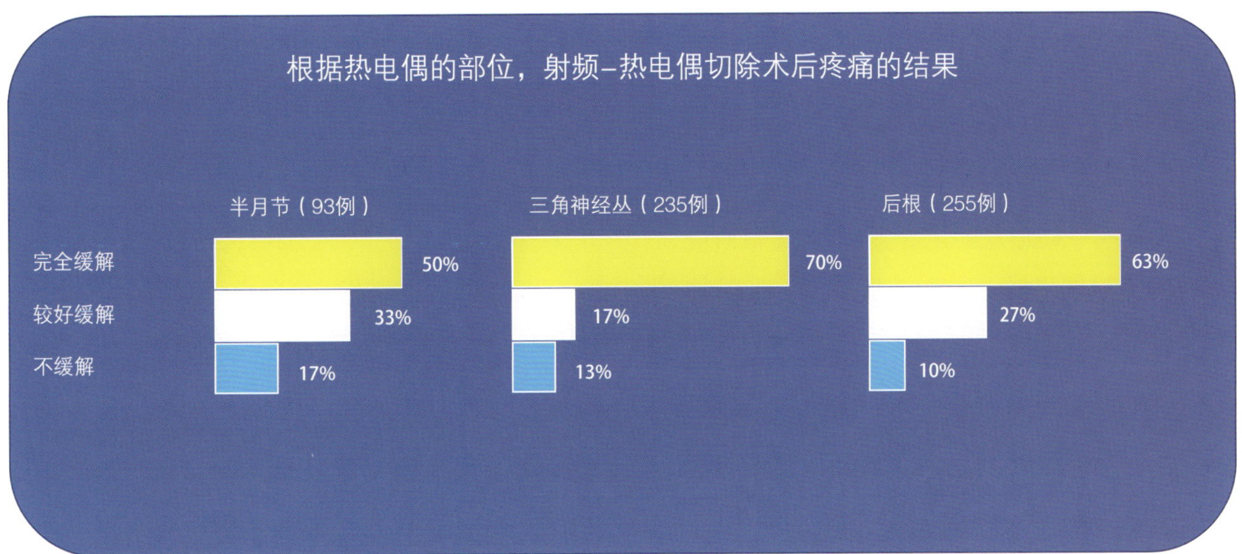

图10.15　根据热电偶的部位，射频-热电偶切除术后疼痛的结果。当未绝缘的电极尖端位于三角神经丛，而不是位于半月神经节或脑桥角根部时，疼痛缓解效果更好（Sindou和Keravel，1979）

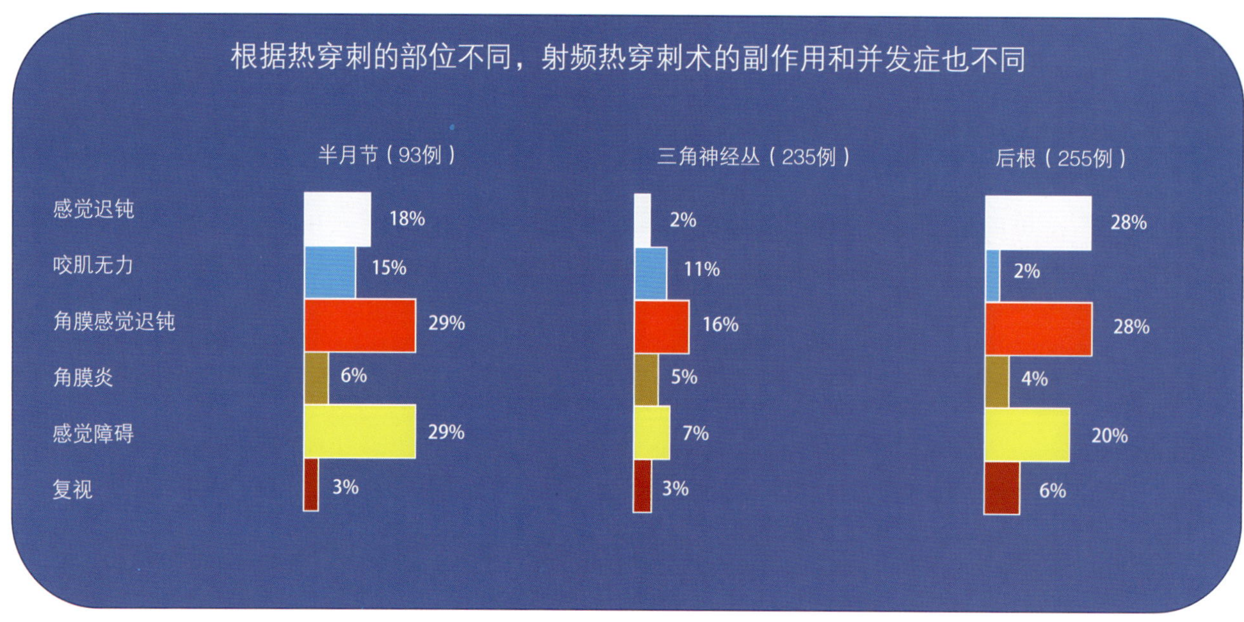

图10.16 根据热穿刺的部位不同，射频热穿刺术的副作用和并发症也不同。将热极束置于三角丛比置于脑桥角根部或神经节更安全（Sindou和Keravel，1979）

2. 我们对10个系列共7483例患者进行了回顾，根据系列不同，随访时间为3~26年（平均9年），结果显示，94%的病例可立即缓解疼痛（根据系列不同，为81%~99%），长期疗效平均为60.4%（根据系列不同，为20% ~93%）（Sindou和Tatli，2009）。副作用和神经系统并发症的报告频率在所查阅的各种出版物中大相径庭：副作用方面，困扰性面部感觉减退占5%~98%，咀嚼功能障碍占4%~24%；并发症方面，角膜炎（1%~8%）和麻醉困难/多色性麻醉（0.8%~7%）。据报道，颈动脉损伤导致的死亡率为0.1%。
3. 2019年的一篇最新综述收集了7篇文献研究，包括4533例患者，根据系列划分，平均治疗时间为3~9.3年，报告的疼痛缓解率和复发率分别为26%~82%和16%~74%（Bendtsen等，2019）。在这篇综述中，无死亡病例；有听力损失后遗症的患者为6例，颅神经麻痹36例，角膜缺损300例，角膜炎55例，咀嚼无力280例，面部感觉减退853例，痛感丧失29例。
4. 作为该手术的专家，Kanpolat等绘制的KM统计曲线见右图，它是当前对射频-热塑-根切术方法性能有价值的代表性说明（图10.17）（Kanpolat等，2001）。
5. 不同作者的长期疼痛缓解率和复发率之间的差异，从逻辑上讲可能与热损伤留下的感觉减退程度有关。这种方法的一个重要难题是，如何在（早期）复发概率低但有严重麻木的副作用和复发概率高但有麻木症状轻之间做出选择。应与患者讨论决定，并在签署的知情同意书中明确写明。无论如何，这种方法（即使是老年患者也几乎没有禁忌证）非常依赖于操作者，需要专门的培训。
6. 表10.1列出了一系列重要的文献报告。

10.4 球囊压迫

经皮球囊压迫（PBC）技术由John Mullan于1979年提出，其原理是采用全身麻醉并透视的情况下压迫半月神经节，采用全身麻醉因为压迫时会有疼痛感（Mullan和Lichtor，1983）（图10.18）。

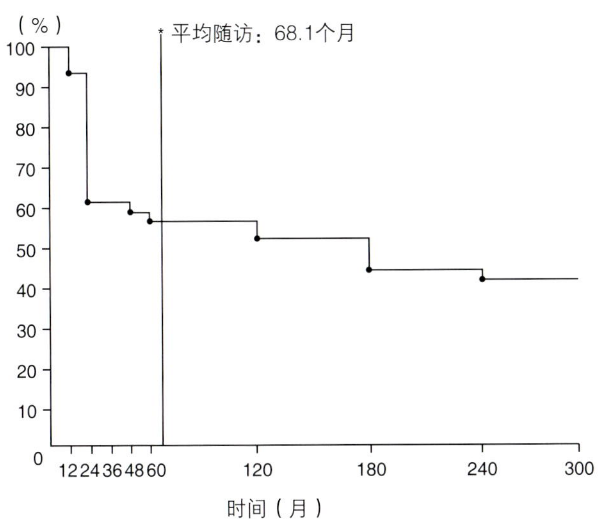

图10.17 以Kanpolat等的系列研究为例（Kanpolat等，2001），对射频热切术长期疼痛缓解率进行Kaplan-Meier统计分析

10.4.1 步骤

患者取仰卧位，予以镇静并插管。再注射局部麻醉剂，然后通过经皮穿刺Hartel轨迹插入带有半锐利套管针的13号套管针，直至Meckel囊和三叉神经贮水池水平（图10.19）。然后拔出针芯，导入Fogarty 4号球囊导管，从套管中伸出约15mm。就位后，用0.5～1mL造影剂（300mg/mL的碘海醇）给球囊充气。

通过横向X线检查效果。理想的图像是球囊典型的"梨形"形态，其尾部与小脑角的Meckel囊相对应（图10.20）。建议压迫持续时间为3min（1～5min，视不同团队而定），这样可以将后遗症致残性疼痛的风险降至最低。最后，吸出造影剂，拔出导管和套管针。

10.4.2 结果

1. 2009年对10个系列共1345例患者的文献进行了回顾，根据系列的不同，平均随访时间为1～6年，总平均随访时间为4年，根据系列的不同，PBC术后即刻镇静率为82%～100%（平均96%），长期疗效平均为67%（根据系列不同，为54.5%～91.3%）（Keravel等，2009）。

表10.1 射频热切术后的结果（文献综述）

三叉神经节根热凝术										
病例数	随访时间–范围–(平均数)年	最初疼痛缓解率（%）	最终疼痛缓解率（%）	副作用感觉减退	副作用感觉减退（++）%	副作用角膜感觉减退	副作用三叉神经运动能力减弱	并发症感觉迟钝(%)	并发症颅神经麻痹(%)	并发症永久性严重损伤
1000	5.5	98	75	—	24	3	25	3	4	0
235	1–25	99	93	—	15	20	25	5	6	0
533	6.5	97	75	—	15	3	16	15	0.2	0
702	5.6	99	63	6	2	9	25	9	0.4	0
1000	9	100	78	—	7.9	17	10	6.5	0.5	0
1070	4.7	87	73	—	6	3.5	25	6.5	0.2	0.2
265	3.8	—	71	—	—	9	—	8	—	0
1200	9	99	79	—	25	6	24	4	2.5	0
258	3	—	74	—	—	2.3	29	8	0	0
316	14	—	25	—	1	0	—	0.9	0.8	0.8
1600	5	97	58	—	9	5.7	401	1.8	0.14	0

保留的文献涉及100例以上手术、随访至少1年、最初疼痛缓解和最后随访结果信息准确的系列文献；在这些文献中，副作用和/或并发症或多或少都有详细描述［Siegfried（1987），Fraioli等（1989），Broggi等（1990），Sweet（1990），Nugent（1991），Zakrzewska和Thomas（1993），Tew和Taha（1995），Mathews和Scrivani（2000），Kanpolat等（2001），Tronnier等（2001）］

球囊压迫技术

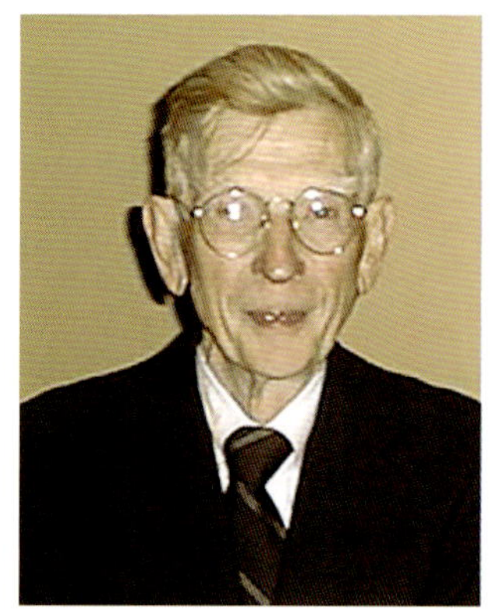

Mullan

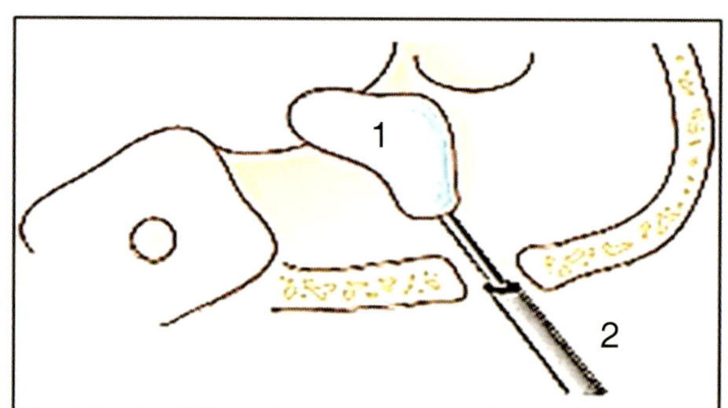

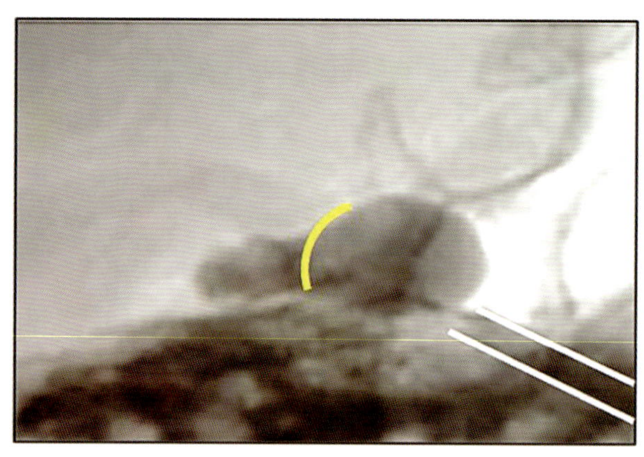

图10.18 经皮球囊压迫技术由John Mullan于1983年提出（Mullan和Lichtor，1983）。该技术包括通过Hartel轨迹经卵圆孔2将Fogarthy导管引入三叉神经腔1。然后在透视下注入球囊，通常持续3min，以压迫半月神经节和三角丛。这将导致或多或少的低度麻痹，具体取决于病例，通常不会造成角膜麻痹。注意注入球囊的梨形形状，证明其位于三叉神经腔和三叉神经孔的后方

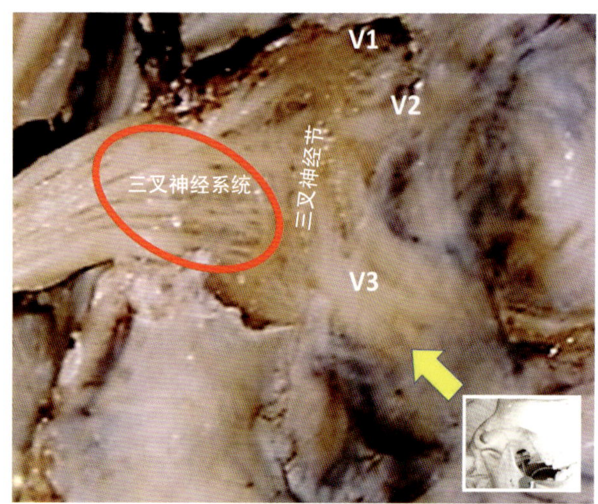

图10.19 Meckel三叉神经腔的三叉神经系统解剖图。图中显示暴露三叉神经节和三叉神经腔。红色卵圆孔表示注入球囊的位置。球囊的位置，以确保有效性和无损性

关于术后副作用和神经系统并发症，根据不同的系列，4%～77%的患者会出现面部低度麻痹，麻痹强度和后遗症与压迫时间的长短密切相关。据报道，50%～66%的患者或多或少会出现持久的咀嚼麻痹，具体比例取决于手术系列。2%～5%的病例并发翼颌窝血肿。颈动脉损伤导致的死亡率为0.2%。

2. 2016年，于Umea大学神经外科报告了82例患者的治疗结果，包括对PBC术后感觉功能的详细研究（Asplund等，2016）。初步成功率为82%；中位无痛时间为20个月；30例患者（37%）在最后一次随访时已无疼痛。大多数患者在PBC治疗后立即发现触觉和针刺感明显

球囊压迫技术

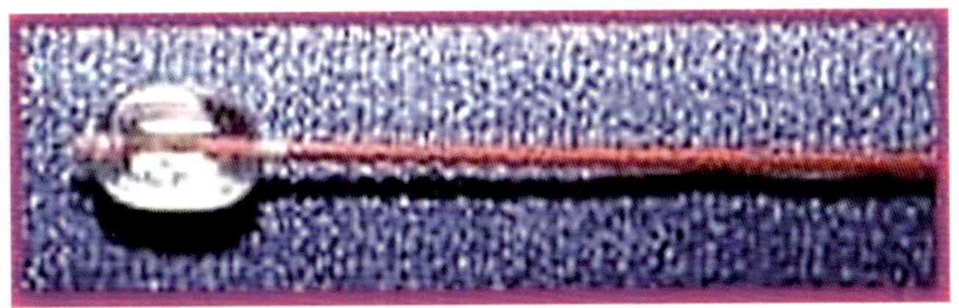

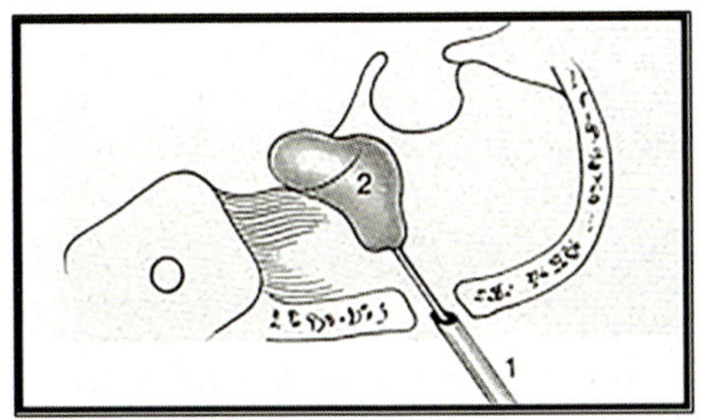

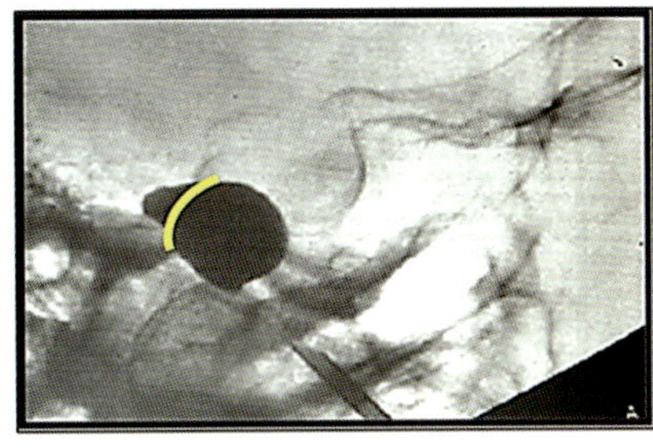

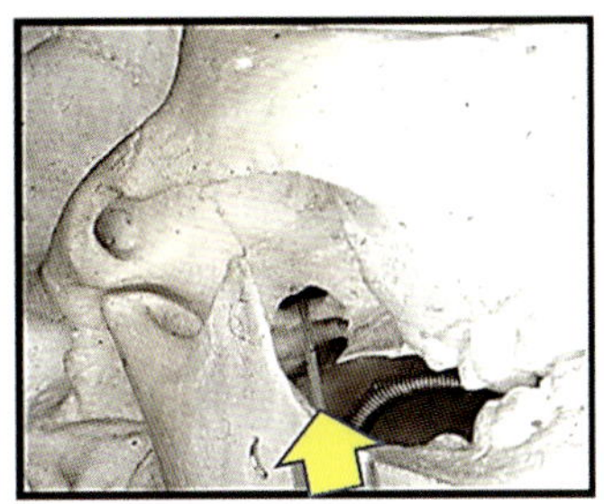

图10.20　经皮球囊压迫技术由于手术疼痛而在全身麻醉下进行。利用透视和Hartel轨迹标志，将套管（通常为14号套管）插入卵圆孔直至Meckel囊（右下排）。通过套管将Fogarthy探头（目前是4Fr的栓子切除导管（上图））引入三叉神经腔（1，下排左侧）。然后，在透视下使用碘造影剂为球囊充气（2，左下行），通常使用0.7～1mL造影剂。球囊应呈梨形，以证明其在三叉神经腔内的适当位置（下行，中间）。在目前的实践中，压迫时间（即球囊充气的持续时间）1～5min（平均3min），以限制麻醉不足的程度，因为这可能是造成麻醉失调的原因。然后将球囊放气并拔出套管

下降，但在后期随访中又恢复到接近正常水平。并发症包括：4%的患者出现麻醉障碍，1%的患者出现咀嚼肌无力，3%的患者出现复视，3%的患者出现轻度听力损失，4%的患者出现疱疹。角膜感觉没有受到明显影响。

3. 梅奥诊所2008年的一份报告对222例患者进行了长达15年，中位数为31个月的随访，其中特别关注了PBC术后复发的时间（Grewal等，2018）。手术后15年保持无痛的概率仅为10%（图10.21）。复发平均延迟了12个月。此外，很大一部分患者抱怨有一定程度的痛觉减退（82%），但大多数都比较轻微。

4. 欧洲神经病学学会最近于2019年进行了一项回顾性研究，共收集了5项研究，对755例患者进行了为期5～10.7年的随访（F.U.），结果显示，最初的疼痛缓解率为95%，随后在最后一次随访时降至54.5%～80%（平均67%）。复发率或失败率为20%～51.7%。据报道，最重要的并发症是14.6%的人面部感觉减退伴有麻痹，4.5%的人三叉神经运动无力（Bendtsen等，2019）。

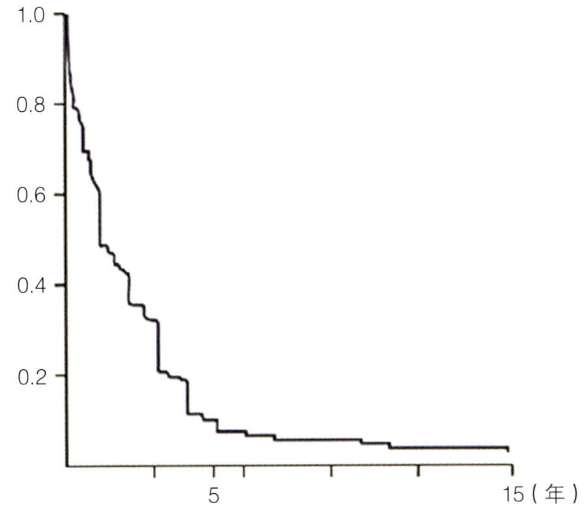

图10.21　球囊压迫后长期疼痛缓解率（15年）；梅奥诊所CLINIC系列的Kaplan–Meier统计分析（Grewal等，2018）

5. 与前面提到的需要全身麻醉的射频–热塑–根切术相比，PBC的优点是角膜持久麻醉的风险较低，因此角膜炎的风险也较低。但其缺点是失

败率或复发率较高。

6. 表10.2列出了一系列重要的文献报告。

10.5 甘油注射

甘油注射法三叉神经节神经溶解术（GN）是一个偶然的发现。在斯德哥尔摩，Leksell和他的团队在用伽马射线立体定向照射三叉神经痛的过程中，为了便于对目标进行放射定位，他们使用了一种稀释在甘油中的不透明介质，将其注入三叉神经腔内。后来观察到，只需注射一次甘油就能使疼痛停止，因此Sten Hakanson在1981年提出了只需向三叉神经腔注射甘油就能治疗神经痛的方法（Håkanson，1981）（图10.22）。

10.5.1 步骤

手术时，患者在清醒状态下取坐位，头部弯曲。在局部麻醉下，按照Hartel轨迹将22号针头插入卵圆孔，然后在透视控制下推入三叉神经腔。一旦套管针的末端就位，脑脊液就会流出，这时就会注射造影剂（甲氨喋呤），以确认三叉神经腔内针头的正确位置。蝶窦造影后，排出造影剂，然后小剂量注射甘油，直到疼痛部位获得满意的低麻木感。甘油的总剂量通常为0.2～0.4mL。拔针后，让患者坐着休息1h左右。

这种技术的优点是费用不高，但不易控制甘油向蛛网膜下腔的扩散，这种方法可能会产生随机的神经毒性效应。

表10.2 球囊压迫后的结果（文献综述）

三叉神经节根热凝术											
病例数	随访时间–范围–(平均数)年	最初疼痛缓解率（%）	最终疼痛缓解率(%)	副作用感觉减退	副作用感觉减退（++）%	副作用角膜感觉减退	副作用三叉神经运动能力减弱	并发症感觉迟钝(%)	并发症颅神经麻痹	并发症其他	并发症永久性严重损伤
159	3.5	90	81	76	2.5	—	3	7.6	0	—	0
212	1–3	—	75	—	—	0	9	0	0.9	—	0
100	1–10	100	72	17	12	0	—	4	1	—	0
144	1–4	90	83	4	40	0	12	3	2.8	—	0
141	1–2	92	68	83	11	0	24	6	0	—	0
200	1–4	96	68	93	10	3	7	10.6	1.5	—	0.5
158	1–5	—	70	—	—	0	33	15	1.9	—	0
496	1–12	99	68	89	—	0	3.4	3.8	1.6	—	0
127	7–10	93	52	31	—	2.3	6.2	3.3	1.6	疱疹33%	0
105	1–6	99	84	—	—	—	50	5.2	7.6	疱疹44%	0
206	1–4	93	85	—	—	—	—	0	—	—	0
100	1–5	90	40	31	7	—	4	4	3	疱疹4%	0
400	4	88	—	24	6	—	11	6	5	—	—
138	1–5	98	72	98	—	—	—	—	0.7	—	—
222	2.5	—	54	82	—	—	5	—	3	—	—
131	3	—	41	—	20	20	—	20	—	—	—

保留的文献涉及100例以上手术病例、至少1年的随访，以及最初疼痛缓解和最后随访结果的精确信息；在这些文献中，副作用和/或并发症或多或少都有详细描述［Fraioli等（1989），Frank和Fabrizi（1989），Lichtor和Mullan（1990年），Lobato等（1990），Abdennebi等（1997），Brown和Gouda（1997），Corrêa和Teixeira（1998），Skirving和Dan（2001年），Chen和Lee（2003），de Siqueira等（2006），Baabor和Perez-Limonte（2011），Bergenheim等（2013），Yadav等（2016），Ying等（2017），Grewal等（2018）和Kourilsky等（2022）］

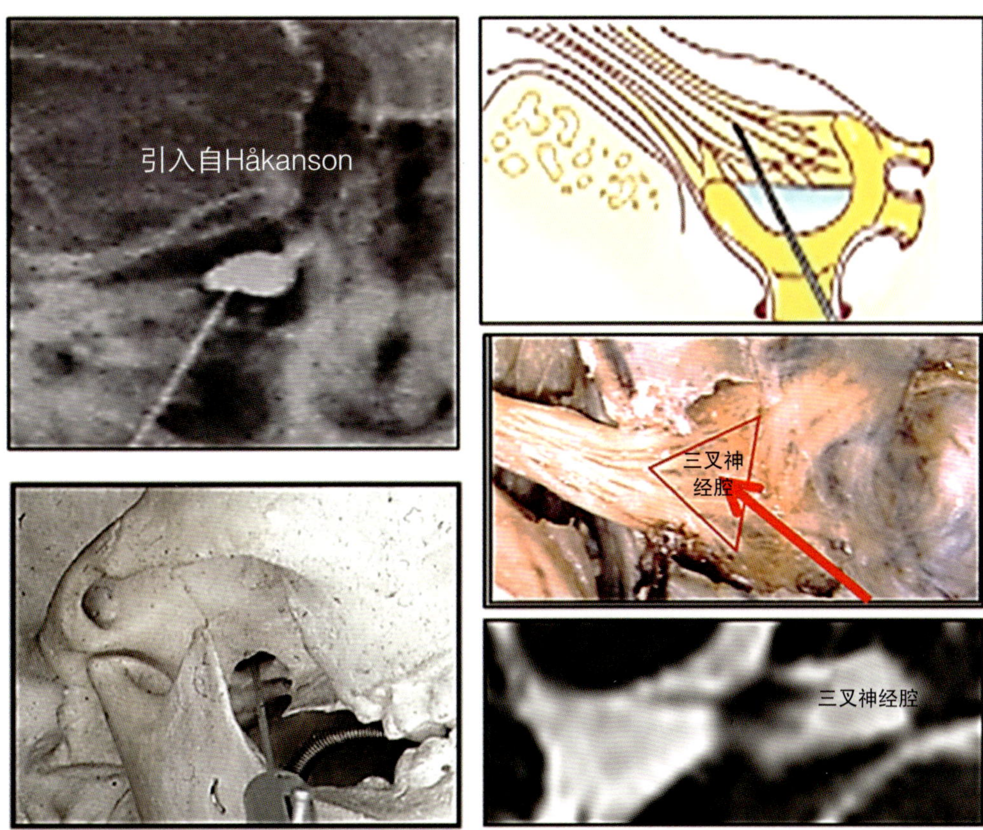

图10.22　甘油注射神经溶解术由Sten Hakanson于1981年引入（Håkanson，1978，1981）。通过Hartel途径穿过卵圆孔后，将针尖置于Meckel囊内。脑脊液被释放出来。注射碘化造影剂应确保针头位于三叉神经腔内，这在解剖中已详细说明，在MRI-T2序列中也能看到。然后，在患者清醒的情况下注射甘油溶液，直到三叉神经疼痛区域出现（轻度）麻痹为止

10.5.2　结果

1. 2008年的文献综述显示，甘油神经溶解术可使42%～84%的病例立即镇痛，18%～59%的病例可保持长期镇痛，具体取决于系列（平均38.5%）（Tatli等，2008）。报告的主要并发症有：30%的患者面部感觉减退并伴有麻痹，5%的患者出现角膜炎，50%的患者出现疱疹。
2. 来自Umea大学的一份报告对接受甘油神经溶解术的124例患者的术后面部感觉功能进行了特别研究，并对他们进行了长达5年的随访。该报告指出，最初的成功率为85%，中位无痛时间为21个月，其中47例患者（38%）在最后一次复查时无痛（Asplund等，2016）。23%的患者存在感觉减退伴感觉障碍，并经常伴有角膜反射减弱。3%的患者出现疱疹，3%的患者出现化学性脑膜炎。根据Kaplan-Meir统计分析，在作者的系列研究中，5年无痛的概率低于20%（图10.23）。
3. 根据欧洲神经病学学会2019年的最新综述，基于3项研究对289例患者进行了重新分组，治疗持续时间为4.5～8年，75%的患者最初的疼痛得到了缓解（Bendtsen等，2019）。根据系列研究的结果，平均治疗年限的疼痛缓解率降至18%～59%（平均40%），复发率或失败率为41%～84%。这些系列中最重要的并发症是面部感觉减退，39%的患者或多或少有感觉异常/

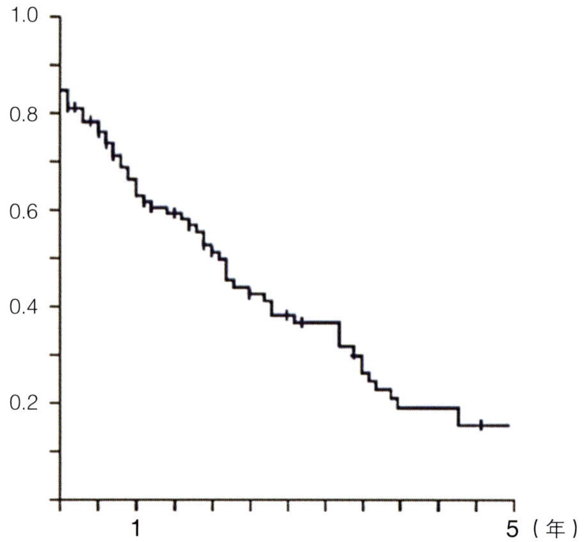

图10.23 注射甘油后5年长期疼痛缓解率：Umea系列的Kaplan-Meier统计研究（Asplund等，2016）

感觉障碍。

4. 这项技术的优点是不需要特殊设备，但由于难以控制甘油向蛛网膜下腔的扩散，甘油的神经毒性作用暴露在有害的副作用和并发症中。
5. 表10.3列出了一系列重要的文献报道。

关键点

无论采用哪种方式，损毁手术都能有效减轻疼痛，但也会产生副作用，其中最主要的是麻木。

术后麻木感越轻，复发风险越高。

麻木感越强，出现感觉异常和继发性痛性感觉缺失的风险就越大。

表10.3 甘油神经溶解术后的结果（文献综述）

三叉神经节根热凝术											
病例数	随访时间-范围-(平均数)年	最初疼痛缓解率（%）	最终疼痛缓解率(%)	副作用感觉减退	副作用感觉减退（++）%	副作用角膜感觉减退	副作用三叉神经运动能力减弱	并发症感觉迟钝(%)	并发症颅神经麻痹	并发症其他	并发症永久性严重损伤
100	5–10	96	57	60	0	0	0	0	0	疱疹50%	0
100	2–3	95	90	13	0	—	—	0	—	疱疹10%	0
252	2–5	91	63	20	1	—	—	2	—	疱疹77%	—
550	1–6	76	17	—	5	—	—	11	—	疱疹3%	—
162	1–6	90	63	72	12	2	0	3	0	疱疹38%	0
200	2–6	73	53	37	7	—	—	2	0	—	—
122	3–5	80	22	67	29	0	0	13	0	—	0
112	1–5	92	73	32	0	8	0	3	0	—	0
122	1–8	84	41	59	0	16	4	13	0	—	0.8
191	1–7	—	70	—	—	10	6	0	0	—	—
523	1–11	90	46	32	6	0	0	2	0	疱疹37%	0
139	1–11	95	50	47	45	5	0	7	0	疱疹3.8%	0
117	1–11	90	60	—	—	—	—	—	—	—	—
152	1–2	71	15	64	—	—	—	9	—	疱疹19%	—

保留的文献涉及100例以上手术病例、至少1年随访、关于最初疼痛缓解和最后随访结果的精确信息；在这些文献中，副作用和/或并发症或多或少都有详细描述［Lunsford（1982），Arias（1986），Dieckmann等（1987），Saini（1987），Young（1988），Waltz等（1989），Fujimaki等（1990），Ischia等（1990），Steiger（1991），Cappabianca等（1995），Jho和Lunsford（1997），Blomstedt和Bergenheim（2002），Kondziolka和Lunsford（2005），Asplund等（2016），Hakanson等（2016）和Noorani等（2016）］

第11章　三叉神经痛的立体定向放射治疗

放射外科治疗三叉神经痛于20世纪70年代初由Lars Leksell首次进行尝试，他应用立体定向和伽马射线技术对三叉神经节进行放射治疗。但是，由于目标区域定位困难、放射剂量缺乏共识以及其他外科手术的普遍应用导致这种治疗方式在很长一段时间内并未被广泛推广。如今，磁共振成像（MRI）的分辨率进行性提高使得准确定位三叉神经根位置成为可能，人们对放射外科治疗三叉神经痛重新产生了兴趣。同时，由于其微侵袭性，立体定向放射治疗三叉神经痛在神经外科领域中逐渐占据了重要位置。本章节简要讲述它的历史演变。

11.1　简述外科治疗的演变

无论是传统外科手术还是经皮穿刺手术，改进技术提高有效性和安全性都需要花费数十年的时间。

针对三叉神经痛治疗的第一个外科干预措施是三叉神经节切除术，由Wears在1885年构思，不久后Rose（1890）首次进行开拓实践，然后Hartley（1893）、Horsley（1891a，b）和Cushing（1900）分别进行了尝试。但由于术后角膜炎和痛性感觉缺失频发，这种手术方式很快就被废弃了。1901年，Frazier在Spiller的启发下，提出了颞下入路神经节后根切断术（Spiller和Frazier，1901）。随后，1920年，Dandy提出了经枕下小脑外侧入路三叉神经根切断术（Dandy，1925）。但手术仅限于固定位置，尤其是控制在三叉神经根内侧的2/3，患者可在不出现完全面部麻木（尤其是角膜）的情况下获得良好的镇痛效果。1938年，Sjoqvist进行了延髓水平的三叉神经束切开术，切断了三叉神经脊髓束的下行部分，证实该神经束是面部热性痛觉的纤维载体（Sjoqvist，1938；Olivecrona，1942；Kunc，1959）。这一观点随后被Kunc完善和推广（Kunc，1964，1977；Kunc等，1978）。

1952年，Taarnhoj认为三叉神经痛可能是由于三叉神经Meckel囊硬脑膜纤维硬化压迫三叉神经节所致，提出通过打开硬膜进行三叉神经节减压的方法（Taarnhøj，1952，1982）。这项技术虽然稳妥，但由于其较高的术后复发率而逐渐被放弃。1955年，Shelden将Taarnhoj的手术方式所带来的良好效果解释为三叉神经节和附近神经纤维的手术创伤所致，提出可直接压迫三叉神经节（Shelden等，1955）。这也就是后来由Mullan提出的球囊压迫的手术方式（Mullan和Lichtor，1983）。

M. Sindou, A. Brinzeu, *Trigeminal Neuralgias: A Neurosurgical Illustrated Guide*,
https://doi.org/10.1007/978-3-031-25113-9_11

与此同时，为了减轻直接干预的风险，在“旧”方法的基础上开发了经皮技术，即三叉神经节醇化法。其实该方法早在1906年由Taptas（1911）提出，而后由Harris（1912a，b，1940）通过外侧入路进行尝试，然后又通过Hartel（1912）经卵圆孔的方法进行操作。Jaeger在1957年提议在神经节部位注入热水，而不是酒精（Jaeger，1959），Jefferson在1963年提议注射苯酚（甘油的浓度为1/20）（Jefferson，1963）。1941年，Kirschner介绍了通过神经损伤用高频发生器对三叉神经节进行电凝处理，该手术在全身麻醉下进行，使用立体定向经皮经卵圆孔入路进行穿刺电凝（Kirschner, 1933）。随后，Thiry连续改进了技术，他通过使用较低强度的电流，避免触觉敏感性完全丧失（Thiry和Hotermans，1974），然后Schürmann开始用神经性镇痛取代全身麻醉，用来控制患者清醒时的电凝效果（Schürmann等，1972）。

20世纪70年代初，Sweet改进并推广了这一技术，命名为三叉神经节和感觉根热凝射频治疗（Sweet和Wepsic，1974）。操作过程中用射频发生器作为热源，热敏电阻测量电极尖端的温度，并只在干预疼痛的步骤中进行短程的全身麻醉或神经镇痛，使患者顺利配合。由于目标神经纤维的特异性，该方法可在没有完全麻醉的情况下获得指定区域的良好镇痛效果。

在可视化经皮操作的技术框架内，Hakanson于1981年提出了经卵圆孔向Meckel囊内注射甘油对半月神经节进行神经溶解的方法（Håkanson，1978），Mullan于1979年提出了使用Fogarty探针的可充气气囊作为神经损伤发生装置压迫神经节的方法（Mullan和Lichtor，1983）。

此外，在20世纪50年代，Leksell将立体定向伽马刀放射外科技术应用于三叉神经痛（Leksell，1971）。这种方法随着高分辨率MRI的出现，使得精确的靶向辐射治疗成为可能。

除了这些损伤性治疗外，显微血管减压技术的发展也分成不同阶段。该方法是基于Dandy行三叉神经根切断术时常常在患者桥小脑角区发现神经血管压迫（Dandy，1932）。然而，直到1956年，才由Gardner报告了通过简单减压三叉神经根治疗三叉神经痛（Gardner，1962）。随后，Jannetta很快就采用了这种方法并通过显微外科技术进行了完善。他首先使用了颞下硬脑膜外入路（Jannetta和Rand，1966；Jannetta，1967），随后在蒙特利尔大学Hardy的建议下，指出经乳突后是显微血管减压手术的最佳入路（Provost和Hardy，1970），Jannetta开始采用经乳突后入路（Jannetta，1977）。由于Jannetta，该方法得到了推广，并被广泛接受，如今成为手术治疗典型三叉神经痛的首选（Cruccu，2016）。

放射外科治疗三叉神经痛于20世纪70年代初由Lars Leksell首次进行尝试，他应用立体定向和伽马射线技术对三叉神经节进行放射治疗（Leksell，1971）（图11.1）。

1993年，Rand发表了第一个系列病例报道，12例患者在加州大学洛杉矶分校采用伽马刀（GK）进行系统治疗，其中7例预后良好（Rand等，1993）。1995年，来自马赛的Regis发表了关于20例三叉神经痛患者的系列报道（Régis等，1995），随后Lunsford发表了一篇51例在匹兹堡接受治疗患者的病例报道（Kondziolka等，1996a）。这3个多中心的病例系列报道在1996年发表，明确证实了该手术技术治疗三叉神经痛的有效性（Kondziolka等，1996b）。

1993年Rand发表了在加州大学洛杉矶分校用伽马刀（GK）系统治疗的12例患者的第一个系列，告知12例中有7例发展良好（Rand等，1993）。

放射外科治疗不仅可以通过伽马辐射和伽马刀（GK）系统进行，还可以通过光子照射（LINAC/射波刀）实现（图11.2）。虽然手术过程需要涉及立体定向框架系统，但由于是相对简单的局麻手术，所以可以在门诊进行。整个操作

立体实向放射外科

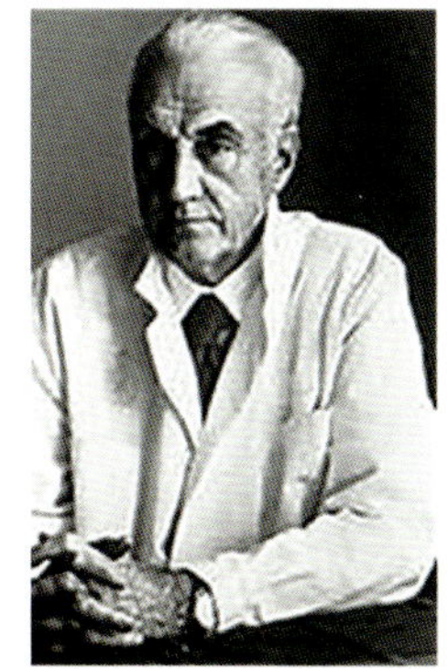

立体定向放射外科治疗三叉神经痛

Lars Leksell

From the Department of Neurosurgery, Karolinska Institutet, Stockholm, Sweden

Acta Chir Scand 137: 311–314, 1971

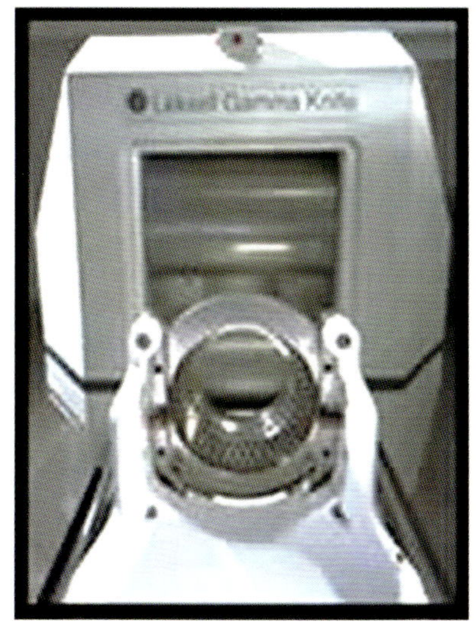

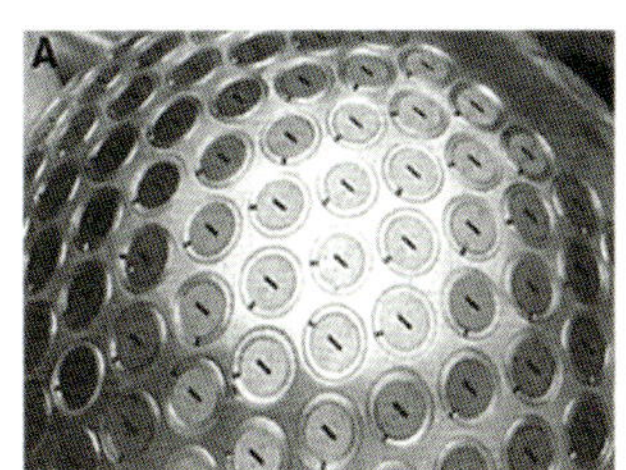

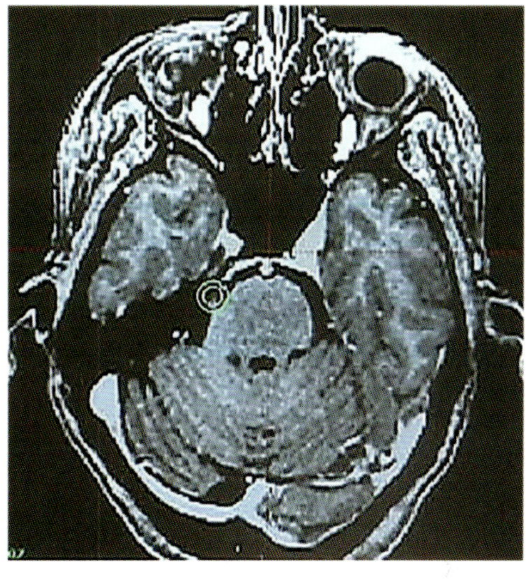

图11.1　立体定向放射外科。放射外科学的引入与立体定向框架结构的发展是同时进行的。这种方法是卡罗林斯卡研究所Lars Leksell教授的主要成就（Leksell，1951）。1953年于斯德哥尔摩开展了第一例伽马射线治疗三叉神经痛，并于1971年进行了报道（Leksell，1971）。然而，这项技术的普及却是在现代影像学发展之后才开始的，首先是CT检查，然后是高分辨率MRI的出现

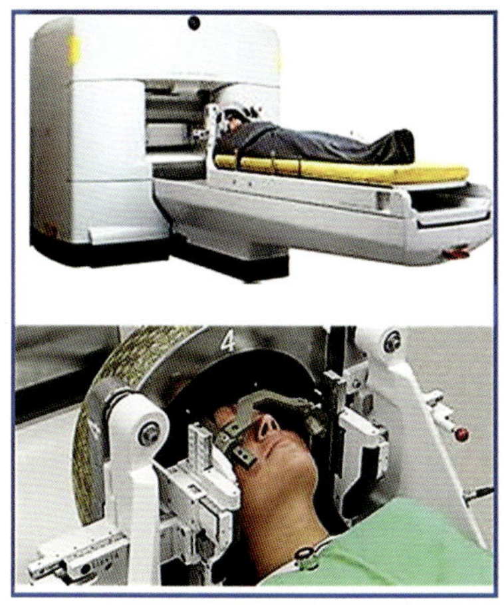

伽马刀

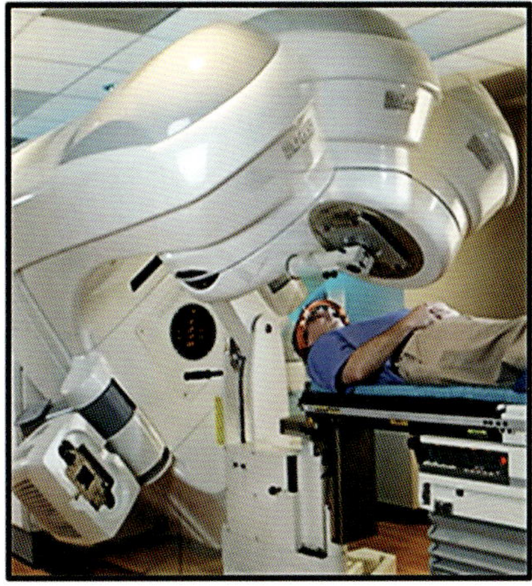

直线加速器

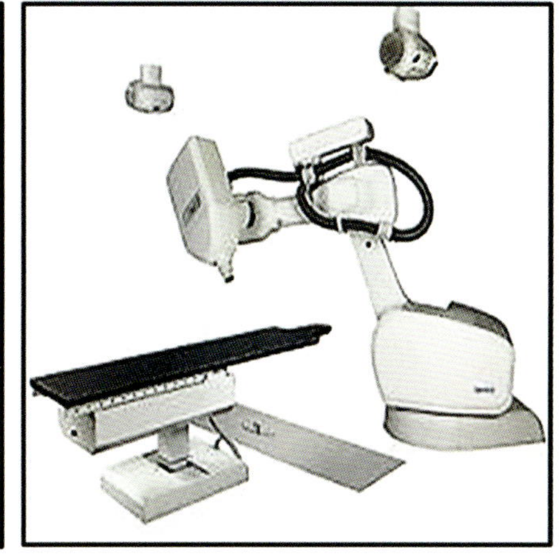

射波刀

图11.2　常见的立体定向放射外科设备：伽马刀、直线加速器以及射波刀

按照标准程序进行，涉及图像采集和融合，以及目标区域定位和照射。

11.2 放射治疗发展过程

放射外科手术，顾名思义就是通过单期照射进行手术治疗。但是，为了获得最佳疗效，关于照射治疗的具体细节则需要更多的讨论和研究。

放射疗法对三叉神经的影响之一是感觉减退。Pollock的研究发现，在辐射剂量和感觉减退之间存在明显的线性关系。同时，他还发现辐射剂量和镇痛效果之间也存在直接的线性关系（Pollock，2006）。这两种线性关系虽然相差约40%，仍具有内在一致性。研究结果倾向于选择90Gy作为总辐射剂量，在此条件下，约有60%的患者远期预后良好，20%的患者出现感觉减退。因此，在放射物理学和放射生物学的基础上，推荐使用80～90Gy剂量进行立体定向放射外科治疗目前已达成广泛共识（Tuleasca等，2020）（图11.3）。

关于剂量率的问题也受到了质疑，似乎较高的剂量率效果更为显著（即2.5Gy/min优于1.5Gy/min）（Lee等，2015）。进一步的研究重点关注了被辐射的神经体积，结果表明，较小的辐射体积预后更好，且副作用较少。综上所述，辐射的生物效应似乎比光束科学的物理特性更为重要，因此，大剂量、高频率的集中照射可能将显著改善疗效（Tuleasca等，2018）。

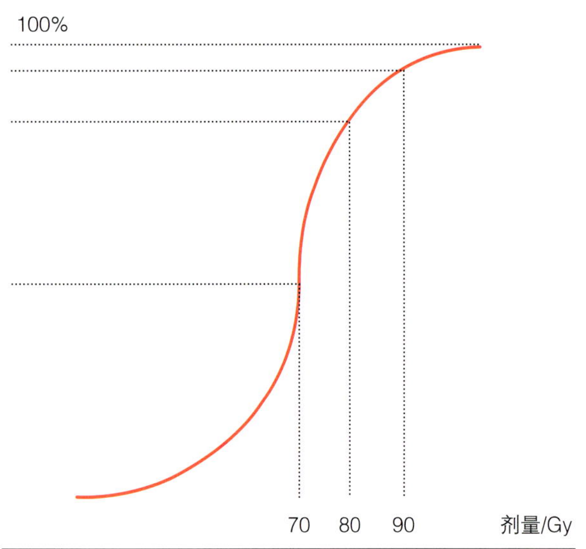

图11.3 伽马刀放射治疗三叉神经痛的剂量/疗效关系简图（Pollock，2006）

关于目标区域，最初主要是三叉神经根出入脑干区（TREZ）。近年来，感觉根的半月神经节后根部分成为首要推荐的操作区域（即三叉神经脑池段上距脑干神经起始点7.5mm处的一个4mm的等中心点）。事实上，大多数人认为对TREZ靶点进行操作会产生更多的不良反应和并发症，而在治疗效果上并无优势。同时，不建议在脑干水平使用超过15Gy剂量的辐射（Régis等，1995，2006；Régis，2002）（图11.4）。

放射外科治疗的一个劣势在于其手术疗效通常需要手术后数月才能显露。然而，除了那些在疼痛状态下转诊的患者，这对大多数患者来说并不是主要问题（Tuleasca等，2012）（图11.5a）。

11.3 结局预后

11.3.1 已出版的重要系列病例研究

自20世纪90年代初以来，已经出版了大量系列病例；其中大部分是简单的回顾性病例分析，评估结果差异很大。随着操作技术的逐步标准化，最近的系列病例报道似乎说明至少GK的治疗效果更加同质化。一些前瞻性系列研究以及一些将放射外科治疗与其他手术方式进行对比的研究已经发表。

目前主流研究人员的共识是，应根据BNI分级量表进行疗效评估，BNI Ⅰ级和Ⅱ级视为结果良好，BNI Ⅲa级视为结果可接受。此外，由于术后面部感觉功能障碍发生率较高，也应使用BNI分级量表进行定期评估。

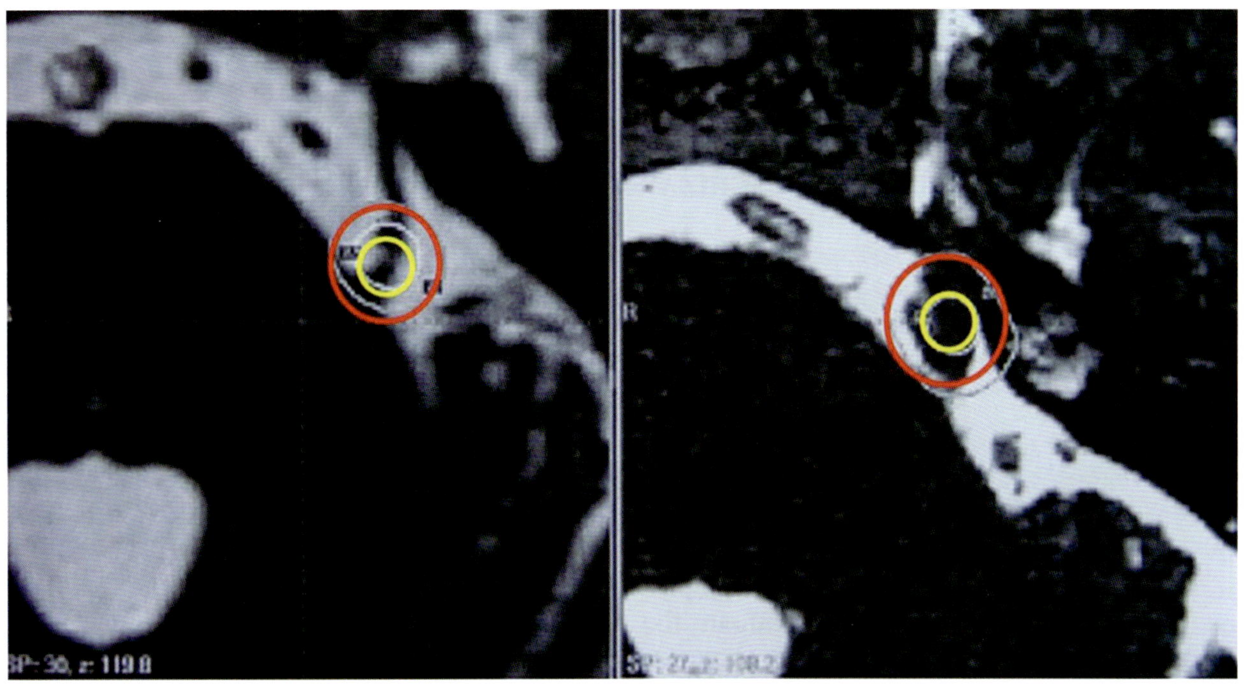

图11.4 放射外科治疗三叉神经痛的两个主要靶点如图所示（图为左侧脑干和三叉神经根轴位MRI–T2序列）。左图靶点位于TREZ，右图靶点位于脑池段三叉神经半月节后根部分。黄色圆圈：80Gy等剂量；红色圆圈：30Gy等剂量。根据既往文献报道，TREZ靶区更易发生危害脑干的放射相关损伤（Regis等，2006）

2002年，Pollok等对明尼苏达州罗切斯特梅奥诊所治疗的117例连续患者进行了描述性分析，这是第一项使用现代参数进行的放射外科治疗的大型系列研究（Pollock等，2002）他们将疼痛完全缓解且无须药物治疗（BNI Ⅰ级或Ⅱ级）定义为阳性结果。中位随访时间为26个月（范围1～48个月）。在1年和3年时，实现和维持这一目标的精算率分别为57%和55%。25%的患者在剂量为90Gy时出现感觉障碍。Pollock还研究了感觉障碍与疗效之间的关系（图11.6）。

迄今为止发表的最大型系列病例报道是Tuleasca和Regis的研究，描述了1992—2010年在马赛Timone医院接受治疗的497例患者（Tuleasca等，2012）。该系列共有737例TN患者接受了GK治疗，其中497例被定义为典型TN。排除标准包括继发性TN以及粗大基底动脉压迫。中位随访时间为43.8个月（范围12～174.4个月）。目标靶点为神经脑池段4mm等中心点，使用的中位剂量为85Gy（范围70～90Gy）。该研究对中位随访期43.8个月的BNI分级进行了分析。在0.5年、1年、2年、3年、5年、7年、10年、12年和14年时，BNI分级在Ⅰ～Ⅲa级的患者分别为93.4%、85.9%、78.6%、71.8%、64.9%、59.7%和45.3%。

随后又对130例患者进行了子集分析，随访时间中位数为7年（Régis等，2016）。结果（BNI Ⅰ～Ⅲa级）与前期研究相似，3年、5年、7年和10年保持无痛的概率分别为77.9%、73.8%、68%和51.5%。

两篇文章同时对起效时间进行了分析，结果表明疼痛缓解的中位时间为10～15天（范围1～180天）。20%的患者出现明显的感觉减退，中位发生时间为12个月。值得注意的是，患者在使用随访7年后，没有出现新的面部感觉减退。

马赛的Regis等研究结果是该领域的最大系列

（图11.5b～d）。在全球范围内，马赛团队报告的5年治愈率为60%，17%的患者5年后仍存在感觉减退。然而，还有其他一些重要的系列研究结果值得考虑，特别是其结论的细节。

然而，由于研究结果的多样性以及不同出版物评价标准的多元化，很难从文献中明确立体定向放射治疗控制疾病的能力：10～60个月，平均出现问题的概率为22%～89%，复发率为0～46%，感觉减退率为0～54%，这些结果取决于不同的系列病例。作者认为，结果缺乏同质性的原因在于放射设备的差异、目标区域的差异、使用剂量的差异、遇到困境的差异以及评估方式的差异。

表11.1列出了重要文献报告清单。

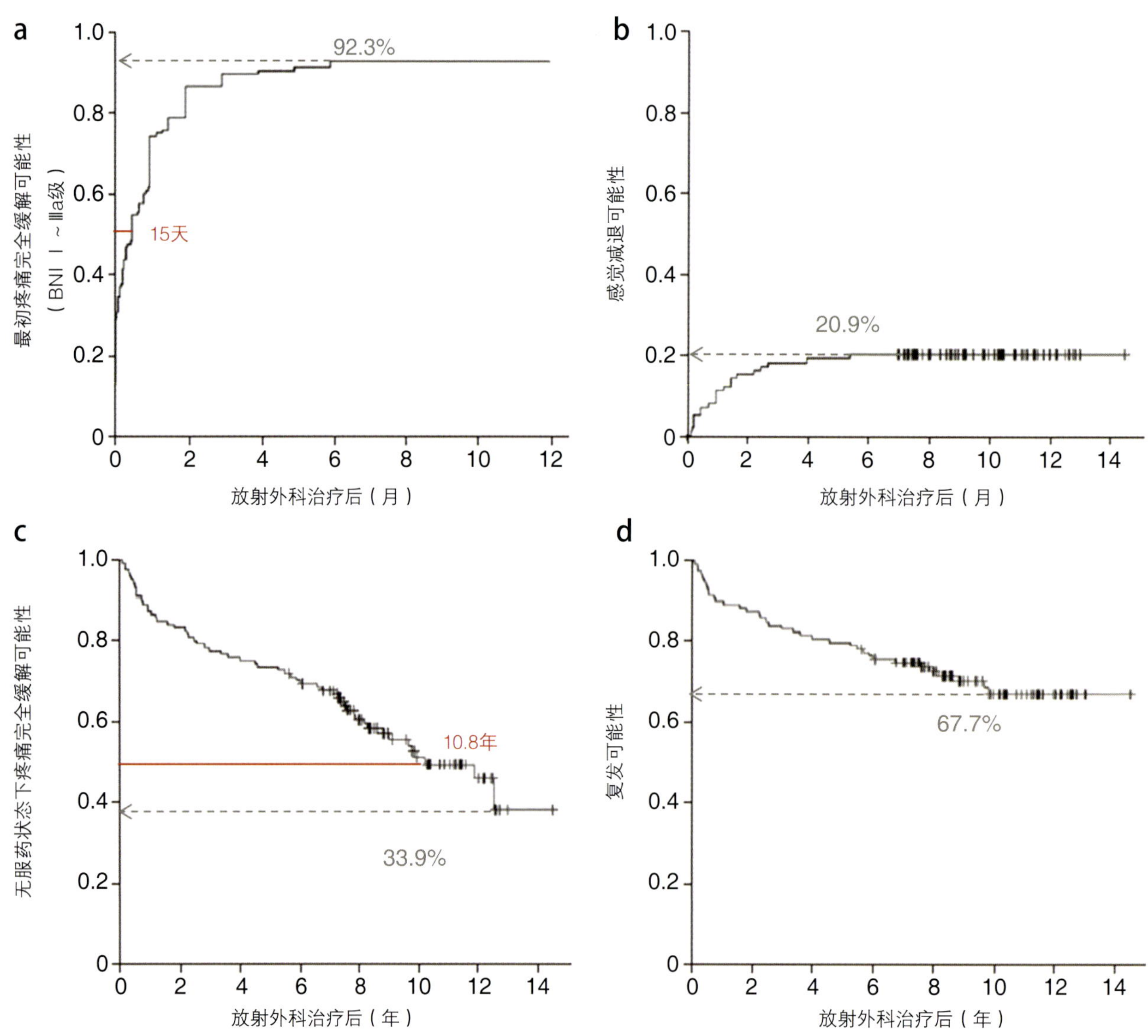

图11.5 伽马刀放射治疗三叉神经痛的远期疗效。Regis和Tuleasca分析研究了130例接受伽马刀放射治疗的原发性三叉神经痛患者，其中位随访时间为10年。患者分级为BNI Ⅰ～Ⅲa级（无疼痛但仍需继续服药）以上定义为治疗成功（Regis等，2016）。由于镇静所致的疼痛延迟出现被持续监测，估计中位数为15天，然而可于治疗后6个月发生。7.7%的患者没有实现疼痛有效缓解（**a**）。相当一部分患者（高达21%）出现三叉神经相关支配区域的感觉减退，有的患者可于治疗后6年发生（**b**）。疼痛复发也较为常见，只有1/3的患者保持长期无疼痛并无须药物治疗。疼痛复发的中位时间约为11年（**c**）。另一方面，一半的复发患者需要进行二次手术，分级为BNI Ⅰ～Ⅲa级以上维持15年的患者总概率为67%（**d**）。数据来源于Regis等（2016）

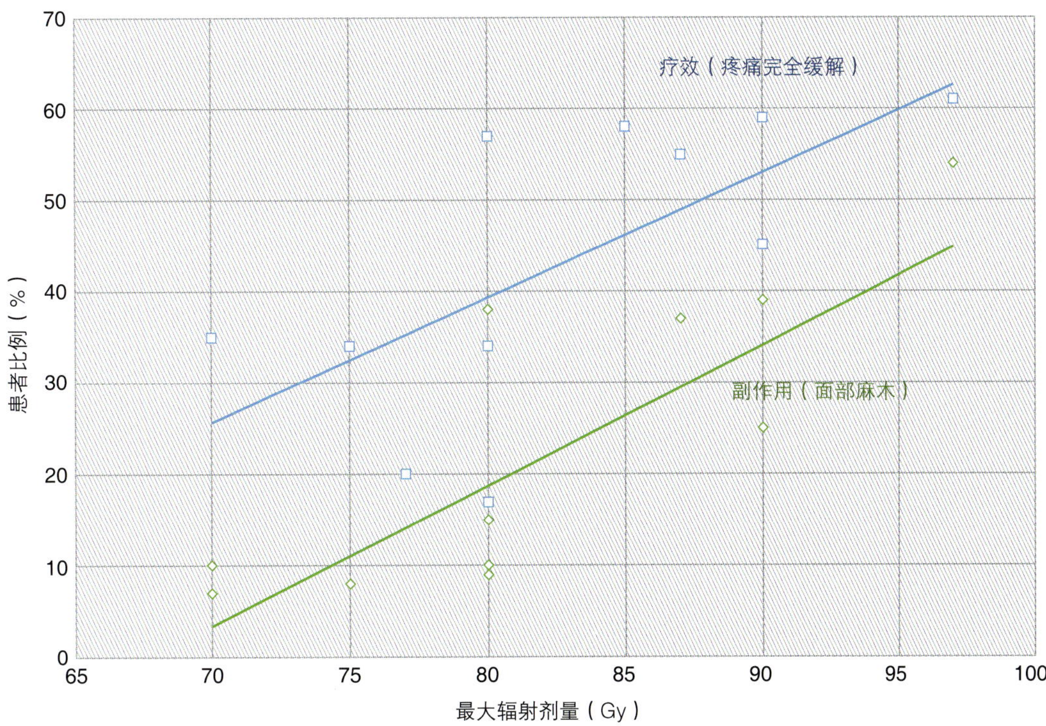

图11.6　伽马刀放射治疗剂量与镇痛效果、面部麻木的关系。通过回顾先前的研究，Pollock对局灶辐射剂量与治疗效果及面部麻木之间的关系进行了分析（Pollock，2006）。该图中蓝色回归线代表辐射剂量与疗效之间的关系（个体研究结果由方形表示），绿色回归线代表辐射剂量与面部麻木之间的关系（个体研究结果由菱形表示）。两条线近似平行，且都与剂量直接相关，从而得出结论：伽马刀放射治疗对疼痛的缓解通常伴随着相关程度的感觉减退。图表根据B.E. Pollock（2006）公布数据绘制

表11.1　立体定向放射外科治疗预后（文献回顾）

立体定向放射外科治疗								
病例数	随访时间（平均数）	平均年龄	设备	平均放射剂量(Gy)	疼痛应答时间(周)	最初疼痛缓解率(%)	最终疼痛缓解率(%)	副作用面部麻木(%)
136	1	68	GKRS	80	3	90	70	51
107	5	75	GKRS	75	12	81	58	20
106	1	72	GKRS	80	4	90	60	4
160	1	63	GKRS	85	7	90	61	0
112	5.6	64	GKRS	75	2	69	34	6
503	2	72	GKRS	80	5	80	71	11
365	2.5	65	GKRS	80	4	75	60	6.5
130	3.2	68	GKRS	90	3	80	66	24
179	2	74	LINAC	90	9	79	60	50
448	2	67	GKRS	90	—	86	46	25
250	5.5	71	GKRS	90	8	90	79	33
497	5	68	GKRS	85	4	91	64	21

表中所示均为接受手术治疗患者数量超过100例且进行至少1年时间随访的病例系列，包括最初缓解程度和最终随访结果的准确信息。其中，同时对副作用和/或并发症进行了详细描述。

11.3.2 GK与LINAC以及CK的比较

使用LINAC和CK进行放射治疗研究的发表数量要少于使用GK的研究（Kubicek等，2004; De La Peña等，2022）。图11.7给出了此类结论（图11.7）。

最近（2018年），Tuleasca、Regis和Levivier对2015年之前发表的所有系列研究进行了系统回顾（Tuleasca等，2018）。其中包含65项研究，共计6461例患者。在这些系列研究中，45项使用了GK，11项使用了LINAC，9项使用了CK。这篇综述根据所使用的技术给出了很大范围的研究结果。GK的复发率为0～52.2%（平均24.6%，中位数23%），LINAC的复发率为19%～63%（平均32.2%，中位数29%），CK的复发率为15.8%～33%（平均25.8%，中位数27.2%）。

更重要的是，他们详细地评估了并发症发生率。GKS的感觉减退率为0～68.8%（平均21.7%，中位数19%），LINAC为11.4～49.7%（平均27.6%，中位数28.5%），CKR为11.8～51.2%（平均29.1%，中位数18.7%）。其他并发症包括感觉障碍、麻痹、干眼症、失神经痛和角膜炎。只有当三叉神经半月节前根作为手术操作区域时才会出现感觉障碍和麻痹，而三叉神经入脑干区作为手术操作区域才可能出现其他并发症。

为了给出推荐指南，2019年，欧洲神经病学学会回顾了截至2018年所有已发表的系列研究（Bendtsen等，2019）。纳入标准更加严格，研究必须有独立的结果评估，患病人数超过25例，随访时间超过3年。在这项比较性综述中，发现了一组8项与GK相关的研究。这些研究包括1168例患者。在这一系列研究中，放射剂量75～95Gy。8项研究中的6项报告了20%以上的患者在GK之前接受过其他外科手术。平均治疗时间3.2～5.6年。不到80%的患者疼痛能立即缓解疼痛。平均随访的疼痛缓解率为36%～91.7%（平均：60%），复

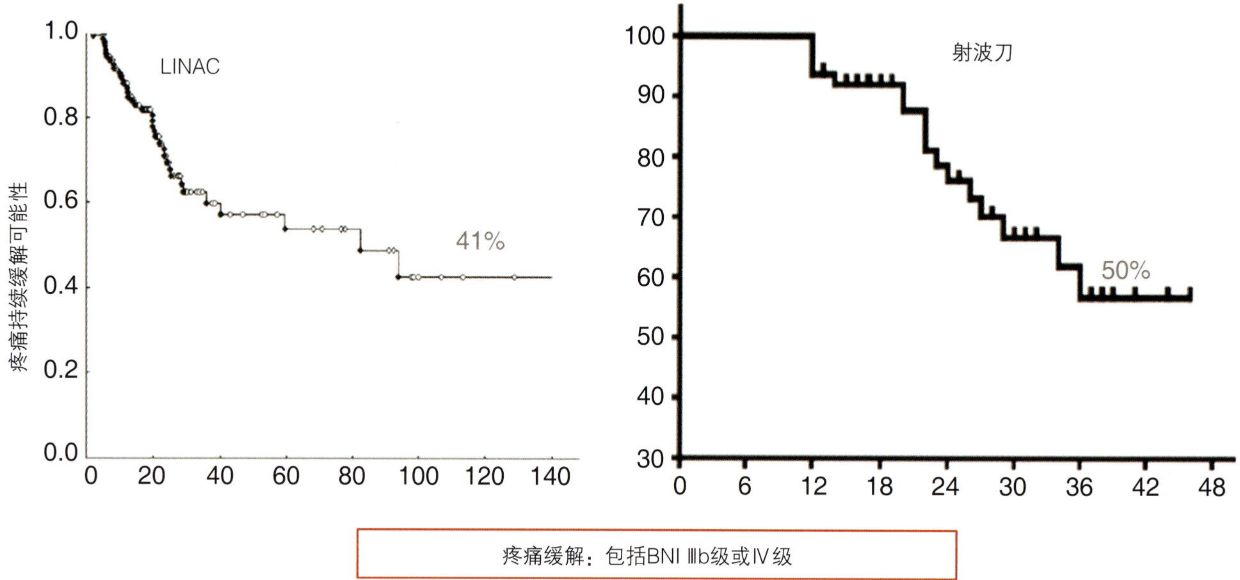

图11.7 LINAC和射波刀疗效长期预后概率分析。所示Kaplan-Meir曲线均来自独立研究：LINAC（左图）为11年（Smith等，2011），射波刀（右图）为4年（Villavicencio等，2008）。在上述及其他相关LINAC和Cyber-Knife治疗的研究中，结果都是合格的：疼痛缓解包括所有放疗后表现出“改善”的患者，即使是那些获益等级为BNI Ⅲb级或Ⅳ级的患者。需要注意的是，在其他治疗技术中，符合BNI Ⅲb级或Ⅳ级的患者通常不被定义为治疗成功，因此，即使与伽马刀放射治疗的结果相比，也很难进行评价。图表根据Smith等（2011）和Villavicencio等（2008）公布数据绘制

发或未缓解率为18%～52.2%。疼痛缓解时间从1天到24个月不等。在这些系列研究中，主要的并发症是或多或少的面部感觉减退（184/1168例患者：15.8%，范围6%～72%），其他并发症仅为偶发。

11.3.3 二次及三次手术预后

由于多次手术在技术水平上并不存在困难，而且即使不是大多数患者，也是有许多患者在第一次放射治疗后确实出现复发，因此鼓励医生及患者尝试进行第二次甚至第三次手术。

2005年，Pollock发表了一篇包含19例三叉神经痛患者的系列病例报告，这些患者在首次手术后中位16个月后再次接受放射外科治疗，中位追加剂量为163Gy（Pollock等，2005）。2年后，61%的患者疼痛消失且无须服药，其中58%的患者疼痛缓解的同时出现面部感觉减退。

由Lunsford和Kondziolka领导的匹兹堡研究团队发表了另一篇关于119例患者接受二次SRS治疗的系列病例报告。第二次GK的中位接受剂量为70Gy（范围50～90Gy），中位累积剂量为145Gy（范围120～170Gy）。第二次GK术后的中位随访时间为48个月（范围6～187个月）。5年后疼痛缓解率为44.2%（BNI Ⅰ～Ⅲa级）。21%的患者在GK术后18个月内出现面部感觉功能障碍（Park等，2012）。

Tuleasca和Regis对他们中心497例样本中接受二次放射治疗的患者进行了分析（Tuleasca等，2012，2014）。其中即使有157例患者出现复发，也只有13例患者被认为需要再次手术，中位手术时间为72个月，中位剂量为90Gy。该研究小组指出，良好结果（至少BNI Ⅲa级）的概率为75%，但在随访3年及以上的患者中，有超过50%的患者会出现感觉减退。

一项研究分析了第三次尝试放射外科治疗三叉神经痛的结果（Tempel等，2015）。研究纳入了1995年至2012年期间接受北美伽马刀联盟三次治疗的所有患者。共有17例患者随访24个月，报告的BNI Ⅰ级概率为35%。遗憾的是，该系列报告的其余患者预后都属于BNI Ⅱ～Ⅲb级。

11.3.4 与其他技术比较

很少有比较性的系列研究来评估放射外科手术与其他手术方式的疗效。其中一些将微血管减压术和放射外科手术进行了对比分析。欧洲神经病学学会于2019年对这些研究进行了回顾，分别包括前瞻性和回顾性系列研究（Bendtsen等，2019）。但这些研究证据质量等级均较低或很低。第一项著名的研究是Pollock的关于后颅窝探查与GK作用于TREZ靶点的比较（Pollock和Schoeberl 2010）。所有前瞻性研究结果均倾向于选择MVD，荟萃分析得出287例患者选择MVD，274例患者选择GK，MVD和GK的良好预后概率分别为61%～80%和33%～56%（图11.8）。

此外，Henson等在2005年发表了一篇关于对比甘油注射的相关研究（Henson等，2005）。结果表明，甘油注射的优点是见效快，但GK的疗效似乎更好。许多其他经皮技术可能也是如此。

11.4 结论

放射外科手术治疗三叉神经痛是可行的，目前已有大量文献详细介绍了其治疗效果，尤其是GK操作系统。尽管鉴于吸收剂量似乎比放射线的物理特性更为重要，对剂量和靶向性仍需进一步研究，但低感觉减退率和手术效果之间的相关性已经相当明确。二次，即使是三次手术都可以进行，但有增加感觉减退发生率的风险。总体的手术效果似乎与经皮操作技术一致，但不如微血管减压术。尽管在评估方面的研究不尽相同，但从长远来看，GK术后的良好预后概率似乎略低于

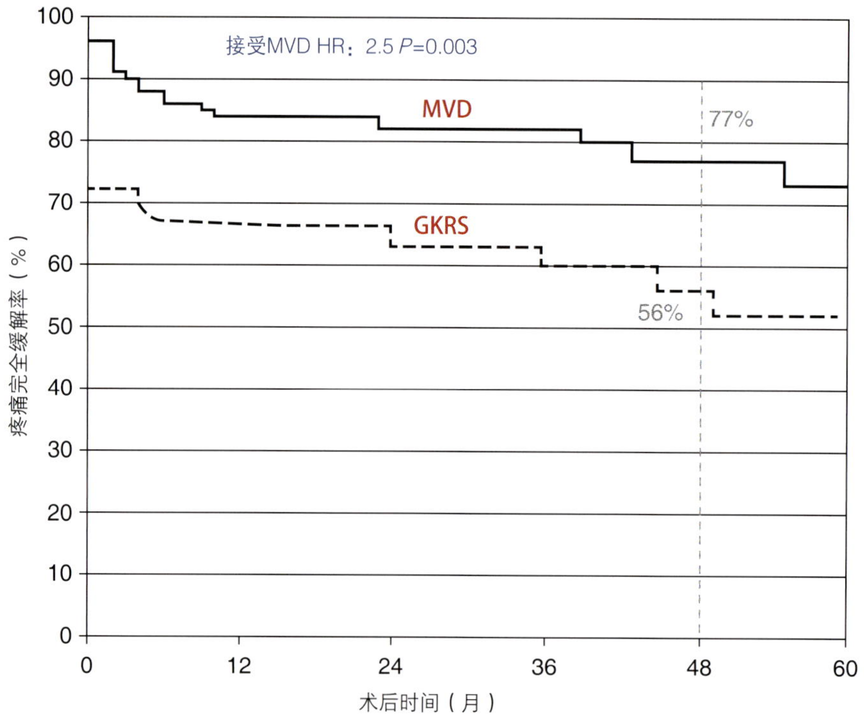

图11.8 微血管减压（MVD）和伽马刀放射治疗（GKRS）三叉神经痛远期疗效比较。一项单中心前瞻性研究对91例接受微血管减压治疗（实线）和49例接受伽马刀放射治疗（虚线）的患者进行了疗效比较，随访时间均超过4年（Pollock和Schoeberl，2010）。接受微血管减压治疗的患者总体疼痛缓解率为77%，风险比（HR）为2.5。图表来自Pollock和Schoeberl（2010）公布数据

50%，面部麻木的概率约为20%。LINAC和射波刀虽然也被使用，但研究相对较少。

关键点

与其他手术方式相比，SRS的最大优点是严重并发症发生率较低。对于一些团队来说，包括马赛团队，是否出现感觉减退并不是获得良好镇痛效果的必要条件。相反，对于其他团队来看，特别是梅奥诊所的团队，术后疼痛缓解效果持续时间与感觉减退症状明显相关，并与一定程度的感觉障碍相关（P=0.02）。

对于疼痛剧烈的患者来说，等待疼痛缓解通常需要“数月”，这在临床上是不切实际的。然而，对于可在静止期受益的患者来说，这并非首先考虑的问题。

第12章 决策和预后

处理面部疼痛，第一步是明确三叉神经痛（Trigeminal Neuralgia，TN）的诊断，根据Cruccu等（2016）和国际头痛协会（International Headache Society，IHS）分类委员会（2018）最近建立的分类法，确定疼痛的类别：继发性、典型性或特发性（图12.1）。

继发性TNs通常可以通过影像学和实验室检查明确诊断。针对病因进行治疗；然而，当特定的治疗方法失败或无法使用时，可考虑采用功能神经外科中框架引导下的手术。

典型的TNs和特发性TNs首选是药物治疗，先是镇痛和抗惊厥药。如果神经痛对所有药物均无效或药物耐受性不佳，应考虑神经外科治疗（图12.2）。

有几种可选择的神经外科的干预措施。选择最合适的方法可能比较困难，因为每一种方法都有其优缺点及风险。

在文献出版物中查找关于不同神经外科治疗方法的客观信息并不能保证这些数据将直接具有可比性。这是因为现有的随机前瞻性对照研究并不多。大多数技术间比较的研究都是回溯性的，这意味着他们回顾了过去的案例。许多专注于单一方法的文献提供了特定患者组的临床结果，但随访期各不相同。然而，用于确定何时进行手术、如何进行手术以及如何评估结果的标准往往存在差异。此外，他们在适应证标准之间、手术方式之间以及评估结果的标准之间经常存在差异。最近在文献中发表的一些评论，例如欧洲神经病学学会的评论，可能有助于比较不同治疗方案（Bendtsen等，2019）以及对过去30年中出现的主要文献的个人荟萃分析（Tatli等，2008），其摘要如下图（图12.3）。结果表明，MVD能以最小的副作用提供最佳的疼痛缓解，但作为一种开放的外科手术，有一些潜在的严重并发症。关于包括立体定向放射外科在内的毁损技术，还发现疼痛缓解的持续时间往往与所产生的感觉减退的重要性有关，从而导致一定程度的麻木。

图12.4和图12.5说明了我们在神经外科实践中选择手术方式时所采用的决策过程。对于（疑似）经典TN，当影像学支持明确的NVC（即我们的分类中的Ⅱ级或Ⅲ级压迫）时，优先为患者提供MVD手术（图12.4）；如果不是，则考虑使用毁损技术。针对特发性TN，系统地提出了一种毁损方法。这同样适用于多发性硬化症患者。

至于经皮毁损技术，尽管我们最常使用射频消融术，但在最近一段时间，当疼痛主要发生在V1（通常与V2相关）区域时，我们倾向于球囊压迫术，已知角膜感觉减退的发生率较低（图

M. Sindou, A. Brinzeu, *Trigeminal Neuralgias: A Neurosurgical Illustrated Guide*,
https://doi.org/10.1007/978-3-031-25113-9_12

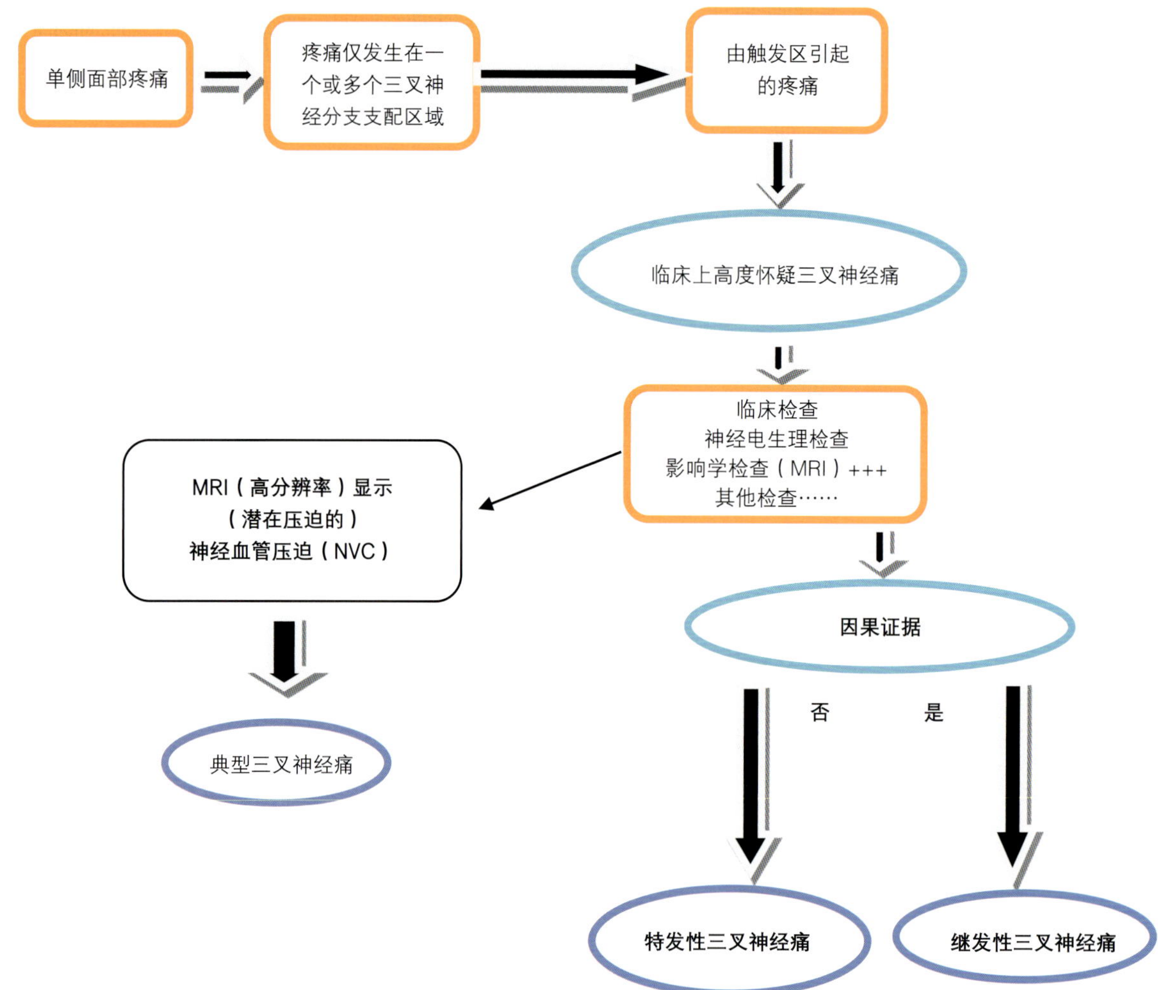

图12.1 三叉神经痛的诊断思路，由Cruccu等总结（2016年）

12.5）。

根据超过5000例接受手术治疗的TN患者的总体经验，我们对（疑似）经典TN的建议是MVD作为首选。对于条件不稳定或高分辨率MRI未显示明确的NVC的患者，将建议进行损毁手术（图12.6）。

一个主要问题是术前MRI对（疑似）血管在神经痛发生中的作用的可预测性。如前所述，血管压迫程度与长期疼痛缓解的可能性显著相关，因此其预测对于决定将MVD作为手术治疗的首选方案至关重要（Sindou等，2007）（图12.7）。

因此，一个重要的实际问题出现了：MRI是否可靠地预测疑似NVC的程度或压迫程度？如前所述，高分辨率MRI在预测（潜在）神经血管冲突的存在方面具有良好的总体可靠性。其对高级别压迫的预测值很好，但是，一些明显的低级别压迫在手术探查时显示为假阳性。因此，对于MRI上估计压迫程度较低（Ⅰ级：单纯接触神经根）的患者，如果不进行批判性讨论，MVD的适应证应是“谨慎”的（Leal等，2010；Brinzeu等，2018a）（图12.8）。成像技术需要进一步研究，以提高预测疾病病理解剖的准确性和可靠性，从而降低相应手术的失败率。使用精细测量疑似NVC部位三叉神经根的横截面积和DTI方法，已经证明了它们在证明神经组织改变和确定可疑混淆血管的危害方面的有用性。

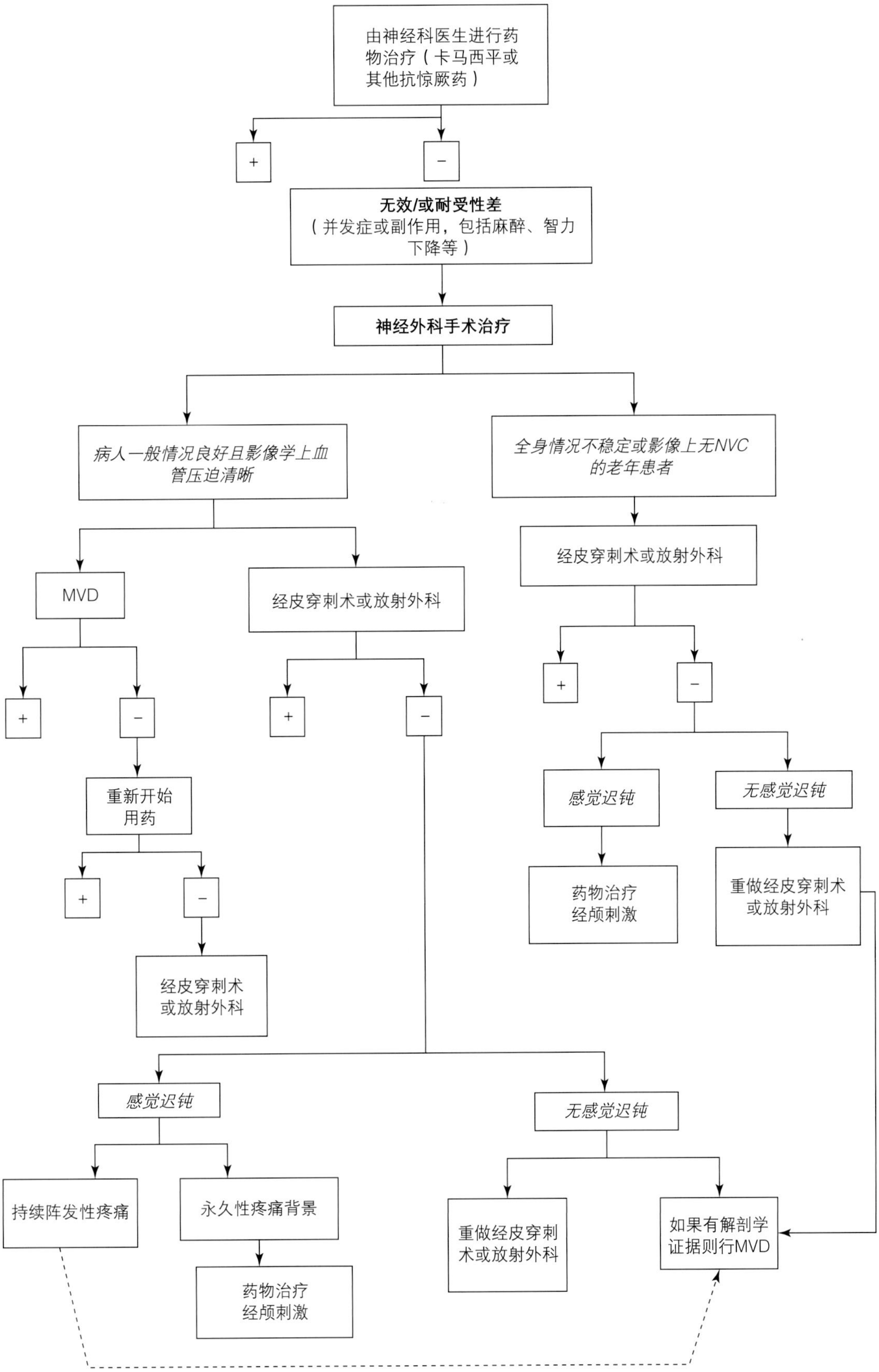

由神经科医生进行药物治疗（卡马西平或其他抗惊厥药）

+

−

无效/或耐受性差
（并发症或副作用，包括麻醉、智力下降等）

神经外科手术治疗

病人一般情况良好且影像学上血管压迫清晰

全身情况不稳定或影像上无NVC的老年患者

MVD

经皮穿刺术或放射外科

经皮穿刺术或放射外科

+

−

+

−

+

−

重新开始用药

感觉迟钝

无感觉迟钝

+

−

药物治疗
经颅刺激

重做经皮穿刺术或放射外科

经皮穿刺术或放射外科

感觉迟钝

无感觉迟钝

持续阵发性疼痛

永久性疼痛背景

重做经皮穿刺术或放射外科

如果有解剖学证据则行MVD

药物治疗
经颅刺激

图12.2　我们目前对三叉神经痛的治疗：从药物到手术治疗（Sindou等，2020）。如果（首次）手术失败，决策取决于是否存在继发性感觉减退和持续疼痛的类型（阵发性或永久性）

初始效果 / 长期缓解

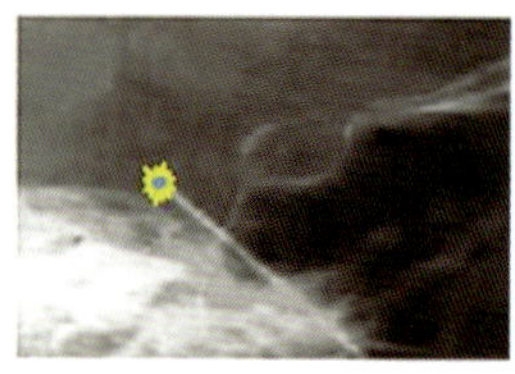

· RF-Th.Rhiz.：（7项研究；4533患者；随访3~10年）

初始效果：90% / **长期缓解：26%~82%（对比假设）**

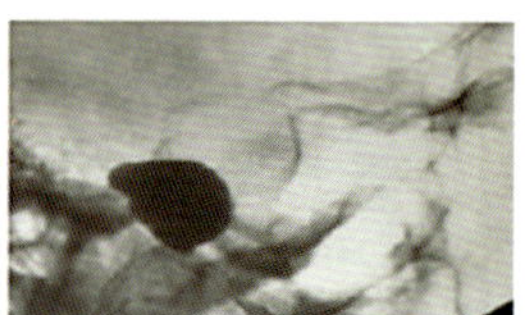

· Ball. Comp.：（5项研究；755患者；随访5~10年）

初始效果：93% / **长期缓解：54%~80%（平均：67%）**

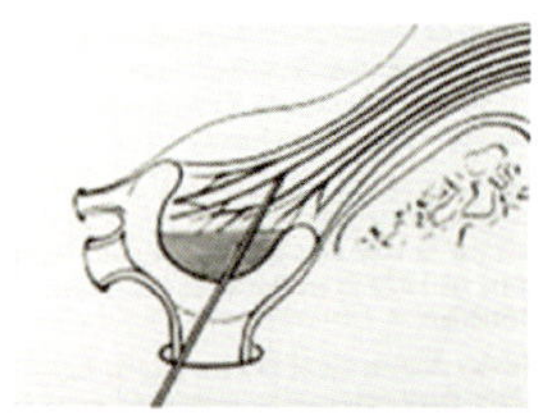

· Gly. Gangl.：（3项研究；289患者；随访5~8年）

初始效果：75% / **长期缓解：18%~59%（平均：37%）**

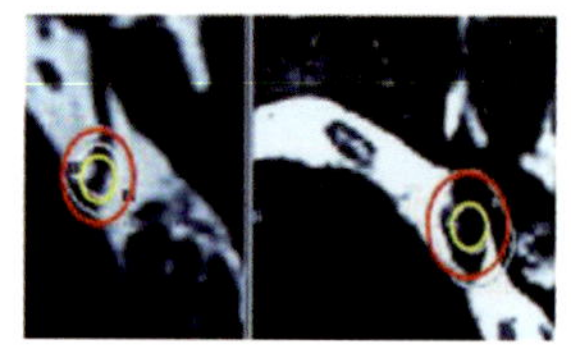

· RadioSurg.：（8项研究；1168患者；随访3~6年）

初始效果：78%（延迟）/ **长期缓解：30%~86%（平均：56%）**

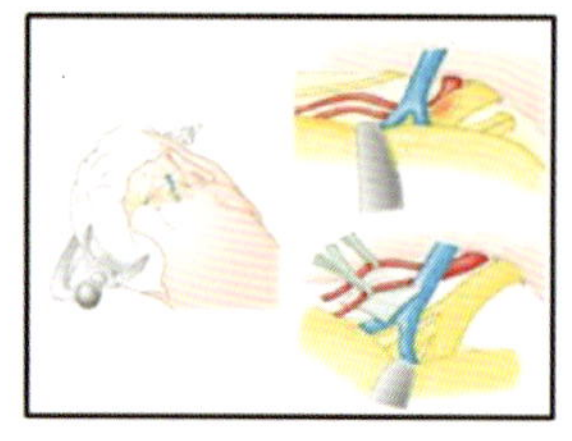

· MVD：（21项研究；5149患者；随访3~11年）

初始效果：93% / **长期缓解：62%~89%（平均：84%）**

图12.3 关于各种神经外科手术后最初和长期疼痛缓解的主要文献数据的摘要（Tatli等，2008；Sindou等，2021）。关于损伤的方法，大多数作者强调的事实是，多年的疼痛缓解持续时间与感觉丧失的强度成正比，其结果是或多或少地出现某种程度的令人困扰的麻木

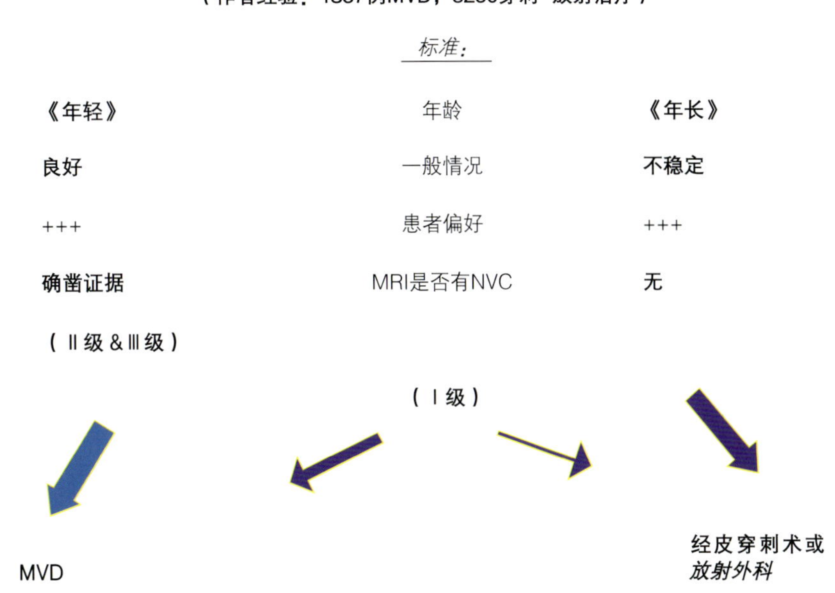

图12.4　神经外科手术选择的决策过程，个人经验（Sindou和Brinzeu，2018）

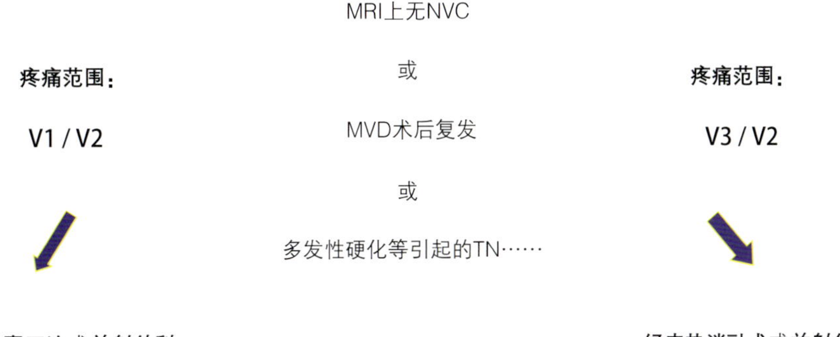
损伤技术或立体定向放射外科的决策
MRI上无NVC
或
MVD术后复发
或
多发性硬化等引起的TN……
疼痛范围：
V1 / V2
疼痛范围：
V3 / V2
经皮球囊压迫或放射外科
经皮热消融术或放射外科

图12.5　神经外科选择性损伤手术的决策过程、个人经验（Sindou和Brinzeu，2018）。虽然继发性神经痛不是主要原因，但其严重的神经痛形式，尤其是由多房性硬化症引起的神经痛，适合热根切断术；该手术通常对阵发性症状有效，但代价是明显的感觉减退后遗症

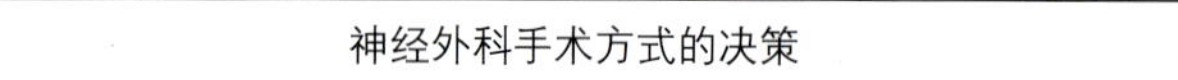

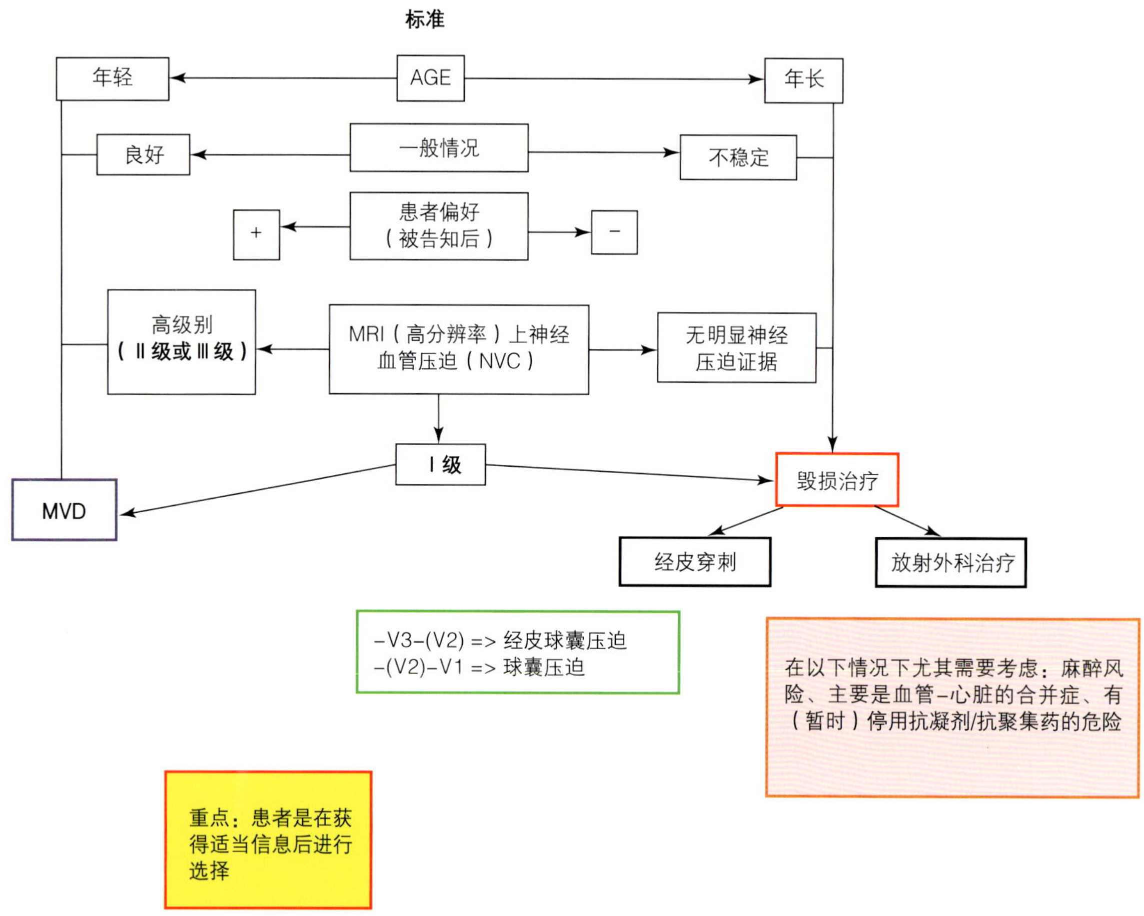

图12.6 治疗经典型三叉神经痛的建议。患者信息的重要性（Sindou和Brinzeu，2018）

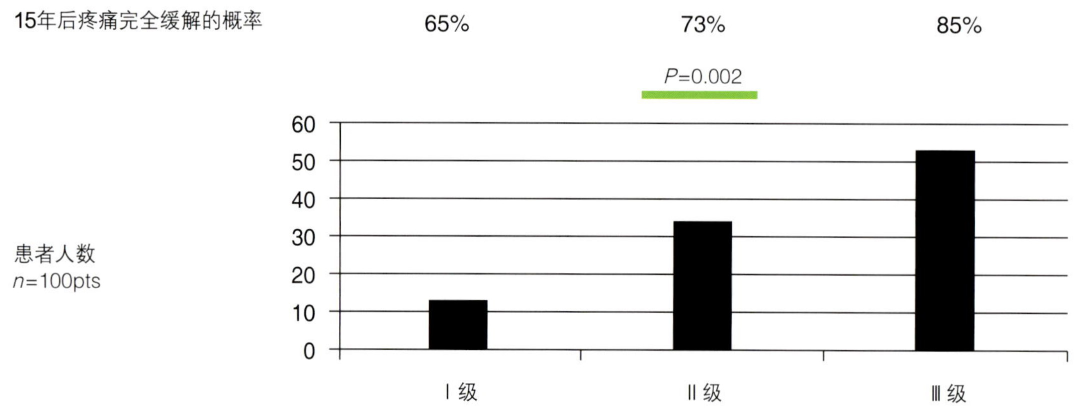

图12.7 根据压迫程度，MVD术后无痛的概率（Sindou等，2007）。压迫程度对于预测长期疼痛缓解的可能性是至关重要的，因此决定将MVD作为手术治疗的首选

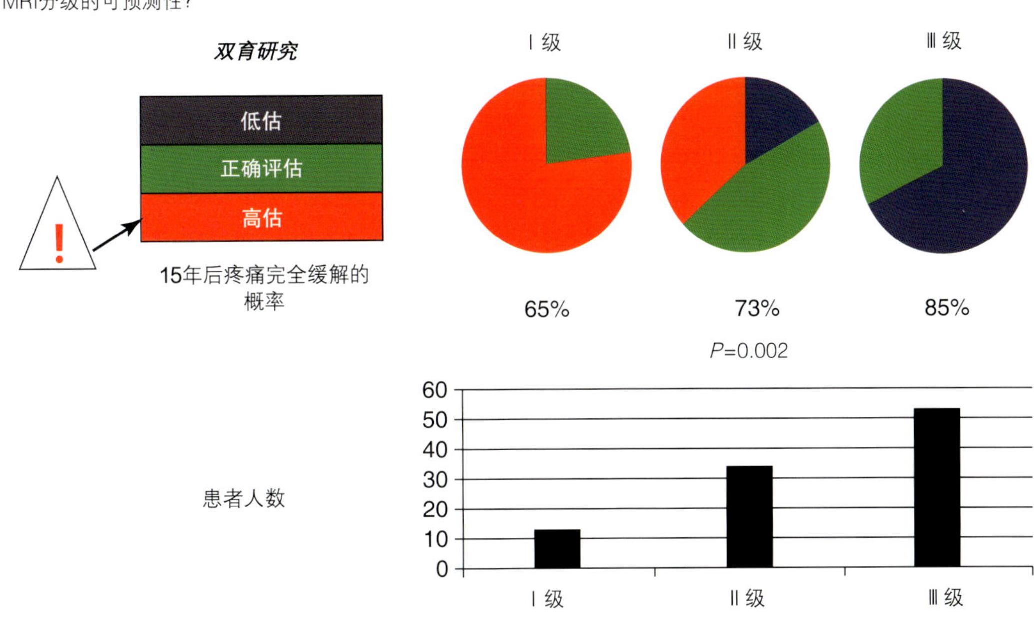

图12.8 MRI对神经血管压迫分级的预测：可靠性？（Brinzeu等，2018a）。研究表明，MRI总体上具有很好的可靠性，可以预测神经–血管压迫的存在。对于高级别的压迫，预测值较好。但MRI上一些明显的低级别压迫，可能在手术探查中被发现为假阳性。对于MRI上估计为Ⅰ级压迫的患者的MVD的适应证，如果没有仔细讨论的话应该是“谨慎的”

总之，神经外科设备提供了广泛的手术机会，每种手术方式都有其固有的优点和缺点。对于特定的患者，选择最合适的手术方式应取决于其神经痛的具体特征，一般和心理状况，以及患者在获得准确信息后的个人意愿。在影响预后的多种因素中，三叉神经通路的病理解剖无疑是最重要的因素。从实践的角度来看，成像是决策的关键。尽管当今的技术已经达到了相对较好的精度，但仍需要进一步完善（并对此进行研究），以达到安全可预测的高度可靠性。

后记

编写这本书的目的是为从业者提供现成的信息，这些信息是作者从文献中获取的，并通过对5000多例三叉神经痛患者的手术予以总结和实践。其目的是提供实用的建议，以便通过优化的选择过程，特别是减少不良事件和并发症。在决定哪种治疗方法最适合每位患者之前，应认真分析长期效果和并发症。我们必须始终考虑患者自身的期望和愿望，以及神经痛的特殊性。

并非每种技术模式都能取得最佳效果，但所有技术模式都能在三叉神经痛的可能治疗范围内发挥作用。因此，微血管减压术被认为是目前治疗典型三叉神经痛的首选方法，但并不总能确定受累血管的责任。我们强烈主张，治疗方法的适应证和选择应首先基于解剖病理上的明显病因，从而针对疾病的假定病因。当然，这也意味着大多数适应证主要以影像学为基础。因此，仍有大量工作要做，以提高影像学在选择合适治疗方法方面的可靠性。

此外，还需要就实现根部减压和重建三叉神经功能的最佳方法达成共识，因为需要对毁损的方法进行改进，以提高其有效性并限制其副作用。

本书分析了外科手术技术发展的现状。手术并不是三叉神经痛患者的第一选择，但在医学治疗出现之前，手术一直是患者的第一选择，在近150年的时间里，手术一直是神经外科的标志，而且我们确信，在未来一段时间内，手术仍将是神经外科的标志。几十年来，我们在这一问题上进行了大量的实践和科学研究，我们希望这些研究能够改善患者和医生的选择，正如我们在书中试图展示并在所介绍的决策选择中强调的那样。

M. Sindou, A. Brinzeu, *Trigeminal Neuralgias: A Neurosurgical Illustrated Guide*,
https://doi.org/10.1007/978-3-031-25113-9